グループスキーマ療法

グループを家族に見立てる治療的再養育法実践ガイド

Group Schema Therapy for Borderline Personality Disorder A Step-by-Step Treatment Manual with Patient Workbook

ジョアン・M・ファレル+イダ・A・ショー｜著
Joan M. Farrell and Ida A. Shaw

伊藤絵美―監訳　大島郁葉―訳

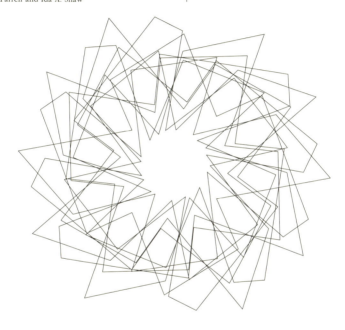

金剛出版

Group Schema Therapy for Borderline Personality Disorder :
A Step-by-Step Treatment Manual with Patient Workbook
by
Joan M. Farrell and Ida A. Shaw

Copyright © 2012 John Wiley & Sons Ltd.
Japanese translation rights arranged with John Wiley & Sons Limited
through Japan UNI Agency, Inc., Tokyo

監訳者まえがき

伊藤絵美

本書および翻訳の経緯について

　本書は Joan Farrell と Ida Shaw らによる *Group Schema Therapy for Borderline Personality Disorder : A Step-by-Step Treatment Manual with Patient Workbook*（2012, Wiley-Blackwell）の全訳である。タイトルからわかる通り，本書は，境界性パーソナリティ障害（BPD）を対象としたグループスキーマ療法の治療マニュアルである。

　スキーマ療法は米国の Jeffrey Young が 1990 年代に構築し，その後発展させた心理療法であり，パーソナリティ障害や長年にわたる心理学的問題をターゲットとしている。Young はセラピストと当事者による一対一の個人療法で使うことを想定してスキーマ療法を構築し，発展させた。今世紀に入り，Young et al.（2003）の包括的な治療マニュアルの出版，Giesen-Bloo et al.（2006）によるオランダでの RCT（無作為化比較試験）の公表が起爆剤になり，スキーマ療法はまず BPD に対する有力な個人療法として世界中から注目されることとなった。

　筆者（監訳者）は 1990 年代から Young のスキーマ療法に関心はあったが，まずは本業の認知行動療法（CBT）を習得することで手一杯で，前世紀にこれに触れることはなかった。しかし 2003 年に刊行された Young らのマニュアルを縁あって翻訳・監訳することになり，その作業をしながら仲間とともに徐々にスキーマ療法を学んでいった。そして自分自身もセルフやピアでスキーマ療法を体験しつつ，臨床現場でも徐々に適用するようになり，スキーマ療法がいかにパワフルで効果的なアプローチであるかを実感するようになった。特に以前は回復が難しいとされていたパーソナリティ

障害が治るということを何度も目の当たりにして,「これは日本でももっと広められて然るべき治療法なのではないか」と確信するに至った。

Young et al. (2003) のマニュアルは『スキーマ療法——パーソナリティの問題に対する統合的認知行動療法』(金剛出版) として,2008 年に翻訳書がわが国で刊行された。我々はさらにスキーマ療法を学んだり広めたりするべく,2012 年に「スキーマ療法プロジェクト」を結成し,次なる活動計画を立てた。そのときに出会ったのが当時出版されたばかりの本書であった。

ちょうどその頃,Edwards & Arntz (2012) が心理療法の歴史のなかにスキーマ療法を位置づけ,その理論や技法や今後の展望について幅広く論じた論文を読んだのだが,そこで彼らがスキーマ療法の躍進の要因として挙げていたのが,(1) Young et al. (2003) の治療マニュアルの刊行,(2) Giesen-Bloo et al. (2006) に端を発した BPD に対するエビデンスの集積,という上記で述べた 2 点と,さらに (3) 本書の著者である Farrell と Shaw が創始・構築した「グループスキーマ療法 (GST)」の効果の高さと有望性,という 3 つ目の点であった。後述するように個人療法とは別にグループに対する心理療法やアプローチに対して興味関心をもちつつあった筆者は,「へえ! グループでスキーマ療法ができるんだ! それは一体どんなものなんだろう?」と関心を抱き,本書を取り寄せ,パラパラと読んでみたところ,「なんだこれは!」「予想以上に面白い!」「グループでスキーマ療法をするとこんなことが起きるんだ!」という驚きに包まれ,チームを組んで翻訳・監訳に取り組むことにした。

本書の内容——BPD に対するモードアプローチを中心とした GST

本書のテーマは大きく 2 つにまとめられる。1 つは BPD に対するモードアプローチを中心としたスキーマ療法,もう 1 つはスキーマ療法をグループで実施する GST という治療形態についてである。詳細は本書をお読みいただくとして,モードアプローチについて少しだけ解説をしておきたい。

スキーマ療法には2つの治療モデルがある。1つは「オリジナルモデル」，もう1つが「モードモデル」である。「オリジナルモデル」は「早期不適応的スキーマ」を中心としたモデルである。これは人生の早期の体験に基づいてその人が有するに至った「早期不適応的スキーマ」（形成期は適応的だったかもしれないが大人になるにつれてその人に不適応をもたらすスキーマ）を理解し，それを乗り越えていこうというものである。Young et al.（2003）は18個の早期不適応的スキーマを定式化している。早期不適応的スキーマを多く強く有すれば有するほど，その人の生きづらさや精神病理が深刻なものになるとスキーマ療法では仮定する。それに対してもう1つの「モードモデル」では，「スキーマモード」という概念が登場する。これは，今現在活性化されているスキーマによって，そして活性化されたスキーマに対するコーピングによって，当事者が「今・ここ」でどのような状態になっているのか，ということを理解するためのモデルである。オリジナルモデルが「特性」を見るモデルだとすると，モードモデルは「状態」を見るモデルであり，スキーマ療法では，この2つのモデルを使って，当事者のスキーマと現在の状態（モード）を理解し，回復につなげていくことになる。

　スキーマ療法においてはこの2つのモデルが等しく重要なのだが，BPDの治療においてはモードモデルを用いることがより効果的であるとされている。というのもBPD当事者は，あまりにも多くの早期不適応的スキーマを有し，それらに対してさまざまな対処をするため，目の前にいる当事者を早期不適応的スキーマという視点から理解しようとすると，話があまりにも複雑になってしまうからである。一方，BPD当事者はさまざまなモードに陥る。あるときは非常に悲しんでいたり，あるときは非常に怒っていたり，あるときは感情を遮断して解離したような状態になっていたり，あるときは激しく自分を責めたり，あるときは激しく他人を罵ったり，あるときは他人の機嫌をうかがったり……といった具合である。それをたとえば「脆弱なチャイルドモード」「非機能的コーピングモード」「非機能的ペアレントモード」といったモードの視点から直接的に理解し，各モード

に必要な対応をすることで，より速やかな治療効果につながることが徐々に見出されてきたのである。

　その際に重要なのが，「治療的再養育法（limited reparenting）」というスキーマ療法に特有の治療関係である。スキーマ療法においてセラピストは「養育者」としての立場を取る。治療という限られた文脈のなかではあるが，セラピストは当事者の「健全な親」として振る舞い，当事者の欲求を満たしていく。このような治療関係のあり様が，従来のCBTとの大きな相違点である。モードモデルを用いたスキーマ療法の場合，当初は「ヘルシーアダルトモード」の役割をセラピストが担い，当事者の「脆弱なチャイルドモード」を癒したり，「非機能的ペアレントモード」と闘ったりするなかで，当事者の満たされなかった中核的感情欲求を少しずつ満たしていく。それと同時に，「ヘルシーアダルトモード」のモデルを当事者に示し，当事者自身のなかに「ヘルシーアダルトモード」が内在化していくようさまざまな工夫をする。「ヘルシーアダルトモード」が当事者のなかにしっかりと内在化されれば，当事者は自らの中核的感情欲求を自身で満たすことができるようになり，それがそのまま回復につながる。本書を読むとモードモデルに基づく治療的再養育法のあり様が手に取るように理解でき，その意味では本書はグループのみならず，すべてのスキーマ療法に役立つものと思われる。

　そして本書のもう1つのテーマが「グループという設定でスキーマ療法を行う」という治療形態である。次に，その魅力について少しだけ触れてみる。

本書の最大の魅力――グループが「家族」となることの計り知れない効果

　筆者は長らく個人療法という形式で主に医療や産業に関わる領域でCBTを行ってきたが，一方でグループという設定には前から非常に興味があった。精神科クリニックではデイケアを立ち上げ運営するという仕事を行ったことがあるが，これまで個人の診察や心理療法ではなかなか変化が見られなかった当事者が，デイケアというグループに組み込まれること

で，大きく変化することがあることを目の当たりにし，グループやピアの力を実感するということがあった。また今世紀に入って主に司法領域で（加害者の再犯予防プログラム，薬物依存の回復プログラム），CBTを中心としたグループ療法に関わることが増え，やはりそこでもグループやピアのもつ潜在的なパワーに気づき，そのパワーを当事者からどう引き出し，どう活かしていくかというのがグループにおける専門家の役割なのだと認識するに至った。当事者はすでに力を秘めている。そして当事者同士はピアメンバーとして互いに支え合うことができるし，彼／彼女らはむしろそのようなこと（専門家による指導ではなく，当事者同士の支え合い）を望んでいるのである。

　このようにグループのもつ力についてはある程度わかっているつもりで本書の翻訳に着手したのだが，訳しながら筆者の目からはぼろぼろと鱗が落ちつづけた。GSTの場合，グループは単なるグループではなく，両親から養育を受け，兄弟姉妹として互いに助け合う「家族」「ファミリー」になっていくのである。

　上記の通り個人スキーマ療法では，セラピストは治療的再養育法を通じて当事者の「よい親」というポジションを取る。これは実際に筆者も実践してみて非常に効果的な手法であることが理解できた。対等な大人同士というCBTの治療関係とは異なり，セラピストは傷ついた当事者のママやパパ，時にお姉さんや親戚のおじさんとして，その傷つきを癒し，当事者自身の「ヘルシーモード」を育てていく。そのような治療的接近によって，当事者の中核的感情欲求は徐々に満たされ，早期不適応的スキーマが弱まり，ヘルシーモードが強化され，当事者は回復に向かう。筆者は"治療的再養育法"というアプローチをスキーマ療法に組み込んだYoung先生は天才だなあ」と常々感じていた（もちろん今も感じている）。

　しかしグループの場合，一対一の孤独な子育てではなく，グループがそのまま「家族」となり，複数の当事者を「兄弟姉妹」とみなし，セラピストも2人いるため「両親」が揃ってしまうのである。そのため治療的再養育法も，よりリアルでパワフルなものとなる。当事者にしてみれば，親が

2人もいるというのはどんなに心強いことだろう。互いに助け合える兄弟姉妹がいるというのはどんなに安心できることだろう。確かに BPD 当事者が集まるグループを「家族」として治療ベースに乗せるのは簡単なことではないが（本書にはそのためのアイディアが「これでもか！」というぐらい満載されている），一対一での治療的再養育法でもあれだけの効果があるとするならば，家族的機能を提供する GST の効果が高いことも非常に納得がいく。これはすごい発想である。天才は Young 先生だけではなかったのである！

　本書では偶然に集まった当事者とセラピストがどのようにして家族になり，互いにつながりを保ち，信頼関係を深め，最終的には当事者たちがどのように成長し，家族から巣立っていくか，それを GST という治療としてどのように成り立たせるか，ということについて豊富な具体例とともに詳細に解説されている。特にさまざまな体験的ワークは秀逸で，どれも魅力的である。さらに本書を訳していて筆者が感じつづけていたのは，主な著者である Farrell と Shaw の当事者に対する純粋な愛情である（著者らの具体的情報については本書の「著者について」を参照）。こんなにもこの2人に愛情深く「治療的再養育法」を提供されれば，どんなに傷ついた小さな子どものモードでも，いつか確実に癒され，回復するだろうということを，訳しながら筆者はひしひしと感じつづけた。またその愛情が本書を監訳する際の筆者の支えにもなったような気がする。

*

　以上，簡単だがこれを監訳者の「まえがき」とさせていただきたい。本書の翻訳・監訳にあたっては当初予想していたよりもはるかに苦労が多く，刊行に時間がかかってしまった。それもひとえに監訳者である筆者の責任である。早々に分担翻訳をしてくださった翻訳協力者の方々には深くお詫び申し上げたい。お待たせして申し訳ありませんでした。また本書の翻訳を引き受け，長期間にわたって多大なサポートをしてくださった金剛出

版の藤井裕二さんには心から御礼申し上げたい。ありがとうございました。本書が日本におけるスキーマ療法やグループ療法の実践に多大な貢献をすることを祈りたい。

2016年7月吉日

▼文献

Young, J.E., Klosko, J.S., & Weishaar, M.E.（2003）*Schema Therapy：A Practitioner's Guide.* Guilford Press. 伊藤絵美（監訳）（2008）スキーマ療法――パーソナリティ障害に対する統合的認知行動療法アプローチ．金剛出版．

Giesen-Bloo, J., van Dyck, R., Spinhoven, P., van Tilburg, W., Dirksen, C., van Asselt, T., & Arntz, A.（2006）Outpatient psychotherapy for borderline personality disorders：Randomized trial of schema-focused therapy vs transference-focused psychotherapy. *Archives of General Psychiatry*, 63(6), 649-658.

Edwards, D & Arntz, A.（2012）Schema Therapy in Historical Perspective. In：van Vreeswijk, M., Broersen, J., & Nadort, M.（Eds.）*The Wiley-Blackwell Handbook of Schema Therapy：Theory, Research, and Practice*. Wiley-Blackwell.

序文

　グループスキーマ療法（Group Schema Therapy：GST）の草分け的な治療マニュアルである本書の序文を書く機会をいただき，大変光栄である。
　私は2008年に，境界性パーソナリティ障害（Borderline Personality Disorder：BPD）当事者に対する著者たちのGSTの無作為化比較試験が，非常に高い治療効果を上げているということを聞いた。それ以来，グループモデルを取り入れたスキーマ療法が，当事者のためによりアクセスかつ活用しやすいものになることを，とても楽しみにしてきた。現在，米国のマネジドケアのシステムをはじめ，世界各国でメンタルヘルスサービスに対する支払いが非常に厳しいものとなっている。そのような時代において，GSTはスキーマアプローチという強力な治療戦略を我々にもたらしてくれる可能性がある。しかもそれは個人に対するスキーマ療法と同等か，それ以上の効果があり，しかも個人療法より費用対効果が高いのである。
　私は国際スキーマ療法会議（International Society for Schema Therapy Congress）で，本書の著者であるJoanとIdaに初めて会ったとき，彼女たちが25年もの年月をかけて，独自のGSTを発展させてきたことを知り，大きな驚きを覚えた。さらに，私自身が構築したスキーマ療法の主要な構成要素とほぼ同様のものを，彼女たちがグループを対象に構築してきたことについて衝撃を受けた。GSTは，概念モデル，治療同盟，治療的介入という点において，私自身による個人スキーマ療法とほぼ完全に合致している。
　これまで私は，スキーマ療法の効果を上げるにあたって不可欠な要素である強力な治療関係（それを我々は「治療的再養育法」と呼んでいる）を，

グループアプローチにまで適用できるとは考えてもいなかった。それどころか，グループ療法，特にパーソナリティ障害を抱える当事者のためのグループ療法は，個人療法を「水で薄めた」ようなものだという見解をもっていた。しかし今や，そのような思い込みがまったくの誤解だったことを知り，私はそれをとてもうれしく思う。Ida と Joan が発展させてきた GST は，本当にユニークで，私たちをわくわくさせ，前途有望である。

　GST では，グループメンバー同士が互いに「再養育」しながら皆で健康的な家族になっていくようメンバーを勇気づける。その際，2 名の熟達したセラピストが，「両親」代わりの存在となってメンバーを注意深く導いていく。あたかも愛情あふれる家庭のような治療グループに所属し，受け入れられているという感覚は，スキーマ療法における治療的再養育法や感情焦点化技法を大いに促進してくれるだろう。

　GST では，1 つのグループに 2 名のセラピストがつく。そこでそのうちの 1 名は，グループのなかでより自由に動くことができる。1〜2 名のメンバーだけに焦点を当てて一緒に作業することもできるし，変化をもたらす新たな行動実験にメンバーとともにチャレンジすることもできる。その間，もう 1 人のセラピストは他のグループメンバーの「安全基地」として機能することができる。すなわちそのもう 1 人のセラピストは，各グループメンバーとの情緒的つながりを維持し，彼／彼女らの反応を観察し，グループ内で起きた現象について皆に説明し，他のメンバーの欲求にグループの注意を向けるよう介入を行う，といった動きを取ることができる。

　ほかにも私が感銘を受けたのは，GST が，セミナー形式でスキルを教える伝統的な認知行動療法や弁証法的行動療法といったグループ療法や，あるいはセラピストは個人的にメンバーと関わり，他のメンバーはそれを見ているだけ，という認知行動療法に基づかないグループ療法をはるかに超えたグループワークを行っているということである。GST では，個人のスキーマ療法で行われるイメージワークやモードのロールプレイをグループに取り入れ，メンバー間の相互作用やサポート力を引き出すということをしている。このように，グループ療法における治療的要因と，スキー

マ療法における数々の統合的技法が組み合わさることによって、数々の予備的研究においても、そして比較効果研究においても、GSTは大きな治療効果を示すことになったのだろう。

本書は初めて出版されるGSTの治療マニュアルであり、臨床家がGSTを実践するにあたって不可欠な情報が豊富に含まれている。著者たちは、グループの設定においてBPD当事者をいかに体系的に治療するかについて述べると同時に、私が個人のスキーマ療法を構築するにあたって強調してきた、治療において柔軟性を維持することについても言及している。本書において、豊富な具体例とともに示される数々の教示は具体的で整合性が保たれており、セラピストがただお行儀よくそれに従うだけの「お料理レシピ」にならずにすんでいる。

特筆すべきは、著者たちは、グループが引き起こすさまざまなモードに対応するために、スキーマ療法の中核的な介入である「治療的再養育法」を活用したり、感情焦点化技法を行って「今・ここの感覚」をつかむことにより、深いレベルでの変化を引き起こしたりしていることである。個人のスキーマ療法と同様に、本書のGSTのモデルでも、体験的ワーク、認知的ワーク、対人関係的ワーク、行動的ワークのすべてが織り込まれている。

本書は、BPD当事者を対象としたGSTのマニュアルであり、段階的に少しずつ学べるよう構成されている。本書では、当事者用の資料、グループエクササイズ、ホームワークの課題が幅広く提示されており（それらはWiley社のウェブサイトからダウンロードできる）、セラピストはそれらを好きなようにカスタマイズし、当事者とともに活用することができる。本書で提示されたさまざまな素材（資料、エクササイズ、課題）は、セラピストがグループメンバーの個性やセラピスト自身のスタイルに合わせながら、モードや介入のタイプに適合させてカスタマイズするとよいだろう。本書では、さまざまなセラピストのあり方や、数多くの当事者の事例も紹介されており、その意味でも読者に大変馴染みやすいものとなっている。

本書を読めば、2人の著者が30年以上にもわたって、世界中でセラピストを養成し、幅広い当事者を対象としたGSTを展開してきたことがお

わかりいただけるだろう。本書は、心理職、ソーシャルワーカー、精神科医、カウンセラー、精神科ナース、そして研修中の専門家の卵など、メンタルヘルスに関わる多くの専門家に向けて書かれたものである。

個人的な話になるが、私自身が直接 GST に触れたのは、熟達したスキーマ療法のセラピストの教育のために、Joan と Ida を我々のニューヨークのオフィスに招待し、そのときに行われた上級者向けのワークショップに参加したときであった。私は GST のワークショップを体験して、スキーマ療法をグループで行うことの可能性に本当にわくわくし、私自身が必要なスキルを学んでグループでのスキーマ療法を行ってみたいと思うようになった。

著者の一人、Joan Farrell はきわめて優秀なスキーマ療法のセラピストであり、グループ全体における「安全基地」として、情緒的な中心部として、そしてよき「教育者」として、素晴らしく機能していた。私自身も、時間をかけ、経験を積み、彼女のもつスキルを学びたいと思う。そして私を心底驚かせたのは、もう一人の著者である Ida Shaw の目を見張るようなグループワークだった。彼女のスタイルは、私のものとも Joan のものとまったく異なっていた。Ida がグループ体験にもたらす独創性、創造性、そして自発性は、ここで私が表現できるレベルをはるかに超えている。彼女は、ゲシュタルト療法、サイコドラマ、ロールプレイの要素を融合し、さらに他者に働きかけるパワーをもつ彼女自身の動きを通じて、完璧なまでに見事なスキーマモードワークを行うことができる。それは非常に深いレベルで当事者の変化を引き起こす。本書で紹介される数々のグループエクササイズによって、スキーマ療法のセラピストは、Ida の独創的なワークを体験することができるだろう。

GST は、私がスキーマ療法を開発して以来の3つの重要な到達点のひとつである。GST は、スキーマ療法のさらなる発展と普及に向けた国際的な協同作業に、大きなはずみをつけてくれている。現在、入院患者の集中的スキーマ療法や、外来患者の通院スキーマ療法について、オランダやドイツでパイロット研究が行われている最中である。

私が特に楽しみにしているのは，5カ国14拠点で進行中の大規模な臨床試験である。これは，Arnoud ArntzとJoan Farrellの2人が筆頭研究者として，BPD当事者を対象とするGSTモデルの有効性と費用効果を検証している。本書には，この研究の治療マニュアルと当事者用資料が含まれている。

　本書はBPDの治療に焦点を当てたマニュアルであるが，他の患者，他の診断，他の治療設定にも大いに適用可能であると思われる。個人スキーマ療法と同様に，本書でその治療原則が示されたこのGSTも，他のパーソナリティ障害，多くのⅠ軸障害，そして既存の治療法に対してなかなか良好な反応を示さない多くの慢性的な問題に対する効果が見込まれる。事実GSTはすでに，摂食障害，回避性パーソナリティ障害，依存性パーソナリティ障害，自己愛性パーソナリティ障害，反社会性パーソナリティ障害に対する適用が開始され，その効果が検証されようとしている。

　私は，JoanとIdaのGSTモデルとハンドブック（すなわち本書）を洗練されたものにするために，国境を超えてご協力くださった，スキーマ療法に携わる多くの方々に個人的な感謝を伝えたい。Arnoud Arntz, Hannie van Genderen, Michiel van Vreeswijkにはオランダから，Poul Perrisにはスウェーデンから，Heather Fretwell, George Lockwoodには米国から，Neele Reissにはドイツから，それぞれご協力いただいた。これらの方々は，本書における，より実践的なことが書かれている章（たとえば，スキーマ療法において個人療法とグループ療法をどのように組み合わせるか）や，より理論的なことが書かれている章（たとえば，ある章では当事者の欲求とほどよい治療的再養育について言及している）の執筆者である。本書にはまた，BPD当事者を対象としたスキーマ療法の効果研究のメタ分析に関する記述がある。さらに，私も共著者として関わったのだが，スキーマ療法のグループモデルの将来的展望についても1章が割かれている。

　私は本書を，複雑で，慢性的で，治療の難しい問題を抱える当事者とともに仕事をするメンタルヘルスの専門家の方々にお薦めしたい。エビデンスを重視し，既存の治療よりも費用効果の優れたアプローチをお探しの

専門家の方々に，特にお薦めしたいと思う。本書はまた，スキーマ療法，BPD やその他のパーソナリティ障害，グループ療法，そして CBT の拡張に興味をおもちの方には，大いに参考になる書籍だと思う。Joan と Ida は，勇気をもってスキーマ療法を創造的に発展させ，新たなアプローチをもたらした。私は彼女たちの挑戦に，心からの讃辞を贈りたいと思う。

Jeffrey Young, PhD
ニューヨーク スキーマ療法研究所
コロンビア大学精神医学教室

著者について

　Joan Farrell 氏（博士）と Ida Shaw 氏（修士）は，グループスキーマ療法（GST）の創始者であり，25 年にもわたって境界性パーソナリティ障害（BPD）の当事者向けに GST を発展させつづけてきた。GST は，国立メンタルヘルス研究所（NIMH）の基金を受け，無作為化比較試験を通じてその効果研究を行い，インディアナ州のメンタルヘルスの知事賞を受賞した。彼女たちは，入院患者のための集中的病棟グループプログラムを開発し，予備研究を通じて，かなり希望のもてる結果が示された。現在 2 人は，5 カ国 14 の拠点における GST の臨床試験の上級トレーナーおよびスーパーバイザーであり，Farrell 博士は Arnoud Arntz 教授とともに，本研究の研究責任者でもある。Farrell 博士は，インディアナ医科大学コミュニティメンタルヘルスセンターにおける境界性パーソナリティ障害治療・研究センター（CBPDT&R）のリサーチ＆トレーニング部門のディレクターであり，インディアナポリスにあるパデュー大学心理学の客員教授でもある。彼女は，インディアナ医科大学精神科の臨床教授であり，25 年にわたる臨床心理学の研修プログラムの運営と，BPD 治療の研修プログラムにおけるスーパービジョンの功績をたたえられ学部賞を受けている。Ida Shaw 氏（修士）は，CBPDT&R におけるスキーマ療法の上級セラピストおよび上級トレーナーである。彼女の貢献は，体験的心理療法と発達心理学的知見を GST に提供したことである。Farrell 博士と Shaw 氏は共に，インディアナポリスの中西部にあるスキーマ療法センター（Schema Therapy Institute）を運営しており，20 年以上にもわたって，スキーマ療法と BPD 治療についてのトレーニングを国際的に展開している。2 人は雑誌論文を発表し，GST の

デモンストレーションの DVD を発行し，さらに BPD や GST に関わる多くの本を分担執筆している。また，これまでに 12 カ国 350 人を超えるセラピストに GST のトレーニングを提供してきた。2 人の研修やスーパービジョンにおけるデモンストレーションは，多くのセラピストに GST を実践してみたいと思われるような熱意あふれるものであり，多くの人々から絶賛されている。

　Arnoud Arntz 氏（博士）は，オランダのマーストリヒト大学の臨床心理学・実験精神病理学の教授である。具体的にいうと，彼はオランダの南部にある同大学の実験精神医学教室の科学研究責任者であり，臨床心理プログラムにおけるディレクターを務めている。Arntz 博士はまたサイコロジストとして，マーストリヒトの地域精神保健センターにも参画している。彼は，オランダを拠点に実施した BPD の個人スキーマ療法の多機関臨床試験のプロジェクトリーダーであり，現在では GST の国際的協同研究のプロジェクトリーダーを務めている。Arntz 博士は，国際スキーマ療法教会（International Society of Schema Therapy）の「科学と調査」班の名誉アドバイザーを務めてもいる。彼はまた，認知療法やスキーマ療法に関する多くの論文や，心理療法の作用機序に関するトランスレーショナル研究〔訳注：基礎研究から応用分野にわたる研究〕を発表している。さらにスキーマ療法に関する 2 冊の著作を刊行している。

　Heather Fretwell 氏（医師）は，認定精神科医である。彼女は，ミッドタウン・コミュニティ・メンタルヘルスセンターで行われている外来患者向けの BASE（BPD 当事者のための気づきのスキル向上とエンパワメントのためのプログラム）を指導し，インディアナ医科大学の CBPDT&R にて臨床指導を行っている。また同大学の精神医療部門の教員でもあり，精神科の研修医に対し，パーソナリティ障害や心理療法について教えている。彼女は 2004 年から個人およびグループを対象としたスキーマ療法のトレーニングを，J. Farrell と I. Shaw のもとで始めており，国際会議で発表もした。彼女はまた，BPD 当事者のための GST についての国際多施設研究の協同研究者であり，研究を米国に申請する際の責任研究者でもある。Fretwell

医師はさらに，BPD 当事者に関して，薬理学とスキーマ療法の両面から研究を行っている。彼女はインディアナ精神医学会の元会長でもある。

　George Lockwood 氏（博士）は臨床心理学者であり，ミッドウェスト・スキーマ療法研究所の所長であり，認知療法アカデミーの創設者の一人である。彼は 1982 年に Aaron T. Beck 博士のもとで認知療法のスーパービジョンを受けてポスドクを終え，さらに精神分析的心理療法と対象関係論の訓練を受けている。彼はスキーマ療法の上級国際認定を受けている。Lockwood 博士は 20 年以上にもわたって認知療法とスキーマ療法を多くの人に教え，高く評価されている。彼はまた，認知療法とスキーマ療法について数多くの論文を発表しており，スキーマ療法に対しては，『スキーマ療法──パーソナリティの問題に対する統合的認知行動療法アプローチ』の執筆協力を通じてその発展に貢献している。現在彼は，国際スキーマ療法協会の役員として活躍中である。彼は 25 年以上にもわたって個人開業を続けている。

　Poul Perris 氏（医師）は，スウェーデンの認知行動療法・スキーマ療法研究所の所長である。彼は国際スキーマ療法協会認定の上級セラピストの資格をもち，Jeffrey Young 博士によるトレーニングとスーパービジョンを受けている。Poul 博士は，国際スキーマ療法の初代会長であり，現在はスウェーデン認知・行動療法学会の会長を務めている。彼は J. Farrell と I. Shaw 両氏から GST のトレーニングを受け，BPD を対象とする GST の国際多施設研究の治療プロトコル部門のメンバーである。彼はまた，世界中でスキーマ療法のワークショップとスーパービジョンを行っている。彼は「中核的感情欲求」と「治療的再養育法」に焦点を当てた研究グループのメンバーである。

　Neele Reiss 氏（理学修士）は，心理療法家・臨床心理学者であり，ドイツにあるマインツ大学医学センターにおける，BPD 当事者のための病棟プログラムの責任者を務めている。彼女は，国際スキーマ療法協会の上級スキーマ療法セラピストの認定を受け，個人のスキーマ療法および GST について，Jeffrey Young, Joan Farrell, Ida Shaw, Arnoud Arntz, Gitta Jacob のスー

パービジョンを受けている。彼女は，ドイツ，スイス，米国におけるスキーマ療法のトレーナーでもある。彼女はまた，BPD 当事者に対する個人スキーマ療法と GST の集中的併用に関する調査研究を実施している。英語およびドイツ語でいくつかの著書を分担執筆し，論文も執筆している。

　Hannie van Genderen 氏（哲学修士）も，心理療法家・臨床心理学者であり，マーストリヒト大学のメンタルヘルスセンターに勤務している。彼女はスキーマ療法のトレーニングを Young 博士から 1996 年より受けている。同大学の Arntz 博士と共同研究をしており，*Schema Therapy for Borderline Personality Disorder*（Wiley 社から 2009 年出版）を共著で出版している。彼女は 2009 年から，Farrell 氏と I.Shaw 氏から BPD のための GST のトレーニングを受けており，彼女自身 2000 年より，オランダにてスキーマ療法のトレーナーおよびスーパーバイザーを務めている。Genderen 氏は国際スキーマ療法協会（トレーニングと資格認証部門）の役員であり，オランダスキーマ療法協会の役員でもある。

　Michel van Vreeswijk 氏（博士）は，臨床心理学者・心理療法家・認知行動療法家およびスキーマ療法のスーパーバイザーであり，オランダで G-kracht というクリニックを共同運営している。彼はオランダのいくつかのポスドクの機関においてスキーマ療法と認知行動療法のトレーナーとして活動している。また，"RINO Group" の契約トレーナーでもある。彼はイギリスやドイツ，そして国際スキーマ療法協会でワークショップを行っている。彼はまた，GST の研究もしており，BPD 当事者向けの GST の国際多施設研究に参加している。彼は，英語とオランダ語で多数の論文を執筆している。

　Jeffrey Young 氏（博士）は，臨床心理学者・心理療法家でスキーマ療法の創設者である。彼は，ニューヨークにある「スキーマ療法・認知療法センター（the Schema Therapy and Cognitive Therapy Institute）」の所長である。Young 博士は，コロンビア大学医学部の教員であり，認知療法アカデミーの創立メンバーでもある。さらに国際スキーマ療法協会の共同創設者であり名誉会長である。Young 博士は 20 年以上にもわたって，米国，カナダ，

英国，他のヨーロッパ諸国，オーストラリア，中国，韓国，日本，ニュージーランド，シンガポール，南アメリカといった世界各国にてワークショップを行い，世界中のメンタルヘルスの専門家のトレーニングに携わってきた。彼の教育スキルは国際的に高く評価されており，NEEI メンタルヘルス教育者の年間最優秀賞を受賞したこともある。Young 博士は Janet Klosko 博士と共著で，『スキーマ療法──パーソナリティの問題に対する統合的認知行動療法アプローチ』と *Reinveting Your Life*（『新たな人生を始めよう』）（当事者向けのセルフヘルプ本）の 2 冊を出版し，そのどちらもベストセラーとなっている。これらの書籍は世界各国で翻訳されている。

謝辞

　我々はまず，ポルトガルのコインブラで2008年に開催された国際スキーマ療法協会（ISST）で，我々の発表をあたたかく迎え入れてくださったISSTの方々とスキーマ療法に関わるすべての方々に感謝を表したい。発表後，私たちは多くの方々と知り合い，協同関係を結ぶことができた。このことは私たちの人生とキャリアに大きな影響を及ぼし，さらに本書の執筆につながった。Arnoud Arntzは，研究を指導してくれただけでなく，個人的なサポートと友情までを与えてくれた。Jeff Youngは，そもそも彼の思考が我々の仕事に大きな影響を与えたのだが，さらに多大なサポートと励ましを与えてくれた。この2人に感謝する。私たちの大切な友人で同僚でもあるHeather Fretwellは，20年にもわたって患者用の教材づくりに取り組みつづけてくれ，それが本書の患者用マニュアルに結実した。Neele Reissは，とても心強い仕事仲間かつ友人であり，Joanが本書の原稿を作成するにあたって，共に格闘してくれた。Poul Perrisは，本書で紹介する体験的エクササイズを考案するにあたって多大な貢献をしてくれたばかりでなく，本書を執筆するにあたって，つねに私たちに友情を注いでくれた。ほかにも多くの方々による協力とサポートに感謝を申し上げたい。たとえば，Marco Nill，Friederike Vogel，Hannie van Genderen，Gerhard Zarbockの応援がなかったら，私たちは本書を完成させられなかっただろう。Wendy Behary，Christoph Fuhrhans，Vartouhi Ohanian，Klaus Liebにも同様の感謝を捧げたい。Gitta JacobとEckhard Roedigerが2009年に出版した『スキーマ療法ハンドブック』に，GSTについての章を設け，我々に執筆させてもらえたことが，本書の執筆につながった。Michiel van Vreeswijkも執筆に

あたって協力をしてくれた。Wiley社の編集者であるDarren ReedとKaren Shieldsにも感謝を申し上げたい。Geoge Lockwoodにも心からの感謝を伝えたい。彼は，コインブラでの会合に参加するよう我々を励まし，スキーマ療法のコミュニティに快く迎え入れてくれた。そして彼が創設したミッドウェストスキーマ療法協会の会員として我々を認めてくれた。ほかにもGeogeには，膨大な草稿を読んでもらったり，Joanの理論構築を支えてもらったり，IdaとJuliannaに対して友情あふれる励ましをもらったり……といったようにさまざまな面からサポートしてもらった。

我々はGerhard ZarbockとIVAH（Institut fur Verhaltenstherapie-Ausbildung Hamburg）〔訳注：ドイツにある心理療法の総合トレーニング機関〕にも特別な感謝を伝えたい。彼らは，本書に示されているマニュアルに基づく介入をDVD教材にするためのプロデュースと資金提供をしてくれた。Vivian RahnとNana NovosadはそのDVDの監督と編集を務めてくれたばかりでなく，スキーマ療法のセラピスト役まで立派に演じてくれた。Cristine Zens, Eva Fassbinder, Niclas Wedemeyer, そしてBrigitte Haafは，DVDにおいてBPDの当事者役を見事に演じてくれた。GSTの発展と評価のための助成金（Clarian Values Grant）を得るために力を貸してくださった国立精神保健センター先進精神保健研究所のJoyce博士およびIver Small博士にも深く感謝している。そして早い時期から我々を応援してくれるDiana Haugh, John Mitchell, Jeffrey Kellams, Alan Schmetzer, Vicki Silverにも感謝を伝えたい。彼／彼女らは，スキーマ療法というBPD当事者に向けた新たなアプローチが逆境にあったときも，それが新たなパラダイムシフトを起こしたときも，我々とともに闘ってくれようとした。

我々と共にトレーニングを受けてきたセラピストの方々からは，GSTの実践において何を明確にするべきかということについて教わった。その意味で彼／彼女らも本書の完成にあたって多大な貢献をしてくれたと思う。彼／彼女らの創意あふれるアイディアとフィードバックは，我々のトレーニングモデルを改良に導いてくれた。そして我々が最も感謝しているのは，患者さん，すなわちBPDをもつ当事者の方々である。彼／彼女らは，

当事者が何を必要とし，何と闘っているのかについて，私たちに教えてくれた。当事者を手助けするために何をすればよいか，ということについても教えてくれた。創造的で情熱にあふれ，才能豊かで，時にはチャレンジングなBPD当事者の方々に心から感謝の意を伝えたい。当事者の方々は，我々がGSTのアイディアを最初に実践しはじめた27年前から我々と共にいてくれ，「地獄からのグループ」をやり抜いてくれた。そして27年もの間，我々を信じつづけてくれた。それが結実したのが本書である。BPDをもつ当事者の方々に，本書を捧げたい。

Joan Farrell & Ida Shaw

● ──── 目次

監訳者まえがき●伊藤絵美／003　序文／010　著者について／016　謝辞／021

第1章　イントロダクション 029
　1-1　スキーマ療法の柔軟性を活かしたマニュアル作成へのチャレンジ──035
　1-2　本書の各章について──036

第2章　グループスキーマ療法の概念モデル 040
　2-1　グループスキーマ療法の目標──051
　2-2　スキーマ療法における治療関係──052
　2-3　グループスキーマ療法の構造化モデル──054

第3章　スキーマ療法の介入の媒介・効果増大のためにグループの治療的要因を活用する 058
　3-1　グループ様式はスキーマ療法の作用を媒介・増大させうる──058
　3-2　スキーマ療法の介入を増強するためにグループの治療的要因を利用する──060
　3-3　体験的ワーク，認知的ワーク，行動的ワーク（行動パターンの変容）の機会を増やす──072

第4章　セラピストの役割──治療的再養育法を家族にまで拡大する 082
　4-1　グループにおけるセラピストのあり方──083
　4-2　個人スキーマ療法およびグループスキーマ療法における治療的再養育法──084
　4-3　BPDグループを養育するには何名のセラピストが必要か──086
　4-4　グループでの対人関係を促進させるためにセラピストはどう振る舞うか──096
　4-5　グループを「家族」とするためにセラピストはどう振る舞うか──103
　4-6　安全なグループを構築・維持するためにセラピストはどう振る舞うか──107
　4-7　当事者のモードがグループを脅かすときセラピストはどう振る舞うか──109
　4-8　モードや欲求の葛藤による反応に対してセラピストはどう振る舞うか──120
　4-9　当事者の自己開示を促してグループに巻き込んでいく──132
　4-10　グループ療法のセラピストは「手品師」となるべきである──136
　4-11　グループをマネジメントするときのポイント──137
　4-12　セラピストが「ヘルシーアダルトモード」のモデルとなる──150

第 5 章　グループスキーマ療法の基本的な進め方 ……… 153

- 5-1　GSTの基本原則 —— 153
- 5-2　GSTの各段階 —— 164
- 5-3　グループ療法において諸技法を統合する —— 178

第 6 章　グループスキーマ療法の流れ ［第1段階］
――― 絆と感情調節の段階 ……… 193

- 6-1　絆と凝集性 —— 194

第 7 章　グループスキーマ療法の流れ ［第2段階］
――― スキーマモードを変容させる ……… 246

- 7-1　不適応的なコーピングモード —— 249
- 7-2　スキーマ療法のワークを通じて治療の諸要素（気づき，体験，認知，行動）を統合する —— 274
- 7-3　「脆弱なチャイルドモード」について —— 278
- 7-4　非機能的ペアレントモード —— 353
- 7-5　ヘルシーアダルトモード —— 372

第 8 章　グループスキーマ療法の流れ ［第3段階］
――― 自律性の獲得 ……… 374

- 8-1　「ヘルシーアダルトモード」を育てる｜モード変容ワーク，行動パターンの変容ワーク，アイデンティティの安定化について —— 374
- 8-2　思春期 —— 385
- 8-3　グループがもたらすアイデンティティに関する修正体験 —— 387
- 8-4　BPD当事者のためのサポートグループについて —— 400

第 9 章　当事者用ワークブックの内容と使用法 ……… 402

第 10 章　個人スキーマ療法とグループスキーマ療法の組み合わせ ……… 418

- 10-1　治療プロトコル —— 419
- 10-2　個人STおよびGSTのセラピスト —— 419
- 10-3　セラピストの訓練 —— 420
- 10-4　個人STのセッション —— 420
- 10-5　個人STとGSTをどのように組み合わせるか —— 422
- 10-6　個人STとGSTの組み合わせに潜在する問題 —— 424
- 10-7　合同スーパービジョンとピア・スーパービジョン —— 425

第11章 グループスキーマ療法の治療的再養育法を通じて中核的感情欲求を満たす……428

- 11-1 社会的所属スキーマ──433
- 11-2 安定したアタッチメントスキーマ──433
- 11-3 情緒的充足スキーマ──434
- 11-4 基本的信頼スキーマ──435
- 11-5 成功スキーマ──436
- 11-6 自己承認／愛される自己スキーマ──436
- 11-7 健全な境界／発達した自己スキーマ──437
- 11-8 有能／自己信頼スキーマ──438
- 11-9 自己主張／自己表出スキーマ──439
- 11-10 他者への共感的配慮／他者尊重スキーマ──439
- 11-11 健全な自制／自律スキーマ──440
- 11-12 楽観／希望スキーマ──441
- 11-13 現実的な基準と期待スキーマ──441
- 11-14 自己への健全な関心／セルフケアスキーマ──442
- 11-15 本章のまとめ──442

第12章 境界性パーソナリティ障害に対するスキーマ療法の系統的レビュー……444

- 12-1 外来でのスキーマ療法の臨床試験──444
- 12-2 入院環境でのスキーマ療法──450
- 12-3 結論──453

第13章 結論とグループスキーマ療法の今後の展望……456

- 13-1 BPD以外のパーソナリティ障害の治療にGSTを活用する──456
- 13-2 すべてのパーソナリティ障害に対するGSTの適用可能性──460
- 13-3 「ヘルシーアダルトモード」の役割──461
- 13-4 重症BPD当事者に対する集中的なGST──462
- 13-5 結論──464

文献／466　索引／470

ジョアン・M・ファレル＋イダ・A・ショー——著
伊藤絵美——監訳　大島郁葉——訳

グループスキーマ療法

グループを家族に見立てる治療的再養育法実践ガイド

第 1 章
イントロダクション

Joan M. Farrell and Ida A. Shaw

　本書は境界性パーソナリティ障害（Borderline Personality Disorder：BPD）の当事者に対するグループスキーマ療法（Group Schema Therapy：GST）を段階的に実践していくガイドブックである。本書には，BPD 当事者と一緒に使うハンドアウト，グループエクササイズ，ホームワークが掲載されている。本書には，Farrell と Shaw が当事者たちのグループに対し，効果的で包括的な心理学的治療を発展させていった 25 年間のノウハウが詰め込まれている。その当事者たちとは，その潜在的な能力が残念なことに生活上で発揮できないほどに深刻に障害を負った人々である。著者の一人である Farrell は，認知療法，パーソナルコンストラクト，社会学習理論，精神力動的アプローチのトレーニングを受けた経験がある。また，もう一人の著者である Shaw は，発達心理学，ゲシュタルト療法，生体エネルギー療法（bioenergetics）の体験的アプローチなどのトレーニングを受けた経験がある。このような 2 人の臨床的オリエンテーションを背景として，BPD のグループ療法のための統合的モデルを構築するための協同作業が生まれた。

　Farrell と Shaw の初期のアプローチは，BPD の当事者が伝統的な心理療法に適応しにくいという実情から考え出されたものである。たとえば BPD 当事者は，心理療法の 50 分のセッションにおいて，苦痛が強すぎるためにそこに留まることができなかったりする。彼／彼女らは現実から解離したり，回避したりすることも多い。Farrell と Shaw は，心理療法の妨げとなるこのような行動をどうにかする工夫として，最初の目標を，BPD

患者の苦痛を和らげることにした。そのようにして，BPD当事者たちはセッションの最中は，そこに留まることができるくらいには苦痛を減らすことができたが，セッション外では苦痛を和らげるスキルを自分でうまく活用することができなかった。このことから，当事者たちは日常生活のなかで，苦痛の前兆，それに気がつけば苦痛をより効果的に減らせることができるはずの時点で，その前兆に気づくことができないでいるということがわかった。

　ちょうどその頃，Lane & Schwartz（1987）が「感情の気づきの段階（levels of emotional awareness）」という理論を発表した。その理論は，Piagetの認知的発達理論に基づいており，BPD当事者の臨床像と適合していた。すなわち，Laneらによると，初期の発達段階では大ざっぱなレベルでしか，感情的な気づきを得られない。そしてその場合の感情はえてして非常に極端である。この特徴は，BPDに見られる極端な二分割思考に類似している。よって，FarrellとShawは，治療の第2目標として，BPD当事者の，今・ここで感じている感情に気づく力を向上することを掲げた。それにより，当事者は危機的な苦痛の前兆に気づくことができるようになった。当事者が苦痛の前兆に気づくことができるようになるには，運動感覚性（kinesthetic）の身体感覚に基づいた感情への気づきを促すような体験的技法を利用する必要があった。この，感情への気づきのワークはスキーマ療法と相性がよく，そのワークの一部が本書にも記載されている。このようなワークのおかげでBPD当事者たちは，苦痛が襲ってくる前兆に気づくことができるようになった。

　しかし残念なことに，彼／彼女らは苦痛に対するマネジメントまたは対処スキルをセラピーで教わったにもかかわらず，セラピー外の日常生活では，それを活用できていないことに，FarrellとShawは気づいた。FarrellとShawは，実践的で協同的なアプローチを用いながら，当事者たちに「日常生活にそのスキルを活用しないのはどうしてですか？」と尋ねた。その回答は，FarrellとShawの最初の治療プログラムにおいて，第3のゴールとなった。それは，スキーマの変容である。なぜ日常生活でそのスキルを

活用しないのかという問いに対する当事者たちの回答は,「私は悪い存在で,罰を受けるに値するから自分のために何かいいことをするなんて間違っている気がする」とか,「私は救われない存在だし,人生には何の希望もないのに,なぜ私が何かに挑戦しなくてはいけないの？」というものであったからである。

スキーマの変容という第3のゴールに関して,Jeffrey Young の最初の本が1990年に出版された。我々は,この本のおかげで,BPD に対する治療に対して似たようなジレンマを感じつつも,BPD をもつ当事者に合った治療法を試みている人物がいることを知った。その本で Young が「スキーマ焦点化療法（schema-focused therapy）」と呼んでいた治療法が,その治療モデルにおいても,認知的技法・行動的技法・体験的技法の統合を目指している点においても,我々の治療法と共通項が多くあることに気づいた。Young のような専門用語こそ使ってはいなかったが,我々のアプローチには,人生早期の情緒的経験における傷つきを想定し,愛着関係をもてなかった BPD 当事者たちに対する治療的再養育法が組み込まれ,さらにそのような傷つきを治療で扱うために,伝統的な心理療法が大幅に改良されてあった。そのような点で,我々はすでに,スキーマに焦点を当てた治療と同様のことを行っていたと言える。我々のグループ療法の最初の名前は,「感情への気づきを高める訓練（emotional awareness training）」というものだった。我々の初期のグループ療法についての詳細は,*Cognitive and Behavioral Practice* という雑誌の創刊号に掲載されている（Farrell & Shaw, 1994）。

我々が最初につくった BPD 当事者のための治療プログラムには,3つのゴールが設定されている。それは,(1) 個々人に沿った苦痛のマネジメントとその苦痛を和らげるための計画を練り,それらを効果的に日常で上手に使いこなせるようになること,(2) 苦痛の予兆に気づけるようになり,早めに対処できるようになること,(3) 不適応的スキーマを手放して,(1)と(2)の目標に取り組めるようになること,である。(3)のゴールが最もハードルが高い。我々は,Young (1990) と同様に,不適応的スキーマについては,

認知レベルだけでなく感情的レベルでも変容が必要であると考えた。

　我々のプログラムは，週に1回90分のセッションが，30回で1クールとなっており，個人セッションも組み込まれていた。このプログラムは国立精神保健センター（National Institute of Mental Health：NIMH）の基金によって行われた。研究内容は，通常治療（treatment as usual：TAU）（スキーマ療法ではなく，CBTや精神力動的アプローチの心理療法）のみの群と，TAUとグループスキーマ療法（GST）の両方を行った群との無作為化比較試験（RCT）であった。この研究は1991年から1995年にかけて行われ，2009年に我々が報告を行った（Farrell, Shaw, & Webber, 2009）。すべての研究参加者（すなわちBPD当事者）は，少なくとも最初の6カ月間TAUを受けるよう求められた。そして一連の介入の後には，6カ月間のフォローアップ期間が設けられた。つまりほとんどの参加者は，20カ月の間，週1回TAUを受け，その半数は30回のグループセッションを受けたことになる。その結果は，心理療法の効果研究に関する論文のなかでも，最も大きな効果サイズが得られた，というものであった（この研究については，本書の第12章において，BPDに対するスキーマ療法の系統的レビューのなかでArntzが詳細に紹介している）。

　GSTのモデルが次に発展したのは，我々の共同研究者（本書の第10章の共同執筆者であるFretwellである。彼は精神科医でありFarrellのスーパーバイザーでもある）が，2003年のYoungのワークショップに参加したときだった。Fretwellはそのとき，スキーマ療法の理論的進展である「スキーマモード」というものについての情報を持ち帰ってきた。モードとは，個々人のその時々の感情・認知・行動・体験過程の状態のことである。モードの概念が加わったことで，BPD当事者の理解や治療につながる統合的な感情体系ということが明らかになってきた。スキーマモードは当事者が強い感情を伴って経験した出来事が引き金となる。また，そのモードはBPD当事者を悩ます，突発的な行動の変化や，不適応な反応に即座につながりうる。このようなスキーマモードの概念によって，セラピストと当事者は協同で当事者の体験を理解することができ，さらに，セラピーで変

化を起こすために，何をするとよいかということを理解することができる。

スキーマモードのモデルは，当事者の立場からもわかりやすく，理解しやすい言葉を用いてBPDの症状をとらえている。当事者がどのモードにあるのかということを明確にすることで，セラピストが必要とする反応（たとえば共感的直面化や限界設定をすること）にピントを合わせることもできる。モードの概念は，18の不適応的スキーマのほとんどに高得点を示すBPD当事者との治療においては，特に重要であった。4, 5種類のスキーマモードに焦点を当てることで，セラピストと当事者は，激しい感情に圧倒されることを減らすことができる。我々はただちに，Youngのこの革新的なモードの概念を我々のグループ療法に取り入れた。入院中の重篤なBPD当事者に対する集中的なGSTを構築する際に，このモードの理論を組み込んだのである。我々は，Young et al.（2003）による個人のBPD当事者に対するスキーマモードモデルを含む集中的なプログラムを，グループという設定に合わせて改良したということになる。

入院中のBPD当事者に対するパイロット試験では，この長期的なプログラムは大きな治療効果を示した（Reiss, Lieb, Arntz, Shaw, & Farrell, 印刷中）。当初の集中型プログラムのモデルは，週に10時間のGST，および1時間の個別スキーマ療法との組み合わせを平均で18週間にわたって行う。つまり，全部で180時間のグループセッションと18時間の個別スキーマ療法が行われる。このプログラムは，週1回，1回2時間のGSTと18回の個人スキーマ療法の組み合わせを1年以上かけて行う外来のプログラムと，ほぼ同じ構成である。GSTを，入院患者向けに，もしくは日中に長い時間をかけて集中して行うほうがよいか，あるいは従来の外来の心理療法の枠で1年以上かけて行うほうがよいかということについては，議論の余地があり，未だ結論は出ていない。

いずれにせよ我々は，YoungやLockwoodと2006年に出会ったとき，自分たちの発展させていたものが実はグループスキーマ療法であったことに気がついた。Fretwellと我々は，2008年，国際スキーマ療法協会（ISST）にて，外来患者に対するGSTに関するRCTと，入院患者に対するGSTのパイ

ロット研究の結果を報告した（Farrell, Fretwell, & Shaw, 2008）。この報告によって，グループ形式でのスキーマ療法を試みていた Arntz とつながった。このような経緯によって，5カ国14カ所，計448名のBPD当事者に対して，我々のGSTのモデルを実施するという国際的な共同研究が開始されることになった。本書はこのように，国際スキーマ療法協会での人々とのつながりから生まれたものでもある。我々は Farrell を中心に，Shaw および他の4カ国から集まったスキーマ療法の専門家による，治療プロトコル研究のためのワークグループを編成した。オランダからは Arnoud Arntz, Hannie van Genderen, Michiel van Vreeswijk が，スウェーデンからは Poul Perris が，米国からは Heather Fretwell, George Lockwood, Jeffrey Young が，ドイツからは Neele Reiss が集まった。

　このようにして我々ワークグループは，我々の初期のグループモデルとマニュアル（Farrell & Shaw, 1994；Farrell et al., 2009）を共有しながら，治療プロトコルと本書の作成を開始した。我々は，草稿や GST のワークショップのデモンストレーションを共有しつつ，GST の大まかな目標設定の流れ，GST の各段階，そしてセラピストの課題などを定式化していった。このような流れは，我々の GST の実践を生き生きとしたマニュアルに置き換えることに非常に役立った。というのも，25年以上もの歳月をかけた我々の GST の実践は，暗黙の了解のうちにあり，マニュアルとして外在化されていなかったからである。このワークグループのおかげで，個人スキーマ療法におけるグループメンバーそれぞれの専門分野から GST の多角的なマニュアルにまでわたって，本章の章立てをそろえることができた。我々はまた，Jeff Young との意見交換と通じて，そしてスキーマ療法をグループ療法に取り入れることに対する Jeff の寛大な姿勢から，多くのことを学ぶことができた。George Lockwood と Neele Reiss は労をいとわず膨大な草稿を編集してくれた。Arnoud Arntz は普段からすべてにおいて暖かいサポートを提供してくれた。本書の作成過程は，心理療法や人生そのものに対するスキーマ療法の協同的かつ統合的なスタイルを，そのまま反映したものであった。

1-1　スキーマ療法の柔軟性を活かしたマニュアル作成へのチャレンジ

　スキーマ療法の実践において本質的に重要なのは，当事者のそのときどきのモードに対してセラピストの対応を適合させることである。スキーマ療法は，より画一的なスキルをトレーニングする弁証法的行動療法（Dialectical Behavior Therapy：DBT）とは対照的に，セラピストの柔軟性が大いに必要とされ，グループでスキーマ療法を行う場合はなおさらである。たとえば8人のグループであれば，セラピストは8人分のモードを扱うことになるが，実はそこには9番目のモードもある。というのも，グループには，メンバーそれぞれのモードだけでなく，グループ全体のモードも存在するからである。さらに，グループ療法のセラピストは，グループ特有の治療的要因にも気を配り，それを利用する必要がある。それは，スキーマ療法の活性成分（Farrell et al., 2009）を増大または媒介すること，そしてそのときどきのグループが示す新たな課題をそのつど乗り越えていくことである。これらの治療的要因にとって不可欠なのは，GSTのマニュアルと当事者用の教材が，グループのそのときどきのモードのあり様に適合できるよう柔軟に使えるものである，ということである。

　ところで，BPDの当事者たちの多くは，普通の子どもが当然必要としている環境，すなわち安全で予測可能な，そしてサポーティブな構造をもった環境のもとで養育されることがなかった。だからこそ，BPD当事者に対する効果的なGSTは，グループが柔軟に機能し，当事者がそのなかで癒されながら回復していく機会が与えられ，さらに治療構造がはっきりしていて予測可能である必要がある。

　GSTのマニュアルにとってもうひとつ重要なのは，そのマニュアルを使ったセラピストが治療に対するアドヒアランスを達成できるよう，マニュアル自体が十分に構造化され，必要な情報が過不足なく掲載されている，ということである。臨床試験においてその治療の効果を実証的に示すために，アドヒアランスは決定的に重要である。治療モデルに対するアド

ヒアランスを高めることが，臨床試験における追試の妥当性を実証してくれるからである。

　我々は，世界中の熟練したスキーマ療法のセラピストたちの力を借りながら，本書においてこれまで述べてきた要件を満たすよう努めてきた。本書が，当事者にとって十分に構造的で予測可能な治療を提供し，それによって当事者が安心感が得られるよう，そしてセラピストにとっては治療を実施する際，アドヒアランスを十分に達成できるよう，我々は本書の作成にあたって案を練った。本書のマニュアルに沿うことで，セラピストはグループのそのときどきのモードに合った介入を行うことができるだろう。そしてグループの経過をよく観察し，治療的要因を利用する機会をとらえることができるだろう。

1-2　本書の各章について

　本書の「ハウツー」部分は，スキーマ療法の簡単な解説から始まる。そこには個人スキーマ療法とグループスキーマ療法（GST）の共通点と相違点が示されている。具体的には，治療的再養育法をグループにどのように適用するかということや，BPDの治療に副セラピスト（co-therapist）を含むセラピストチームを用いるFarrellとShawの治療モデルが紹介されている。ほかにも，個人スキーマ療法の技法をグループに適用するための方法や，BPDにおいて頻出しやすいスキーマモードに対する介入のあり方，そしてグループの各段階の様相を治療にどう組み込むか，といったことについても解説されている。FarrellとShawが執筆した第1章から第9章は，GSTを実施するための段階的なマニュアルとなっている。オンラインで利用できる当事者用の教材が，これらのマニュアルを補強してくれる。

　当事者用の教材は第9章で紹介するが，これらの教材は，FarrellとShawが臨床実践のなかで20年以上もの歳月をかけて開発してきたものである。これらの教材はすべてBPDのグループセッションで活用し，当事者の反

応とセッション後のディスカッションに基づき修正や改良が加えられている。これらの教材はまた，オランダを拠点としてドイツ，米国，スコットランド，オーストラリアなど14の機関で現在実施中のGSTの国際臨床試験のプロトコルとして使用されている。セラピストは治療やセッションの目的に合わせて，これらの教材を，エクササイズ，ハンドアウト，ホームワークとして取捨選択することができる。取り組む課題やエクササイズは，そのときどきのグループのモードや，そのグループが治療のどの段階にいるか，といったことに基づいて選択するとよいだろう。

　BPD当事者も，自らが参加するグループのために作成された独自のワークブックのなかから，自分に合った課題を選ぶことができる。スキーマ療法に慣れていないセラピストには，当事者向けの教材を，提示された順番通りにそのまま実施することを推奨する。スキーマ療法に熟練したセラピストの場合は，自分の好みや方法に合わせて進め方を選択することができる。認知療法のセラピストは，マニュアルに提示されている体験的なエクササイズを集中的に学ぶとよいだろう。一方，体験的アプローチに慣れているセラピストは，マニュアルに提示されている認知療法や行動療法の技法を活用できるようになるとよいだろう。スキーマ療法に慣れていないグループ療法のセラピストは，本書を通じてスキーマ療法の概念やモデルについて学び，それらをBPDのグループ療法のエクササイズに組み込むことができる。

　第10章から第13章は，GSTの適用や課題について書かれている。van Genderen, Lockwood, van Vreeswijk, Farrell, Reissが執筆した第10章では，個人スキーマ療法とグループスキーマ療法（GST）の併用について，複数の事例を通じて検討されている。個人とグループの両方を同時に行う場合には何らかの調整が必要であり，そのためのチームアプローチの決め手としてピア・スーパービジョンという手法があるが，第10章では，それについても触れられている。PerrisとLockwoodによる第11章では，スキーマ療法のセラピストが治療的再養育法を適切に行うにあたって，当事者の感情欲求を指針とすることについて述べられている。彼らはスキーマ療法

におけるモードの概念を最重視するが，第11章では，当事者がどの領域のスキーマとモードを表しているかということに基づき，いかにして効果的な治療的再養育法を実践できるか，ということについて具体的に述べている。第12章では，スキーマ療法研究の第一人者として知られるArntzが，スキーマ療法の効果研究について述べている。

　本書のテーマは，あくまでもBPDに対する治療法としてのGSTである。本書で紹介した多様な技法や再養育法のあり方は，18～24カ月の治療期間におけるBPD当事者のさまざまなモード，潜在的な感情欲求，そして各発達段階に対してアプローチすることができる。それらの技法や再養育法はまた，BPDの診断がつかない当事者に対しても，前述の3つの側面（モード，潜在的感情欲求，発達段階）を考慮しながら用いることができる。BPDとは異なる障害をもつ当事者も，さまざまな感情欲求を持ち，その人なりの発達段階を示すだろう。GSTはそのようなケースに対して柔軟に適用することができる。当事者自身，そして当事者のモードに合わせて介入を行うというのが，スキーマ療法の大原則である。GSTは通常，2人のセラピストが「親代わり」としてグループを担当し，「代理家族（surrogate family）」を形成するのだが，もしグループに参加する当事者たちの健康度と機能レベルが高ければ，セラピストを1人にして，当事者同士がピアの力で再養育し合えるようにすることもできる。第13章では，Reiss, Farrell, Arntz, Youngが，BPD以外のさまざまな当事者グループにGSTモデルを適用することについて述べ，今後のGSTのあり方について展望している。

　YoungはGSTをスキーマ療法の第三世代としてとらえている（Roediger, 2008）。この第三世代は，スキーマ療法の中身を発展させただけでなく，国際的な協同作業を行うことによって，スキーマ療法のさらなる発展と普及に対して大きなインパクトを与えている。現在，公衆衛生の世界においてはエビデンスに基づく治療を提供しなければならないという重要な課題があるが，BPDに対しては長らくそれが難しかった。しかしGSTのモデルは，BPD（および治療が困難なその他の障害）に対して，まさにエビデンスに基づく効果的な治療が適用できるだろうという大きな希望を抱

かせてくれる。さらに，個人を対象とするスキーマ療法と同様に，FarrellとShawによって構築されたグループを対象とするスキーマ療法のモデルは，従来のアプローチでは治療や回復が難しかったBPD以外のパーソナリティ障害，Ⅰ軸障害，そしてさまざまな慢性的な問題に対して，大きな効果を上げることが期待されている。

第2章
グループスキーマ療法の概念モデル

Joan M. Farrell and Ida A. Shaw

　本書で紹介するグループスキーマ療法（GST）のモデルは，治療理論，治療の諸要素，治療目標から構成されている。これらは，Youngらによる個人を対象としたスキーマ療法（Young, Klosko, & Weishaar, 2003）と，オランダで実施され，大きな治療効果が認められた臨床研究（Giesen-Bloo et al., 2006）の治療プロトコルを書籍化したもの（Arntz & van Genderen, 2009）に基づいている。本章では，境界性パーソナリティ障害（Borderline Personality Disorder：BPD）に対するスキーマ療法の概念モデルを概説するが，個人スキーマ療法の理論やその適用についてより詳しく知りたい方は，YoungらやArntzらの書籍を参照されたい。スキーマ療法は，認知療法（Cognitive Therapy：CT），学習理論，発達心理学から成る統合的な治療法である。Youngと共同研究者たちは，パーソナリティ障害をもつ人や伝統的な認知療法では回復できなかったり再発してしまったりする人を対象に，より効果的な治療を目指すなかでスキーマ療法を開発した。その名称からわかるとおり，スキーマ療法では認知のなかでもスキーマのレベルに焦点を当てる。そのためには，日常生活上の問題ではなく，人生において長く続いているその人のパターンに焦点を当てる必要があり，さらに，その人のもつパーソナリティ障害のあり様に治療を合わせる必要がある。
　スキーマ療法は統合的な理論に基づいており，そのアプローチは構造的かつ体系的である。スキーマ療法の概念は，認知療法，力動的心理療法，対象関係論，ゲシュタルト療法と重なる部分があるが，スキーマ療法が強調するポイントはこれらのアプローチとは微妙に異なり，完全に一致する

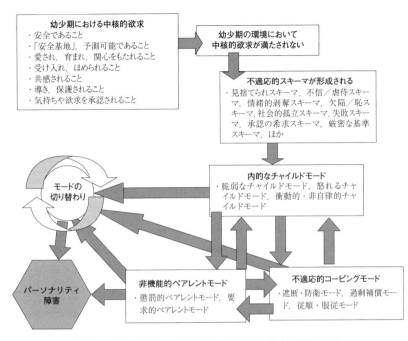

図2.1　スキーマ療法──境界性パーソナリティ障害の病理モデル

アプローチは存在しない。スキーマ療法では，行動的スキルを当事者に習得してもらうだけでなく，より根本的なパーソナリティレベルでの変化を起こすためのワークを実践してもらう。パーソナリティレベルの変化とは，不適応的スキーマの強度を減らすということを意味する。不適応的スキーマがいったん活性化されると，その時々の感情や行動が暴走したり過度に抑制的になったりする。スキーマ療法では，スキーマが活性化された際のその時々の状態のことを「モード（mode）」と呼ぶ。人はこのような極端なモードに入ることで，適応的なコーピングや対人関係スキルを使えなくなってしまう。その結果，自らの潜在的な能力に気づいたり，生活の質を改善したりする機会を失ってしまう。これがスキーマ療法におけるBPDの病理モデルの仮説である。

　図2.1は，スキーマ療法におけるBPDの病理モデルの仮説を示してい

る。幼少期においてごく健全で正常な欲求が満たされないと、不適応的スキーマが形成される。不適応的スキーマは、人が自分自身、自分を取り巻く世界、そして他者に対して抱く信念を含む心理学的構成概念である。生得的な気質および幼少期の環境と、幼少期において中核的な感情欲求が満たされなかったこととが相互作用することによって、不適応的スキーマは形成される。不適応的スキーマは、記憶、身体感覚、感情、認知によって構成されており、幼少期に形成されたのち、長い時間をかけて精緻化されていく。これらのスキーマは幼少期においては適応的に機能することが多い（例：虐待的環境に置かれている子どもの場合、周囲の大人たちに問題があると思うよりは、むしろ自分に問題があると思うほうが、生きる希望を失わずにすむだろう）。しかし大人になるにしたがって、それらのスキーマは不正確で非機能的、そして窮屈なものになっていく。その人自身は自らのスキーマを「スキーマである」と意識することのないままに、それらのスキーマは強固に保持され、頻繁に活性化されることになる。パーソナリティ障害においては、18種類の早期不適応的スキーマ（Early Maladaptive Schema：EMS）がすでに同定されている（Young, 1990；Young et al., 2003）。最初に提唱された15のEMSは、次の4つのスキーマ領域に分類される。それは「I 断絶と拒絶」「II 自律性と行動の損傷」「III 制約の欠如」「IV 過度の期待」の4つである。さらに最近になって、次の3つのEMSが追加された。それは「否定スキーマ」「罰スキーマ」、そして「承認の希求スキーマ」の3つである。これらの3つは表2.1には含めなかった。なぜなら4つの領域のどれかに配置するには実証的データが不足しており、場合によっては別の異なるスキーマ領域に属するEMSであるかもしれないからである。

　いったん不適応的スキーマの引き金が引かれると、強烈な反応が引き起こされるが、そのような反応のことをスキーマ療法では「スキーマモード」と呼ぶ。スキーマモードとは、その人のその時々の感情的、認知的、そして行動的な状態のことである。不適応的スキーマが活性化されたときに最も頻繁に陥りやすいのが、いくつかの「非機能的モード」である。表2.2

表2.1 4つのスキーマ領域および早期不適応的スキーマ

断絶と拒絶（つながりと受容）	自律性と行動の損傷（自律性と行動）
・不信／虐待スキーマ ・情緒的剥奪スキーマ ・欠陥／恥スキーマ ・社会的孤立／疎外スキーマ ・感情抑制スキーマ	・依存／無能スキーマ ・損害と疾病に対する脆弱性スキーマ ・巻き込まれ／未発達の自己スキーマ ・見捨てられ／不安定スキーマ ・服従スキーマ ・失敗スキーマ
制約の欠如（適度の制約）	過度の期待（現実的な期待）
・権利要求スキーマ ・自制の欠如スキーマ	・自己犠牲スキーマ ・厳密な基準スキーマ

に基本的なモードの分類と各モードについて示した。

　第1のカテゴリーである「チャイルドモード」（「脆弱なチャイルドモード」「怒れるチャイルドモード」「衝動的チャイルドモード」）は，幼少期において中核的感情欲求（安全，養育，自律性）が適切に満たされなかったことによって形成される。これらの内なるチャイルドモードは，恐怖，無力感，激怒といった強烈な感情など，感情欲求が満たされていない子どもが体験する内的な反応を伴う。

　第2のカテゴリーである「非機能的ペアレントモード」（「懲罰的ペアレントモード」「要求的ペアレントモード」）は，アタッチメント対象（例：両親，教師，同級生）の否定的な側面を内在化したものであり，幼少期や思春期に形成される。ここでの「ペアレント」という用語は，BPD当事者の親を非難するつもりで使っているわけではない，ということに留意されたい。BPDをもつ当事者の両親もまた，自らの不適応的スキーマやモードの問題を抱えており，彼／彼女ら自身もおそらく適切な養育を受けることができていない可能性が高い。その結果，子どもを養育する能力が損な

※訳注────Young et al.（2003）のテキストとはスキーマ領域の名称と各スキーマの分類に若干の相違点が見られるが，原書にしたがって訳した。なおYoungはスキーマ領域や早期不適応的スキーマの名称および分類に厳密なこだわりがないようで，このような名称や分類の「揺らぎ」はときどき見られる。

表 2.2 BPD におけるスキーマモードと各モードの役割および BPD 症状との関連

	BPD における役割	BPD 症状との関連
チャイルドモード		
脆弱なチャイルドモード	・強烈で不快な感情、感情的苦痛、恐怖を体験する。それらの体験は当事者を圧倒されている不適応的コーピングモードへの切り替わりにつながりやすい。	・見捨てられることへの恐怖（現実に、または想像のなかで）
怒れるチャイルドモード	・他者に対する怒りが、「今、ここ」でのきっかけ以上のものに起因しているため、その怒りは不適切で誤解されているように伝わる。	・不適切で激しい怒り ・不安定で激しい対人様式 ・感情不安定性
衝動的チャイルドモード	・制約や他者の気持ちを無視して、自らの快楽への欲望を直ちに満たすために衝動的に振る舞う（中核的欲求とは直接関係しない）。	・怒りの抑制の困難 ・自傷行為 ・自己を傷つける可能性のある衝動性 ・不安定な自己像または自己感
不適応的コーピングモード		
回避モード	・軽い場合は「ボーっとする」状態で、最も重い場合は深刻な解離状態に陥ったりもする。そのあり様のせいで他者を追いやってしまうように見えることができる。怒りのあり様は連続体として「怒り・防衛モード」と呼ぶこともできる。	・空虚感 ・解離 ・不安定な自己同一性
過剰補償モード	・他者を追いやる、関係を断つ、孤立する、避ける。	
	・多くは、「いじめ・攻撃モード」を示す。時には、やや適応的なコーピングスタイルを示す場合もある。反撃的で支配的なコーピングスタイルを示す。	・不適切で激しい怒り ・怒りの抑制の困難

表2.2 BPDにおけるスキーマモードと各モードの役割およびBPD症状との関連（続き）

		BPD症状
服従モード	自らの欲求をあきらめ、他者を満足させるために、他者に依存し、従う。	よく見られるモードだが、過剰補償モードに切り替わってしまうことが多く、その場合は見逃されやすい。	不安定な自己像または自己感 空虚感
非機能的ペアレントモード		非常によく見られるモードである。自傷行為や自殺企図につながりやすい。	自殺のそぶり、あるいは自殺企図
懲罰的ペアレントモード	自己や他者に対して、厳しい制約を設けたり、批判をしたり、懲罰を与えたりする。		
要求的ペアレントモード	自己や他者に対して、高いレベルの期待や責任を求め、プレッシャーをかける。	これも非常によく見られるモードである。欠陥スキーマや不安定な自己感につながりやすい。	自殺のそぶり、あるいは自殺企図 不安定な自己像または自己感
ヘルシーモード		BPDにおいてこのモードは未発達である。	不安定な自己同一性 空虚感
ヘルシーアダルトモード	健全な仕方で自らの欲求を満たすことができる。		
幸せなチャイルドモード	他者から愛され、他者とつながっており、自分が満足していると感じられる。	BPDにおいてこのモードはほとんど存在しないことが多い。	不安定な自己同一性 空虚感
モードの切り替わり	めまぐるしく、消耗し、「気が狂いそう」な感覚があり、自他に対して混乱している。	このモードの切り替わりによって、感情、行動、対人関係、自己同一性が不安定になりやすい。このモードによって、一時的に精神病様症状を示す場合もある。	感情不安定性 不安定な自己同一性 ストレス関連性の精神病様症状

われているかもしれないのである。

　Zanariniらによるレビューによると（Zanarini & Frankenburg, 2007），各研究によって数値のばらつきがあるが，40〜70%の高い割合で，BPD当事者が性的虐待を受けたことがあるという。Hermanらの研究では（Herman, Perry, & van der Kolk, 1989），BPDと診断された患者の81%が，幼少期に養育者から何らかの虐待（身体的，性的，心理的）を受けていた。LobbestaelやArntzらは，幼少期に受けた性的虐待とスキーマモードの関連性を実証的に検討している（Lobbestael, Arntz, & Sieswerda, 2005；Arntz et al., 2005）。その結果，生得的な気質と幼少期の環境が相互作用することにより，BPDに特有のモードが形成されることが明らかになった。

　弁証法的行動療法（DBT）をはじめとする多くのアプローチが準拠する伝統的な素因−ストレスモデルでは，気質的な脆弱性とストレスの相互作用を重視するが，スキーマ療法では，そのような相互作用を「可塑性（plasticity）」や「差次感受性モデル（differential susceptibility model）」といった視点からとらえる。このモデルが示唆するのは，次のようなことである。すなわちBPD当事者は，生まれつき非常に感受性が強く，環境への反応性が高いという特性を有する。そのような人が有害な環境や，反応性に乏しい鈍感な環境で育つと，非常に悪い結果がもたらされてしまう。一方そのような人でも，反応性が高く，養育能力に富んだ両親に育てられれば，すばらしい結果がもたらされうる（Lockwood & Perris, 印刷中）。どのような理由にせよ，アタッチメントの失敗や不安定さは，BPDに特有の感情調節障害の原因になると考えられている。当事者が非機能的ペアレントモードにあるとき，彼／彼女らは自らの価値を切り下げ，激しい自己嫌悪を感じる。そしてときには，自らに過剰なプレッシャーをかけることになる。これらの感情が他者に向けられる場合もある。すなわち，懲罰的ペアレントモードにある人は，自分自身に対するのと同様に，あるいは自分自身の代わりに，他者を罰したり裁いたりする。

　モードの第3のカテゴリーは「非機能的コーピングモード」である〔訳注：Young et al.（2003）と同様，本書の著者も「不適応的コーピングモード」

と「非機能的コーピングモード」という2つの用語を用いているが，同一のモードを指していると解釈してよいと思われる）。健康的でないコーピングスタイルを過剰に使いすぎると，人はこのモードに入ることになる（スキーマと闘う（fight）→過剰補償モード，スキーマから逃走する（flight）→回避モード，スキーマを目の前にして固まってしまう（freeze）→服従モード）。これらはすべて，「脆弱なチャイルドモード」をさらなる苦痛や不安，そして恐怖から守るという機能を有する。治療開始前や開始当初，当事者は意識することなく自動的に「非機能的コーピングモード」に入ってしまう。このモードは防衛機制の概念を含んでいる。防衛機制は，かつての認知療法では扱わなかった概念であるが，パーソナリティ障害をよりよく理解するためには役立つものと思われる。

「スキーマへの過剰補償」というコーピングスタイルに基づくモードは，活性化されているスキーマと正反対の行動を取るというものである。たとえば，「いじめ・攻撃モード」にある人は，自分が傷ついたのを感じた瞬間に，相手に攻撃を加える。「スキーマの回避」というコーピングスタイルに基づくモードは「遮断・防衛モード」と呼ばれるものであり，このモードにある人は，比較的軽い状態（一瞬ボーっとする，相手とのやりとりに気が入らない）から深刻な解離に至るまで，BPDに特有の現象を示す。治療開始当初，BPD当事者はこの「遮断・防衛モード」にあることが多い。というのもこのモードは，感情に圧倒されたり苦痛を感じたりしないで済むように，「脆弱なチャイルドモード」を守るという機能をもつからである。「スキーマへの服従」という3番目のコーピングスタイルに基づくスキーマモードにある人は，そのときに活性化されているスキーマに屈服し，対処するのをあきらめ，放棄する。たとえば「欠陥スキーマ」が活性化された人が服従モードにある場合，その人は自らの欠陥をそのまま認め，それに応じた振る舞いを示す。すなわち決してスキーマに挑戦しようとはしないし，無能であることを乗り越えようともしない。

第4のカテゴリーは「ヘルシーモード」であり，それには「ヘルシーアダルトモード」と「幸せなチャイルドモード」の2つが含まれる。「ヘルシー

アダルトモード」にある人の思考は機能的で，その行動はバランスが取れている。「幸せなチャイルドモード」にある人は，特に社会的なかかわりにおいて，そのモードを源にして遊び心を発揮したり活動を十分に楽しんだりすることができる。BPDの当事者において，ヘルシーモードはほとんど未発達である。ヘルシーモード以外のさまざまなモードが出来事に応じて次々と出てきてしまうので，当事者はそのせいでいつも強烈な感情に支配されていることが多い。BPDのような深刻なパーソナリティ障害をもつ当事者において，スキーマの切り替わりは非常に素早い。そのため彼／彼女らは突然の行動や状況とそぐわない行動を取ることが多く，それが対人関係を維持することの困難につながってしまう。

　Young et al.（2003）によって提唱されたBPDにおけるスキーマモードという仮説は，Lobbestaelらの研究によって実証的に示された（Lobbestael, van Vreeswijk, & Arntz, 2008）。DSM-IV-TRに記載されているBPDの診断基準には，その人をBPDと診断するための諸症状が示されているが，それらはBPD当事者に共通して見られるスキーマモードの視点から理解することができる。表2.2には，スキーマモードとBPDの症状の関連性が示されているが，以下にその要点を記す。

　「見捨てられることへの恐怖」は，「脆弱なチャイルドモード」の感情の表れである。時に制御不能になるほどの強烈な怒りは，「怒れるチャイルドモード」や「衝動的なチャイルドモード」によるものである。「衝動的なチャイルドモード」は，自傷行為など自滅的な行動にその人を向かわせやすい。「非機能的ペアレントモード（懲罰的／要求的）」も，「お前は罰されて当然だ」「お前はダメな子どもだ」というメッセージを与えることを通じて，自傷行為を導きうる。重症なBPD当事者のなかには，ペアレントモードを，自らを罰せよと命ずる声として体験してしまう人もいる。ペアレントモードの裁きによって，当事者が自らをみじめで価値のない存在だと感じ，絶望感を抱くようになれば，それは容易に自殺企図につながりかねない。「遮断・防衛モード」にある当事者は，何らかの感情を得るための自傷行為，特にリストカットや皮膚を焼く行為をすることが多

い。「空虚感」「不安定な自己像または自己感」というBPD症状がこのモードに関連している。時に当事者は空虚感に耐えきれず，自殺を試みることもある。感情というのは人間のもっとも中核的な部分である。人がもし自らの感情と切り離されてしまったら，安定したアイデンティティなど保つことはできないだろう。「衝動的チャイルドモード」もまた，「不安定な自己像または自己感」というBPDの症状に関連している。それによって当事者は，自らを一貫性がなく予測がつかない存在として体験することになる。

スキーマ療法における「モードの切り替わり」という概念は，BPDにおけるストレス関連性の精神病様症状（通常は妄想様症状として現れる）や深刻な解離症状と関連している。もちろんこれらの症状もDSM-IV-TRにおけるBPDの診断基準に含まれる。「モードの切り替わり」は，BPD当事者によく見られる感情的反応性の高さや，その結果としての対人関係の不安定性の要因となる。

スキーマ療法におけるこの「モードモデル」は，BPDの諸症状を，当事者にとって親しみやすく，そして理解しやすい形で示してくれる。セラピストはモードモデルを使うことで，BPDに対する心理学的な治療がやりやすくなるだろう。第7章で詳述するが，当事者がどのモードにいるかによって，必要とされるセラピストの対応が異なる。もし当事者がチャイルドモードにいるのであれば，承認や養育といった対応が必要かもしれない。ただし「怒れるチャイルドモード」や「衝動的チャイルドモード」にいるときは，当事者が別の適切な仕方で自らの欲求を満たせるようになるまでの間は，共感的直面化や限界設定に基づくサポートが必要である。

「共感的直面化」とは，早期不適応的スキーマや非機能的なモードに基づく行動に対してセラピストがとりうるひとつのアプローチである。共感的直面化において，セラピストはそれらのスキーマやモードが形成された経緯については十分な共感を示す。同時に，より健全な生活を送れるようになるためには，それらのスキーマやモードに基づく行動は変えていく必要があるということを，当事者に直面してもらう。その際「共感」と「直

面化」のバランスを取る必要がある。治療的再養育法を通じてセラピストと当事者との間に絆が形成されている場合においてのみ，共感的直面化は功を奏する。

　「コーピングモード」は，それが生み出す結果が，当事者のその時々の感情欲求を満たしているかどうかという基準で，同定されたり評価されたりする必要がある。「ペアレントモード」は，当事者の「自己（self）」とは別の存在として同定し，理解するとよいだろう。「ペアレントモード」の誤った発言には，異議を唱えなければならない。「懲罰的ペアレントモード」は追い払わなければならないし，「要求的ペアレントモード」の場合は，その要求を適正なレベルに修正する必要がある。

　「ヘルシーモード」（「ヘルシーアダルトモード」「幸せなチャイルドモード」）は，不適応的で非機能的なスキーマモードの解毒剤となる。スキーマ療法を通じて，能力が認められたり，遊び心が育まれたりするなかで，「ヘルシーモード」は形成される。BPD に対するスキーマ療法では，遊びの要素と「幸せなチャイルドモード」は積極的に推奨されなければならない。なぜなら当事者は生育過程において，それらを体験することがほとんどなかったからである。当事者は遊びのなかで，環境を探索しながら自らについて知り（例：自分は何が好きで何が嫌いか），他者と触れ合いながら対人関係について学ぶことができる。大人の場合，遊びの重要性は，「どのようにすれば他者とよりよく関われるか」という問いに大きく関連しているように思われる。

　治療的な介入やスタンスにおいて不可欠なのは，当事者のその時々のモードに合わせてそれらが実践されることである。というのも，そうすることでしか，セラピストは当事者とコアの部分でつながることができないからである。したがってセラピストにとって必要なのは，目の前の当事者が今どのモードにいるか，今どのモードになりきっているか，ということを深いレベルで認識できるということである。当事者のモードに合わせるという課題は，当事者が複数存在する GST においてはより挑戦的な試みとなる。しかしながら GST でもやはりこのことは非常に重要であり，だ

からこそ我々は，GSTに2名のセラピストを配置することにしたのである。そのうちの1名は，グループ全体に関与し，グループのモードや過程を把握する。そして，そのグループ全体の治療課題に関わっていく。もう1名は，グループ全体ではなく，各当事者に個別に関与する。このような「副セラピストモデル」については第4章でさらに詳しく述べる。

2-1　グループスキーマ療法の目標

　Youngが提示したスキーマ療法の目標とは，スキーマとスキーマモードの変容を通じて，当事者が非機能的な人生のパターンを変え，生活のなかで自らの中核的感情欲求を適切に満たすことができるよう援助するというものである。BPDにおけるスキーマモードの変容という視点から，スキーマ療法の目標を挙げると以下のようになる。

> 「ヘルシーアダルトモード」を育むこと。それによって当事者には以下のことが可能になる。
>
> 1. 「脆弱なチャイルドモード」をケアできるようになる。BPD当事者は中核的感情欲求が満たされなかったため，恐怖心や孤独感を反射的に抱きやすいが，「ヘルシーアダルトモード」がそこにいれば，そのような反応に気づき，ケアすることができる。
> 2. 「遮断・防衛モード」を説得し，別のモードに切り替えることができるようになる。自らの感情をそのまま感じることが，自分自身を圧倒したり破壊したりすることにはつながらない，ということを「遮断・防衛モード」に伝え，他のモードに登場してもらう。そして感情が高ぶったときに，より健康的なコーピングスキルを使えるようになる。その際，意思の力で遮断を止めるというよりは，「どの程度遮断するか」という問いに基づき遮断のレベルを選ぶほ

うが，当事者にとってはやりやすいようである。
3. 「怒れるチャイルドモード」に対し，自らの感情や欲求を適切な仕方で表現できるように教育する。すなわち，アサーティブかつ適正な仕方で自らの欲求を表現する能力を育てる。
4. 「懲罰的ペアレントモード」に打ち克ち，退場してもらう。このモードは内在化された厳しい批評家のようなものである。それを追い出し，代わりにより健全な仕方で自らを受け入れ，励ます能力を身につける。必要であれば，「懲罰的ペアレントモード」に対し，その間違いを指摘し，報復する。

我々はさらに5つ目の目標を設定することにした。

5. 「幸せなチャイルドモード」を解放し，当事者が環境を探索し，人生を楽しめるようになることを手助けする。

スキーマモードに関わる以上の目標を達成するためのGSTの介入については，第4章から第9章にかけて詳しく解説する。

2-2　スキーマ療法における治療関係

　スキーマ療法のセラピストは，当事者との間に大人同士としての協同関係を形成するが（これは多くの心理療法と同様である），それだけでなく，当事者の子どもの部分にも焦点を当て，いわば養育的な関係を築く必要がある。養育的な関係は，幼少期の満たされなかった欲求が根底にある早期不適応的スキーマを修正するために不可欠である。また，治療を通じて健全な再養育を行うという文脈のなかで，新たな適応的スキーマを形成するうえでも養育的な関係は欠かせない。Youngによれば，治療的再養育法

とは，どの基本的感情欲求が幼少期に満たされなかったのかを同定し，治療のなかで節度を持った形でそれらの欲求を満たしていくというものである（Young, 1990；Young et al., 2003）。この「治療的再養育法」という用語は，セラピストが当事者をケアするときの態度を示しており，治療の初期段階で，特にセラピストが当事者の「チャイルドモード」を扱うとき，セラピストは治療的再養育法を通じて「よい親」として機能する。「脆弱なチャイルドモード」に焦点を当てた体験的ワークにおいて，セラピストは，あくまでも治療という枠組みのなかではあるが，当事者を承認したり養育したりしていく。

　治療的再養育法は，これまでにいくつかの論争や誤解の種となってきた。これについてのスキーマ療法の基本的な立場は，以下の通りである。すなわち，幼少期に養育者から愛情を剥奪されたり虐待されたりしてきた当事者は，治療においてセルフケアを学ぶ前に，誰かから大切に養育されるという体験をすることが不可欠であるということである。人は誰でも，大人になるにつれて自らの中核的欲求を自分で満たせるようになる必要があるが，そのためにはまず，他者によって中核的欲求が満たされた体験をもつ必要がある。スキーマ療法の最終目標は，当事者の自律性である。治療の初期段階ではセラピストが治療的再養育法を行うが，そのことを通じて当事者自身のヘルシーアダルトモードが育まれ，強化され，当事者が自律的に自らを養育したりケアしたりできるようになることを目指す（例：自分で自分の気持ちを落ち着かせる。アサーティブに要求ができる）。当事者がどのモードにいるかによって，治療的再養育法のターゲットは異なる。したがって，「怒れるチャイルドモード」や「衝動的チャイルドモード」にいるときは，共感的直面化や限界設定といった対応が必要となるだろう。セラピストはまた，当事者が「遮断モード」といった不適応的コーピングモードにいるときには，それをより適応的なコーピングに置き換えるよう，そして「非機能的ペアレントモード」についてはそれを当事者が追い出せるよう，積極的に手助けする。このように，セラピストが共感的かつ積極的に関わり，そのようなあり方をモデルとして示す一連の方法を「治療的

再養育法」と呼ぶ。BPD を対象とした GST において必要とされるセラピストの役割の特徴については，第 4 章で詳述する。

2-3　グループスキーマ療法の構造化モデル

　従来のグループ療法は，次の 3 つのどれかに位置づけることができる。それは，①グループ内の相互作用やプロセスを重視するタイプ，②個々のメンバーを重視するタイプ，③障害に焦点を当てた心理教育を重視するタイプ，である。Sipos & Schweiger（2009）は，「GST はどのタイプに位置づけられるか？」という問いに対し，GST は上記の 3 つの統合モデルであり（統合という意味ではスキーマ療法と全く同様である），どれか 1 つのタイプと完全に合致することはないと結論づけた。表 2.3 にグループ療法のそれらのモデルを提示した。

　GST のセラピストにとって重要なのは，グループのプロセスを利用したりメンバー間の相互作用を促進したりする際に，セラピスト自らが積極的にグループをリードしなければならない，ということである。GST のセラピストは，「グループの相互作用やプロセスを重視するグループ」のモデルとは異なり，決してグループの外側に存在するべきではない。対人関係論に基づくグループモデルの目標には，グループ内の葛藤をあえて高めるということが含まれる。しかし BPD のグループでは，そのようなことを目的とすることはできない。我々の初期のワークショップでは，ワークショップに参加したセラピストたちに，構造化モデルの重要性について十分に伝えることをあえてしなかった。その結果，参加者（セラピストたち）によるロールプレイのワークは大混乱に陥り，BPD 当事者を演じていた参加者のなかには，怒りや恐怖で部屋から飛び出す者が見られた。また，グループ内の葛藤が対処不可能なレベルにまで達してしまった。次に我々は，グループにおける構造化の重要性について参加者たちに理解してもらった。その結果，次の第 2 回目のロールプレイでは，「セラピスト役」

の参加者は，グループをめぐる環境をより効果的に形成・維持できるようになり，グループはより協同的で凝集性の高いものとなった。これがまさに GST の特徴である。

　GST と他のグループモデルとの最大の違いは，GST が，相互作用やプロセスを重視するグループモデルの主な構成要素や積極的な特徴と，より道具的なグループモデルの構成要素である「認知的ワーク」「体験的ワーク」「行動パターンの変容のワーク」を，統合的に組み合わせている，ということである。GST はこれら 2 つのグループモデル，すなわちプロセス志向と課題志向の両方を兼ね備えている。心理療法を代表する 2 つの「世界観」を最大限に活用しようというのである。BPD を対象とする他のアプローチには，スキルトレーニングを重視し，グループのプロセスや力動にあまり重きを置かないというものがある（例：弁証法的行動療法（DBT）── Linehan, 1993 ／感情的予測可能性と問題解決のためのシステム・トレーニング（Systems Training for Emotional Predictability and Problem Solving：STEPP）── Blum et al., 2008）。グループプロセスを重視するアプローチの場合，BPD 当事者は，グループに加わる能力が低い存在として，そもそもグループから除外されていた（Yalom & Leszcz, 2005）。

　BPD に対するこれまでのアプローチが，上述のようにグループのプロセスと治療的要因を活用しなかったことが，BPD の治療法が思うように発展しなかった一因となり，さらにそれらのアプローチの治療効果が GST に比べて低かった理由になったと我々は考えている。もしセラピストが，グループ形式のなかで，個人セラピーを行ったり個別のスキルトレーニングを行ったりするだけであれば（つまり各メンバーはグループのなかで他のメンバーが受けるセラピーやトレーニングを見ているだけということになる），ヘルスケアにかかる費用という意味では，ある程度安く済ませることができるかもしれない（社会的および家族的コストは考慮に入れていない）。しかし，それでは個人セラピーの簡易版にすぎなくなってしまう。

　せっかく BPD（ないしは他のパーソナリティ障害）に対してグループ

表 2.3 グループ療法のモデル

モデル	例	目標	セラピストの役割	それと比較してGSTは？
グループの相互作用やプロセスを重視する	・対人関係理論に基づくグループ (Yalom) ・精神分析的グループ ・エンカウンターグループ (Rogers)	・グループの力動を通じて問題行動を変化させる。 ・強烈な感情や葛藤を喚起する。	・グループの外側に存在する相互作用を活性化する。 ・どんなときでも相互作用から始める。 ・誘導はしない。	・変化を起こすためにグループの力動を活用する（グループ療法の治癒的要因）。 ・セラピストはグループの一員となり、メンバーを積極的にリードしたり指導したりする。
個々のメンバーを重視する	・ゲシュタルト療法 (Perls) ・認知療法 (Beck) ・サイコドラマ (Moreno) ・問題解決療法 (D'Zurilla)	・各メンバーの個別のニーズに対応し、個々の目標の達成を目指す。	・個々のメンバーに焦点を当て、個別にサポートする。 ・グループの機能を高める。 ・セッションを構造化する。 ・各メンバーが自らの目標を達成できるよう、メンバーの道具箱の機能をし助ける。	・個々のニーズや目標に焦点を当てるが、つねにテーマを皆で共有する（例：モードについて）。 ・メンバーは自らの目標のワークに取り組みつつ、グループ全体のワークにも参加する。 ・グループの道具箱の機能もグループ全体のワークの過程で皆で共有される。 ・メンバーの相互作用のなかで互いに助け合う。
心理教育を重視する／障害に焦点を当てる		・自らの障害に関する知識を持ち、障害に対する対処スキルを習得する（自らの病気についてのエキスパートになる）。	・情報提供をする。 ・スキルを教える。 ・セッションを構造化する。 ・グループをリードする。 ・その障害の「典型的な患者」に焦点を当てる。	・メンバーのチャイルドモードを理解し、働きかける。 ・「典型的な患者」ではなく、すべてのメンバーの欲求と目標に焦点を当て、バランスを取る。 ・スキルの習得より、体験的ワークを重視する。
特定の障害に対するマニュアル化されたグループ療法（例：うつ病、不安、BPD）				
グループスキーマ療法（上記3つのモデルを統合したもの。どれか1つと完全に合致することはない）	・BPDのためのGST (Farrell & Shaw)	・スキーマモードを変容させる。それによって非機能的な人生のパターンが変化し、自らの中核的欲求を適切な仕方で満たせるようになる。	・グループのプロセスと治療的要因が結びつくような方法でグループの発達段階に対応してグループを誘導する方略を果たす。 ・メンバーがグループのなかで互いに「よい親」による「家族的」になれるよう勇気づける。	・上記に記載されているすべてがGSTの特徴である。

療法を行うのであれば,「グループ」であるということを明確に認識し,グループに特有の治療的要因を最大限に活用するのが得策である。先述のように,グループの存在それ自体が,所属やつながりに関わる BPD の主要なスキーマを回復させることができるからである。BPD に対する GST 以外のこれまでのアプローチでは,対人関係的なワークを行わず,感情および社会的発達段階を考慮した介入もほとんど行わない。それが,これらのアプローチが,当事者の全体的機能,対人関係,そして QOL を改善しない要因であると思われる (Zanarini, 2009)。他のアプローチはこれまで,当事者の人生にとって重要なこれらの要因にあまり注意を払ってこなかった。その結果 BPD 当事者は,治療を終えてたとえ自傷行為や自殺企図が消失したとしても,依然としてみじめな思いを抱き,健全な対人関係を築けず,QOL が低いままの生活に甘んじることになってしまうのだろう (Van Gelder, 2008 ／スキーマ療法に参加した多くの当事者からの個人的コメントより)。

　結論としては,スキーマ療法の概念モデルは多数の研究によって支持されており (Lobbestael, et al., 2008；Reiss, et al., 2011),個人療法の文脈においては,治療効果という面でも,費用対効果という面でも,多くのエビデンスが示されている (Giesen-Bloo et al., 2006；Nadort et al., 2010)。さらにグループ療法の文脈においても同様に,Farrell と Shaw による GST モデルの治療効果のエビデンスが示されるに至っている (Farrell et al., 2009；Reiss et al., 査読中)。

第3章

スキーマ療法の介入の媒介・効果増大のために グループの治療的要因を活用する

Joan M. Farrell and Ida A. Shaw

3-1 グループ様式はスキーマ療法の作用を媒介・増大させうる

　Farrell et al.（2009）によって行われた8カ月間という比較的短期間のグループスキーマ療法（GST）により得られた大きな治療効果サイズを，我々はどのように説明できるだろうか。スキーマ療法はそれが個人対象であってもグループであっても，境界性パーソナリティ障害（BPD）に対する他の主要なアプローチ（弁証法的行動療法，転移焦点化療法，メンタライゼーションに基づく治療，Arntz が2010年にまとめた認知療法）に比べて効果サイズが大きい（Giesen-Bloo et al., 2006；Nadort et al., 2009）。ということは，スキーマ療法それ自体が，個人やグループといった様式に関係なく，BPDに対して効果的なアプローチだと言えるかもしれない。しかしながら，Farrell et al.（2009）の GST の臨床試験における治療効果サイズは，その試験期間がはるかに短かったにもかかわらず，Giesen-Bloo et al.（2006）の個人スキーマ療法に比べて高かった（GSTでは週に1回のグループセッションが8カ月，スキーマ療法ではない個人セッションが6カ月実施された。個人スキーマ療法では，週に1～2回のセッションが3年間実施された）。オランダで実施された我々とは別のチームによるパイロット研究でも，個人とグループを組み合わせたスキーマ療法について，かなり高い治療効果が示されている（ここで引用した研究については，第12章の「境

界性パーソナリティ障害に対するスキーマ療法の系統的レビュー」でさらに詳しく紹介する）。

　これらの「GSTプラスアルファ」のアプローチが大きな治療効果を示したことに対する別の説明としては，グループ様式で行われるスキーマ療法が，個人スキーマ療法にはない新たな何かをもたらしたのではないか，というものがある。なぜならGSTに追加された「プラスアルファ」には，個人に対するスキーマ療法が含まれていなかったからである。ということは，スキーマ療法がグループ様式で実施されるとき，グループのもつ何らかの要因が，スキーマ療法の介入や活性成分を媒介したり増大させたりすることによって，治療効果が高まるのかもしれない。GSTによるグループの効果をもたらす要因には，以下のことが考えられる——相互的なサポート，グループメンバーによる承認，グループメンバー同士の関係性，グループ内で安心して感情表出を試みることができること，グループ内で安心して新たな行動を試せること，メンバー同士のアタッチメントの形成がこれまでのアタッチメントにおける傷つきを修復すること，メンバー同士で共感的直面化が行われること。治療的再養育法は，個人スキーマ療法ではセラピストと当事者間で行われるが，グループの場合，2人の「両親」と当事者たちによる「家族」という具合に拡大される。それが当事者の対人関係における修正感情体験を強化するのではないかと考えられる（詳細は第4章「セラピストの役割——治療的再養育法を家族にまで拡大する」を参照）。

　グループ様式は，傷ついたチャイルドモードを癒すための選択肢を，創造的な形で増やすことができる。たとえばグループで当事者たちが，「脆弱なチャイルドモード」のイメージワークを行う際，大きなふわふわの毛布をイメージし，そのなかに皆でくるまるといった体験を共有することができる。「怒れるチャイルドモード」に対する「楽しく怒りを解放するワーク」も，個人よりグループ様式のほうが，安全に実施することができるし，当事者が複数加わることで，ワークをする恥ずかしさや決まり悪さが軽減されるかもしれない。BPDでは，「幸せなチャイルドモード」を形成する

機会に恵まれなかった人が多い。そのような当事者たちが，GSTにおいて創造的で遊び心あふれるワークを楽しむことで，「幸せなチャイルドモード」を体験することができるようになる。当事者においては，セラピストとの個人面接よりも，グループで仲間と一緒にワークをするほうが，ワークに対する「馬鹿馬鹿しさ」を感じずにすむようである。またグループ様式では，当事者が体験的技法（例：モードワークにおけるロールプレイ，椅子のワーク，サイコドラマ）においてさまざまな役柄を演じる可能性が増える。グループは，アタッチメントに傷つきをもつ人たちに対して，自然な形での「実験室」を提供する。そのなかで，セラピストと当事者たちが「家族」となって治療的再養育法が行われ，その結果，彼／彼女らの不適応的なスキーマとモードが変容していく。

　Farrell et al.（2009）は，成功しているグループはそれ自体が，BPDの主要な不適応的スキーマに対する直接的な治療的要因として作用すると述べている。そのようなグループは，何かに所属している感覚や自分が受け入れられているという感覚を当事者にもたらすことができる。Farrell et al.（2009）はまた，一般的な家族のあり様に近いグループ形式が，スキーマ療法における主要な構成要素である体験的な学習や治療的再養育法を強化してくれるとも述べている。これらから言えるのは，イメージワークやモードのロールプレイといったスキーマ療法の介入を行う場合，それらはグループ内の個人に向けてではなく（個人に向けて行われる介入を他のグループメンバーが見学する形式），グループ全体に向けて，グループそのものの力を利用する形で行うほうが効果的だろう，ということである。

3-2　スキーマ療法の介入を増強するためにグループの治療的要因を利用する

　GSTの効果は，BPDの主な症状（例：見捨てられ感，所属感の欠如，幼少期の被虐待経験に基づく他者への不信感，不安定な対人関係，空虚感，

表3.1 グループ療法における治療的要因と主要なスキーマおよびモードとの関係

グループの治療的要因	影響を受ける主なスキーマ	影響を受ける主なモード
グループの凝集性を体験する 何かに所属している感覚をもつ	見捨てられスキーマ	脆弱なチャイルドモード
修正された形で家族を再体験する 修正感情体験をもつ	不信／虐待スキーマ 情緒的剥奪スキーマ 損害や疾病に対する脆弱性スキーマ 服従スキーマ 自己犠牲スキーマ 承認の希求スキーマ	すべてのチャイルドモード
普遍性があること 希望を与えること	欠陥／恥スキーマ	脆弱なチャイルドモード
思いやり／利他主義	罰スキーマ	ペアレントモード
情報を伝える	厳密な基準スキーマ 依存／無能スキーマ 失敗スキーマ	ペアレントモード
カタルシスを得る 遊ぶこと，自発的であること	感情抑制スキーマ	コーピングモード
社会的スキルの学習 対人関係の学習 代理学習 実存的な要因	社会的孤立／疎外スキーマ 巻き込まれ／未発達の自己スキーマ	コーピングモード ヘルシーアダルトモード

欠落感）と，Yalomらによって示されたグループ療法における治療的要因（Yalom & Leszcz, 2005）が相互作用することによって，増強されるものと思われる。このような相互作用についての仮説を表3.1に示す。

　GSTは，成功しているグループ療法における治療的要因を，戦略的に活用しようとする。それらの治療的要因とはすなわち，希望を与えること，普遍性があること，利他主義であること，グループの凝集性を体験すること，修正された形で家族というものを再体験すること，感情的なカタルシスを得ること，情報提供すること，モデリングすること，代理学習をすること，対人関係を学ぶこと，脱感作を体験すること，そして社会的スキルを習得する機会があること，である。これらの治療的要因はGSTに組み

込まれ，スキーマ療法の主要目標（すなわち，スキーマとモードの変容を通じて，非機能的な人生のパターンが改善し，適切な仕方で自らの中核的欲求を満たせるようになること）の達成につながるよう，戦略的に活用されることになる。

グループの凝集性を体験する／何かに所属している感覚をもつ

　我々の実施する BPD のグループは，凝集性が非常に高まりやすく，当事者たちが自発的に自分たちのグループのことを「家族」と呼ぶようになることも少なくない。我々は，グループを健全な「代理家族」と称することで，グループの凝集性を高めようとする。このような代理家族を通じて，当事者は真に安全な「我が家」を体験し，そのなかで当事者の感情は健全な形での発達を遂げる。その結果，当事者における自己や他者に対するこれまでの傷つきが修復されていく。「家族」「我が家」といったこのようなメタファーは，家族のように共同生活をしている入院患者の場合，さらに強力になる。グループを健全な家族として体験することによって生じる凝集性と何かに所属している感覚は，とりわけ BPD 当事者の「脆弱なチャイルドモード」を修復することにつながる。グループのもたらす所属感は，たった一人のセラピストと行われる個人療法がもたらす「つながりの感覚」とは異なる。もちろん治療においてはその両方が重要なのだが，その両方を同時に与えられるのは GST だけである。

　「親」として機能できるよう訓練されたセラピストのもとで開始された GST において，多くの当事者は，「自分を受け入れてくれる健全な家庭」というものを，そして「自分が仲間と共に在る」ということを初めて体験することになる。BPD 当事者による治療後の無記名アンケートによると，グループを体験することによって初めて所属感を得られたという回答が多かった。また，治療で最も役に立ち自らの回復につながったのは，コーピングスキルの習得よりもグループ体験そのものによる，という回答も多かった。

普遍性があること

BPD当事者はこれまで，自分のことを人間として他者と同じような存在であると感じたり，同じような存在として理解され受け入れられていると感じたりする体験を，ほとんどもったことがない。治療後のアンケートで多く見られた回答のひとつとして，GSTにおいて自分が初めて他者と同じ存在であることを感じることができた，というものがあった。BPDの場合，BPD以外の障害も混在するグループ療法に参加すると，「自分は皆とは違う」と感じ，自分に欠陥があるという感覚や絶望感がかえって強まってしまうことがある。BPD当事者はしばしば，自分がこれまで家族のなかで「厄介者」「負け犬」などというレッテルを貼られ，疎外されてきたと話す。レッテル貼りの痛ましい例を2つ挙げてみよう。ある当事者は，事故でひどい火傷を負って以来，家族から「焦げたポテトチップス」と呼ばれていた。別の当事者は，家族から見て「器量が悪い」という理由で「ハゲワシ」というあだ名をつけられた。このような体験をしてきた当事者たちにとって，グループという「家族」から受容され，愛され，ケアされるという体験はそのまま修正感情体験となり，グループが進むにつれて，当事者のスキーマが変化していくことになる。

　アイデンティティは通常，幼少期において重要他者を内在化することによって形成される。よく知られていることだが，BPDの場合，著しく歪んだ「楽しい我が家」という鏡を家族によって与えられ，その鏡を通して当事者の自己像が形成されてしまう。治療グループは新たな鏡を当事者に与え，彼／彼女らがより正確な自己像を描けるようにする。BPDは，神経生物学的に敏感で，情動調節が困難な，そしてアタッチメントの不安定さが特徴的な障害だと言われているが，いずれにせよ，BPD当事者は一般の人とは種類も強度も異なる感情を体験しやすい。

　BPD当事者は対人関係において強烈な感情を体験しやすく，他者の言動の意図を過度にネガティブに歪曲してとらえがちである。そのような当事者にとって必要なのは，ある程度「制御された関わり（controlled experience）」を他者との間にもち，スキーマを修復していくことである。この「制御された関わり」は，通常の大人同士のつきあいにおいて自然に

生じるものではない。BPD以外の障害が混在するグループ療法において
も，このような制御は生じえない。BPD当事者が障害混在型のグループ
療法に参加すると，自らの極端な行動が一因となって，かえって拒絶に対
する敏感さが活性化され，「誤解された」「のけものにされた」といった感
覚を強烈に感じ，さらに心が傷つく羽目に陥ってしまう。多くのBPD当
事者が我々に話してくれたのは，障害混在型のグループ療法に参加したも
のの，セッションが終わるまでじっとしていられなかったり，グループの
ルールを守ることができなかったりしたせいで，結局グループから「追放」
されてしまったという体験である。GST終了後のアンケートでは多くの
BPD当事者が，「自分が受け入れられたと初めて思えた」「自分も皆と同
じだと思えて希望がもてた」と答えてくれた。

希望を与えること

　希望をもつことの少ないBPD当事者にとっては，「希望を与える」とい
う治療的要因が奏効するだろう。多くの当事者は，中核的感情欲求が満た
されないまま育ち，何らかの虐待を頻繁に受けていた人も少なくない。そ
のような人は将来に対する希望をもてなくなってしまう。なかでも特に「欠
陥／恥スキーマ」「不信／虐待スキーマ」「失敗スキーマ」といった不適応
的スキーマをもつ人は，希望をもつことが非常に難しい。残念なことに，
メンタルヘルスの世界では，専門家が「BPD」の名をスティグマとして扱
うことがあまりにも多く，そのためBPDの診断がつくことによって，か
えって当事者が傷つけられるという事態が見られる（Treloar, 2009）。多く
の当事者が我々に語ってくれたことによると，彼／彼女らは，「BPDは絶
望的だ」「BPDは絶対に回復できない」と決めつけられ，当事者が自らの
悩み事や問題を訴えても，「この人は"ボーダー"だから」の一言で片づ
けられたり批判されたりしてきたのだという。

　GSTはこのような人たちに希望を与えられるよう設計されているため，
グループに参加したBPD当事者たちは，何らかの希望を抱くことができ
るようになる。我々はまた，すでに終了した，あるいは実施中の臨床試験

から，BPDが回復しうることを見出している。そこで我々は，我々の得たエビデンスを彼／彼女らに提示し，BPDは回復可能な障害であり，希望をもってよいのだと伝えるようにしている。我々は毎回，次のようなことを当事者に言うようにしている。「あなたが粘り強く取り組んでくれるのなら，この治療は必ずあなたの役に立つでしょう。この治療があなたに役立つと思うからこそ，私たちはあなたをこのグループに招き入れたのです。あなたが，今よりも生きやすくなるための可能性をもっていることを，私たちは信じています」。2008年に米国下院議長の宣言のもとで実施された「BPDの啓蒙月間」では，「BPDは本当に回復する！」と書かれたリストバンドが配られたが，我々は，実際にそのリストバンドを当事者に見せて，BPDが回復可能であるという希望を彼／彼女らと共有するようにしている。なかには「希望なんてほとんど（あるいはまったく）もてない」という当事者もいる。そのような人には，「あなたは私たちから希望を"借りてみる"ことができます。なぜなら私たちは，溢れるばかりの希望をもっているからです」と伝えるようにしている。我々がこのように，我々自身の希望を真摯に伝えることによって，ほとんど（あるいはまったく）希望をもてないという当事者にも，多かれ少なかれポジティブな影響をもたらすことができる。

対人関係について学習する

　ほかの治療的要因としては，グループの「小宇宙（microcosm）」としての機能が挙げられる。グループはグループ外の世界（larger world）の縮図である。当事者はグループという安心できる環境のなかで，他者を観察し，他者からフィードバックを得て，実用的なスキルを練習することができる。これらは個人療法では体験できないことである。セラピストチームがすでに「よい親（両親）」として機能しているグループであれば，当事者は安心して，グループ内での対人関係をあれこれと試みることができるだろう。グループ内であれば，当事者たちは勇気をふるって他者と関わったり，自らの感情や欲求を表現したりすることができる。そしてこのような形で自

らの脆弱性を示したことに対して，グループ内の他のメンバーから肯定的な反応を得ることもできる。当事者はこれらを通じて，それまで使ってきた回避（遮断）や過剰補償といった防衛的なコーピング方略が，自らの欲求を満たしてくれるような他者の反応を引き出すことはなく，むしろ脆弱性を相手に示すほうがそのような他者の反応を引き出しうるということを学んでいく。比較的耐性の高い BPD 当事者の場合，スキーマモードにおける自分たちの強烈な感情的反応は，BPD 以外の人には理解しがたいものであることを，そして，グループ内においてはセラピストがそのような感情的反応を受け入れてくれる存在であることを学んでいく。

　グループの対人関係の流れのなかでは，さまざまな「今・ここ」でのワークを体験することができる。「仲間をもつという体験（the experience of pees）」も，個人スキーマ療法にはない，グループならではの効果に一役買っているだろう。グループに仲間が存在しているからこそ，彼／彼女らは安心して，互いに助け合ったり認めあったりすることができる。仲間に対して自らの感情を吐露するという「実験」を行うこともできる（個人療法で一人のセラピストだけに対して感情表出するのとは異なる）。新たに身につけた自分を助けるための行動を，「現実の生活」で使う前に，グループのなかで試してみることができる。仲間との間に形成される相互的なアタッチメントは，これまで受けてきたアタッチメントの傷つきを回復させることができる。「共感的直面化」も，「親」であるセラピストに伝えられるのではなく，仲間同士で伝え合うことができれば，大きな脅威を感じることなく，そして防衛的なコーピングモードを発動させることもなく，互いに受け入れることができるだろう。

　治療グループで仲間になった当事者たちが，セッション外にもつきあいの場を広げて，社会的な活動をしたり互いに助け合ったりすることは，よくあることである。グループ療法の領域では，このようなセッション外のつきあいはこれまで推奨されてこなかったが，我々は，対人関係を学習するよい機会だととらえている。我々のこれまでの経験では，たとえセッション外のつきあいを禁止しても，結局メンバーたちはセッション外で接触し

てしまうし,しかも禁止した場合には,それが「こっそり」とか「禁断の」といった不健全な文脈において行われてしまう。そしてそのような文脈は,当事者らが幼少期に受けた虐待的関係を再現することになってしまうかもしれない。

　グループ療法における対人関係は,あくまでも暫定的ではあるが,比較的健全な「大人同士の仲間関係」の体験を当事者に与えてくれる。多くのBPD当事者は,これまでにこのような体験をしたことがない。仲間同士のつきあいを通して,当事者の対人関係に関する感情的学習はさらに一歩進み,セラピストとの間の治療的再養育法のみならず,グループにおいて「家族」「仲間」までをも体験的に学習できることになる。もちろんグループ療法においても,メンバー同士のつきあいにおいて対人関係の問題は生じうる。しかしセラピストがまったく関与しないグループ外の対人関係に問題が起きることに比べれば,グループ内の問題は,「何が起きたか」を理解しやすいし,解決もしやすいだろう。

　一例を挙げる。グループの当事者同士でパーティを開いたが,実は1名だけそのパーティに招かれていなかったとする。そして次のグループセッションの前に待合室で,パーティに参加した人たち(つまり招かれなかった1名を除く全員)が,その話で盛り上がっていたとする。我々はグループメンバーたちに,「皆で仲良くするように」と指示することはできないが,この問題について「家族会議」を開き,招かれなかった1名に対するネガティブな影響について,皆で一緒に検討することができる。話し合いの結果,「パーティを開くなら全員を招こう」という結論になるかもしれないし,「全員を招かないイベントについては,おおっぴらに話をしない」という結論になるかもしれない。この種の問題について話し合う際は,共感を伴うことが重要である。

　このように我々はグループ外のつきあいを禁止したりはしないが,ただ1点,メンバー同士の恋愛だけは思いとどまるよう,当事者に伝えている。特に当事者のなかにしっかりとしたヘルシーアダルトモードが形成されていない間は,なおさらである。アイデンティティの不安定な当事者たちに

とって，恋愛はあまりにも魅惑的で，自らの空虚感を恋愛で満たしたくなるのだが，それはあまりにも魅惑的であるがゆえに危険だからである。

代理学習ができること

　グループ療法における代理学習は，個人療法における直接的学習に比べ，当事者に安心感をもたらし，当事者の「脆弱なチャイルドモード」がむき出しになるのを防いでくれる機能をもつ。我々はこの代理学習を，BPD当事者の解離傾向（「遮断・防衛モード」）に対応するために利用する。彼／彼女らは，治療の初期段階では特に，「欠陥スキーマ」や「不信／虐待スキーマ」が活性化されやすく，その結果「遮断・防衛モード」に陥りやすい。「遮断・防衛モード」が直接的に発動されればされるほど，当事者の解離傾向は強まる。したがってそのような当事者には，「ただそこにいて，グループを観察していればよい」と教示するとよい。そうすれば彼／彼女らの解離傾向は軽減されるだろう。

　当事者は，自身の「安全な場所」のイメージのなかに留まり，そこからグループを観察することもできる。同じグループの仲間が，グループ内で意見が合わなかったり何らかの葛藤があったりしたときに，怒りが高まったり「怒れるチャイルドモード」や「怒り・防衛モード」に入ったりした際，セラピストがそれにどのように対応するか，ということを見ていることもできる。当事者はまた，完璧でないメンバーに対して，仲間やセラピストが「懲罰的・要求的ペアレントモード」として辛辣で厳しい声をかけることもしないし，そのメンバーを拒絶したり見捨てたりしないことを目の当たりにするだろう。そして誰かが「脆弱なチャイルドモード」にいるときは，セラピストとグループの仲間が，安全な環境のなかでその人をなぐさめ，いたわることを見ることになるだろう。このような代理学習ができれば，当事者は，グループのなかで「脆弱なチャイルドモード」に容易に入り，そのモードでいつづけることができるようになる。「脆弱なチャイルドモード」に入ることは，スキーマの回復にとって必要不可欠である。

　当事者がしばしば口にするのは，同じグループの仲間の「怒り・衝動モー

ド」による行動や「怒り・防衛モード」「いじめ・攻撃モード」による過剰補償的な防衛を目の当たりにすることで，それが反面教師となり，自分自身がそのようなモードを使うのを減らしたいという動機づけにつながった，ということである。セラピストの言語的なフィードバックより，仲間の言動の代理学習による効果のほうが大きいのである。一般的に，拒絶されることに敏感な当事者は特に，セラピストからの直接的なフィードバックよりも，グループのなかでの代理学習のほうが，そこから多くを学び，学んだことを活用しやすいようである。

　代理学習が特に役立つもうひとつの領域としては，「懲罰的ペアレントモード」がある。「懲罰的ペアレントモード」が強烈な形で内在化された当事者は，たとえそのモードが象徴にすぎないとわかってはいても，モードに直面することを非常に恐れている。そのような当事者は，他のグループメンバーが「懲罰的ペアレントモード」に直面し，立ち向かう姿を観察することができるし，立ち向かった後，そのメンバーやセラピストに何ら「悪い」ことが起きないことを知ることができる。このような代理学習を重ねるなかで，自分も仲間のサポートを受けながら「懲罰的ペアレントモード」に立ち向かっていこうとする勇気が培われる。当事者は，自分よりも他人のスキーマやモード，そして認知的歪曲のほうが容易に理解しやすいようである。したがって代理学習が行われれば，セラピストも当事者と話す際，当事者自身のスキーマやモードではなく，当事者が観察した他のメンバーの言動を用いて，当事者が陥りやすい罠について検討することができる。代理学習の活用の仕方については，第7章でさらに詳しく紹介する。

修正された形で家族というものを再体験する
　個人療法と比較した場合のGSTの独自の利点として，グループという様式が，メンバーそれぞれの原家族や思春期の仲間づきあいといった様式に近いということが挙げられる。個人療法ではそのような様式を提供することができない。非常に重要なBPDの病因として，幼少期に原家族において中核的感情欲求が満たされなかったことがあるが，そのような当事者

がグループという様式において，修正された形で家族というものを再体験できれば，それはきわめて強力な修正感情体験となり，スキーマやモードを変容するための源泉となりうる。自分がグループの一員になること，そしてグループそのものを体験することが，当事者の原家族に関わる強烈な記憶を引き出し，それが何らかのモードを惹起することになる。このように感情が強く刺激されることは，BPDによく見られる不適応的コーピングモードである「遮断・防衛モード」を乗り越えて，「脆弱なチャイルドモード」にたどり着くためには非常に重要である。というのも，スキーマ療法においては，「脆弱なチャイルドモード」にアクセスすることが当事者の回復にとっては不可欠だからである。

　個人スキーマ療法では，治療的再養育法がうまくいくと，当事者はある程度，自分が受容・承認されたという実感がもてるようになり，傷ついた自己感や自己嫌悪の感覚，絶望感を修復することにもつながっていく。グループ療法の場合，副セラピストとグループメンバーがこれに加わることにより，それらの作用がより増強される。グループ様式は，より家族形式に近い。グループは「親」のみならず「家族全体」として機能しうる。当事者はグループを通じて，幼少期に経験できなかった「家族たるもの」を体験する。これが治療的再養育法の効果を増強してくれる。

　当事者のなかには，スキーマの形成や維持にあたって，原家族の兄弟姉妹が大きな役割を果たしている場合がある。その場合，グループ療法における「家族たるもの」のなかでも，「きょうだい」を体験することがとりわけ重要である。グループにおいて「きょうだい」の体験をすることは，セラピストが「親」になることに比べ，当事者がより多くの関わりをもち，より多くの記憶にアクセスすることにつながる。つまりグループは健全な「きょうだい」の体験を提供することで，当事者に回復をもたらす。グループにおいても当然「きょうだい」の葛藤が生じることがある。その葛藤に対応することを通じて，当事者のなかのより感情的な面やスキーマの深い部分が喚起され，処理される。それがさらなる回復につながる。このことは，とりわけ，親に関心をもってもらえなかったり，他の兄弟姉妹ばかり

が注目されたりといった体験を通じて「脆弱なチャイルドモード」をもつに至った当事者にとって，重要な治療的契機となるだろう。セラピストにとって重要なのは，個々のグループメンバーに対してバランスよく平等に接することである。それが「自分に注意を向けてほしい」という当事者の欲求を満たし，「脆弱なチャイルドモード」が癒される体験となる。「愛されたい」「関心をもってほしい」などの中核的感情欲求が満たされることによって，「皆がそれぞれに満ち足りている」ということを実感できるようになる。その結果，幼少期の体験とは対照的に，「自分は重要な存在である」と感じられるようになる。

「グループ様式それ自体が変化を媒介する」という考え方は，多くの文献でも取り上げられ（Yalom & Leszcz, 2005），すでによく知られていることだが，認知療法や弁証法的行動療法においては，これまであまり重要視されていなかった（Bieling, McCabe, & Antony, 2009）。しかし我々としては，やはりグループそのものの治療的要因を強調したい。グループが健全な家族のような機能をもち，そのようなグループの一員として受け入れられることの効果を検討することは，とりわけBPD当事者にとって重要であり，彼／彼女らに多くの治療的効果をもたらすはずである。たとえば，グループの仲間から受容されたり承認されたりするという体験には，セラピストだけからそうされるのに比べ，より多くの影響や効果があるだろう。当事者がよく言うのは，セラピストからの受容や承認より，仲間からの受容や承認のほうが，「より信じられる気がする」「より本物という感じがする」ということである。確かに我々セラピストも，あたたかく誠実なスタイルでスキーマ療法を行っているのだが，当事者から見ると，我々は「プロだからそのように振る舞わなければならない」存在であり，自然に，そして自発的にあたたかさや誠実さを示す「生身の人間」ではないのである。Spinhovenらによると，スキーマ療法のセラピストは力動的心理療法のセラピストに比べて，あたたかさ，純粋さなど治療関係におけるポジティブな特性における点数が高いということだが（Spinhoven, Giesen-Bloo, van Dyck, Kooiman, & Antz, 2007），当事者にしてみると，セラピストよりもグ

ループの仲間が与えてくれる関係性のほうが，よりリアルで，「私も皆と一緒」という感覚をもたらしてくれる。

　当事者の多くは，幼少期に原家族において中核的感情欲求を満たしてもらえなかった。家族のメタファーとしてグループを体験することは，「家族というもの」を健全な形で再体験することにつながる。家族としてのグループは，グループ療法が続く間は強力に機能し続け，その後，当事者が治療外の世界に出ていき，自分自身の家族を築くときの架け橋になる。このような橋がかかることは，両親や兄弟姉妹から受け入れられ，承認されることに対して，あこがれつつ絶望するという体験を繰り返してきた当事者にとって，大きな助けとなるだろう。

3-3　体験的ワーク，認知的ワーク，行動的ワーク（行動パターンの変容）の機会を増やす

　スキーマ療法には，体験的技法，認知的技法，そして行動的技法（行動パターンの変容）という三大技法があるが，GSTにおいて，それらの技法を個別ではなく包括的に，グループの様式に合わせてうまく使うことができれば，やはりここでもグループそれ自体によるスキーマ療法の効果の増強を期待できる。これら3つの技法をバラバラにではなくその場の状況に応じて包括的に活用することを，我々は「機会を捉えたワーク（opportunity work）」と呼んでいる。心理療法には基本的に2つのタイプのワークがある。1つは「計画されたワーク（planned work）」，すなわち，セラピストと当事者が予め用意したアジェンダに基づくワークであり，もう1つが「機会を捉えたワーク」，すなわち，その時々の機会を捉えて一時的に行うワークである。「機会を捉えたワーク」は，セッションにおいてスキーマに対する体験的技法や認知的技法を効果的に行えそうな瞬間をとらえて，すかさずそれらのワークを実施するというものである。BPDに対するGSTにおいては，副セラピストと8名の当事者の存在によって，

「機会を捉えたワーク」を行う頻度が高まる。「機会を捉えたワーク」の後に「計画されたワーク」に戻ることは可能だが，「機会を捉えたワーク」そのものは，その機会を意図的に作り出すことはほぼ不可能である。我々はGSTを実施中に，「機会を捉えたワーク」のできそうな瞬間をそのつどつかみ取る。「機会を捉えたワーク」の多くは，体験的なものである。次項に，「機会を捉えたワーク」やその他のワークにおいて体験的技法を効果的に実施する例を示す。さらにそれ以降の項で，認知的技法と行動的技法の例も紹介する。

体験的技法

　感情に焦点を当てたワークをグループ様式で行う利点は，治療の場により多くの人が存在するということに尽きる。多くの人が存在することで，当事者の感情が引き出され，それが感情焦点化技法の目的である「スキーマに内在化された認知やそれに伴う記憶にアクセスする」ということの手助けになる。我々は，引き出された感情を検討し，当事者のスキーマやモードの形成に関わる記憶や経験をさらに理解しようとする。また感情を引き出すことは，その後，認知を再構成したり，記憶に内在する意味を書き換えたり，あるいはイメージを作り直したりといったトラウマのプロセスワークにおいて，おおいに役立つだろう。GSTにおいては，治療の場に複数のセラピストや他のグループメンバーがいることによって，感情レベルでのモードの変化がより生じやすくなる。というのも，複数の他者がいることで，より感情が喚起されやすく，認知的な処理が促進されやすくなるからである。たとえば，「遮断・防衛モード」が強固な当事者がいるとする。その当事者がグループにおいて他のメンバーとともに，たとえば「安全な場所」といったイメージワークをすれば，それは少なくとも「遮断・防衛モード」という鎧にひびを入れるぐらいの効果はもたらしてくれるだろう。

　グループメンバーは，ロールプレイや他の体験的ワークをする際に，「その他のキャラクター（extra character）」として機能し，それらのワークの

効果を増強してくれる。モードワークにおいてロールプレイをする際、我々はエンプティチェアを用いる代わりに、グループメンバーに協力を要請し、彼／彼女ら自身にさまざまなモードを演じてもらう。我々はこれまでの実践を通じて、ワークにおけるエクササイズがより明確でリアルなとき、当事者がより積極的にワークに参加してくれることに気づいた。またロールプレイを見学するだけでも、それが当事者にとってさまざまな代理学習の機会になりうるということも理解するようになった。たとえば、ロールプレイにおいてグループメンバーが「非機能的ペアレントモード」を演じる場合、その当事者は多かれ少なかれ自らの実際のペアレントモードに基づいて、プレイを行うだろう。それはそのロールプレイに本物らしさを与え、見ている人にとってもそれが代理学習となって、それぞれのペアレントモードに関する気づきをもたらすことになるだろう。ロールプレイにおいて、一人の当事者が「ヘルシーアダルトモード」を演じる際、別のメンバーが「遮断・防衛モード」を演じるというのも、非常に効果的である。というのも、当事者による「遮断・防衛モード」は、そのモードがどのようなものであるかをよくわかって演じられるので、非常にリアルであり、「悪魔の代弁者」（あえて反論する人）として有効なのである。そのようなリアルな「遮断・防衛モード」だからこそ、「ヘルシーアダルトモード」から反論を引き出すことができる。また、ロールプレイをしている他のグループメンバーを見ているだけで、感情的反応が引き起こされ、それが「脆弱なチャイルドモード」にたどりつく助けになる場合もある。

　「怒れるチャイルドモード」に対して体験的ワークを行う際も、グループは安全な場として機能する。仲間やセラピストによるグループの存在は、身体的にも感情的にも「人が集まっている」という意味で強固であり、当事者が怒りのワークを安心して行うための「容器（containment）」となってくれる。当事者が怒りを表出する場が、グループを行うような広い空間であれば、彼／彼女らはより安心して怒りの表出ができるだろう。「怒れるチャイルドモード」に対してはロールプレイが特に役立つ。というのも、グループの場合、ロールプレイでさまざまな役割を演じてくれる「役者」

候補が大勢いるからである。ある当事者が，欲求が満たされず，そのために怒りを溜めこんだチャイルドモードを演じるとする。そのとき他のメンバーが「懲罰的ペアレントモード」あるいは「要求的ペアレントモード」を演じることが，当事者が怒りを表出する際の助けになる。その際セラピストは，「子どもを守るよい親」を演じ，当事者を擁護するとよいだろう。

「怒れるチャイルドモード」が自らの欲求を満たすスキルを身につけ，「ヘルシーアダルトモード」に成長していくには，グループにおいてアサーション訓練をすることが効果的である。より抑圧された当事者における「怒れるチャイルドモード」にアクセスし，その怒りのはけ口を見つけるために，グループの体験的なエクササイズを活用することができる。エクササイズの例としては，たとえば，1本のタオルの端と端を，2名の当事者（あるいは当事者とセラピストの2名）が互いにつかみ，引っ張り合うという「綱引き」や，2名が背中合わせに立ち，互いに押し合って相手を部屋の片隅に押しやろうとするゲームなどが挙げられる。

セラピストが当事者たちの様子を観察する限りにおいて，怒りにアクセスしたり対処したりするエクササイズは安全なものとなる。BPD当事者は普段，自分自身の内なる怒りに対して非常におびえている。彼／彼女らが自らの怒りを感じるためには，「怒れるチャイルドモード」「衝動的チャイルドモード」「怒り・防衛モード」「いじめ・攻撃モード」といった不適応的なモードを通じて，「遮断・防衛モード」を突破する必要がある。当事者は怒りの表出をした後に，「懲罰的ペアレントモード」による叱責を経験することが多い。そのような当事者は，怒りの表出を避けるために，グループセッションそれ自体から抜け出してしまう場合もある。グループのロールプレイで怒りを扱うことを通じて，当事者は怒りに近づくことができるようになる。すべての哺乳類は怒りを荒々しく表出するが，我々人間の場合は，荒々しいままではない怒りの表出の仕方を覚えることによって，社会的文脈のなかで怒りや攻撃性を上手に扱えるようになる（Lockwood & Shaw, 2011）。

スキーマ療法の目的として，「懲罰的なペアレントモード」「要求的ペア

レントモード」を追い払うということがあるが，グループではこれが特に重視される。ある程度成熟し，力のある当事者からなるグループは，自分のことを小さな子どものように弱々しく感じる人たちからなるグループよりも，そして個人スキーマ療法でセラピストが行うよりも，「懲罰的ペアレントモード」に対して強力に挑戦し，それを追い払うことができる。グループと副セラピストが「防衛軍」をつくって当事者を守るというイメージを作り，そのようなイメージを使ってワークを行うことは，その人が「懲罰的ペアレントモード」と闘いつづけるために有用である。そうすれば当事者は，そのようなグループワークの体験を記憶に留め，闘いの場のなかに「防衛軍」が存在し，それに守ってもらうという具体的なイメージを描きつづけることができる。

　グループ様式においては複数のセラピストと当事者がいるため，ロールプレイをする際，両親やその他のモードの役を容易に決めることができる。グループ様式の心理療法においては，セラピストやメンバー同士の多様な関わりのなかで多様なアタッチメントが形成される。そのような関わりのなかで当事者は互いの体験を共有し合い，そのことがグループにサポーティブな雰囲気をもたらす。そして今度はその雰囲気が，心地よい相互作用を生み出し，それがさらにロールプレイをよりよいものにしていく。ロールプレイにおいてセラピストの「遊び心」に触れることは，遊びに対して「ばかばかしい」とか「受け入れられない」といった「非機能的なペアレントモード」の声を体験しがちな当事者にとって，それらの声による遊び心への抑制を解く一助になるだろう。

認知的技法

　GSTは，スキーマ療法の認知的ワークをさまざまな点から増強してくれる。たとえば，「普通」とは何かということについての情報を共有したり，原家族における信念（例：「気持ちを外に出すのは弱い人間のすることだ」）が「真実」であるかどうかを検討したりすることを通じて，あるいは幼少期に感情欲求が満たされないとどのような影響が出るかということについ

て皆で話し合うことを通じて，メンバーからさまざまな情報や意見が出され，皆でそれらを活用することができる。このようなワークや話し合いによって当事者は互いの体験を共有し，それにより自らの体験がノーマライズされるが，その効果は，セラピストによる戦略的な自己開示によるノーマライズと同じぐらい強力である。また，以前は言葉にできなかった自分の体験を，他のメンバーが承認してくれたことによって，言葉で表現できるようになる当事者もいる。専門家による情報は，時に非現実的で，当事者の住む世界にそぐわないことがあるが，仲間がもたらしてくれる情報は当事者にとってより現実的で役に立つことが多い。モードを認識したり理解したりするワークも，グループ様式のほうがスムースに進みやすい。というのも当事者は他のメンバーのモードやその変化を観察することができるからである。それと同じことが認知的な偏りについても言える。自らの二分割思考（全か無か思考）に気づいていない当事者が，グループの仲間が似たような思考パターンを示したときに，「それは"全か無か思考"よ！」と指摘する最初の人物になるかもしれない。

行動パターンの変容

「対人関係について学習する」の項でも述べたが，治療外における広い世界の「小宇宙」としてのグループは，行動的技法においても，行動変容を実践し，仲間からフィードバックを得られる場という意味で，大変有用である。グループという場は，傷ついたアタッチメントを自然な形で回復しうる「実験室」として機能する。この実験室のなかで治療的再養育法が実施され，当事者の不適応的なスキーマとモードが変化していく。当事者はグループにおいて仲間とともにさまざまな練習を行い，それらの練習を通じて，モードに対応する方法を学び，他者との間に境界を作ることを知り，相手が応じやすいように自らの要求を伝える方法を身につける。これらの練習は，個人療法で一人のセラピストと行うよりも，グループで仲間と一緒に行うほうが，当事者にとってはやりやすいようである。というのも多くの当事者は，仲間と一緒のほうが，これらの練習の価値を高く見積

もるからである。

　我々が提唱する心理療法は，BPD当事者に対して情動発達を促し，彼／彼女らが健康的な大人の発達段階に到達するための広範なアプローチからなる。この療法では，幼少期や思春期に中核的欲求が満たされなかったことに起因する不適応的なスキーマモードの修正に焦点を当てる。スキーマ療法にはいくつかの異なる様相があり，それらの様相は個々に，BPDにおけるそれぞれの発達段階をターゲットにしている。たとえば，人生のごく早期の環境に恵まれなかった当事者は，セラピスト個人による治療的再養育法によって，乳幼児期のアタッチメントに対する欲求が満たされる必要がある。それによって当事者は，実際の乳幼児期には得られなかった安心感，承認，心地よさ，喜びといった感情体験を得ることができる。健全な発達過程における乳幼児期の次の段階，すなわち児童期や思春期には，分離個体化を通じてアイデンティティを確立していくことが重要である。そしてさらに大人になると，健全な自律性と平等な対人関係がより重要となってくる。そうなるとスキーマ療法においても，個人のセラピストが「親」になる治療的再養育法を超えて，「きょうだい」となった仲間同士のグループにおいて体験的な学習を積むことのほうが必要とされるようになる。

　BPD当事者は，まず自らの内なる「乳幼児」の問題に取り組む必要があるので，治療において重要なのは，セラピスト個人としっかりとしたアタッチメント関係を形成することである。次に「児童期」「思春期」の問題に取り組むにあたっては，安心できる「家族」を体験し，さらに成長して今度は「仲間」を体験して，最終的には成熟した大人同士のグループを体験することになる。このようにスキーマ療法をグループで実施すると，最初はセラピスト個人が治療的再養育法を提供し，その後は当事者を含むグループそれ自体が「家族」として機能し，最後にグループメンバー同士が「仲間」になるというように，幅広く多様な関わり合いを通じて，当事者は発達し，回復することができる。

事例

　テリーという当事者のグループ体験は，回復のためのグループならではの効果が示されている。テリーが参加したのは入院患者を対象としたスキーマ療法のグループだった。彼女は最初，フードで自分の顔を覆い隠してグループに現れ，自分のことを「悪魔」と呼んでいた。しばらくグループに参加しつづけた後，テリーは「自分を『悪魔と言うほどではない』と思うことにする」と言い出した。というのも，グループの仲間は誰一人として彼女のことを，「不快な人だ」とか「価値のない人だ」とは言わなかったからである。

　テリーは地域から孤立した，田舎の大きな農場で育った。父親は彼女を虐待した。そしてその父親は，テリーにとって生物学的な祖父でもあった。テリーの母親は実の父親からレイプされており，その結果生まれたのがテリーである。母親はテリーを見るたびにこの事実を思い出すのか，テリーに対する母親の態度は冷たく混乱したものだった。結局この件によってテリーの父親／祖父は，刑務所に入れられたが，出所後も，テリーを見るとこの事実を思い出すのか，テリーに対する父親／祖父の態度も，母親と同様に，冷淡で混乱したものだった。テリーは，母親と父親／祖父の，自分に対する冷たく混乱した態度を，自らのアイデンティティとして内在化した。そして愛情に欠けた彼らの態度や自分に対する虐待は，「自分がろくでなしの悪魔だからだ」と思うようになった。

　テリーはこの治療グループに参加して初めて，「仲間同士で受け入れ合う」という経験をした。というのも，テリーが育った小さな町では，彼女の家庭の複雑な事情が知れ渡っており，そのせいで彼女は学校でからかわれ，いじめられ，拒絶されつづけてきたのである。テリーはそれまで数名のセラピストの個人療法を受けた経験があったが，それよりも7名の仲間とのグループのほうが，はるかに「受容された」という感覚を彼女にもたらしてくれた。グループに参加したことで，テリーは自分が何かに所属し，「皆のなかの一人」であるということを

> 初めて感じることができたのである。
> このグループ体験が，テリーの回復の突破口となった。退院して外来での治療を続けた後，彼女は大学に通い，ソーシャルワークを学んだ。現在彼女はメンタルヘルスの現場で働いている。

結論として，GSTの大きな治療効果は，スキーマ療法それ自体の効果に加えて，グループという様式が，スキーマ療法の効果を媒介し増大させていることによって説明されうる。GSTには2つの側面がある。1つはセラピストによる治療的再養育法であり，もう1つはグループメンバーが「きょうだい」として機能し，そのなかで社会的経験を積めるというものである。GSTはこの2つの「いいとこ取り」をしているのである。グループという様式は，より家族形式に近く，当事者はそのなかで修正感情体験を得ることができる。当事者はグループにおいて「家族というもの」を安全な形で体験し，健全な発達過程を通過するなかで，さまざまな感情を抱くことになる。それらの体験や感情は，当事者がこれまで抱いてきた自己や他者に対する感情を変容する契機となる。グループ様式は，BPDの主たる不適応的スキーマに回復をもたらす治療的要因となる。GSTでは，スキーマ療法の3つの技法，すなわち体験的技法，認知的技法，行動的技法（行動パターンの変容）を実施する際に，さらに「機会を捉えたワーク」を加えることができる。

BPDのグループ療法で何か問題が起きる場合，当事者が見捨てられや拒絶に対して敏感であること，そして当事者が他のメンバーからのフィードバックを自らのスキーマに沿って歪曲して受けとめやすいことが関係している。個人療法に比べて多くの人間が関与するグループ療法では，仲間がいることの効果が即座に現れやすいのと同時に，「きょうだい」となったメンバー同士がライバル争いをすることになったり，それぞれのスキーマが化学反応するかのように相互作用したりすることも増えるだろう。各メンバーがグループの同一の状況に対して体験することは多種多様である。セラピストは，各メンバーのこれまでの対人関係，特に不信や虐待に関わ

る事象に応じて，グループにおいて実施するエクササイズを選択することもできる。その一例として，グループが絆を形成する段階（bonding phase）にある場合，メンバーによって不安が増す人もいれば減る人もいる，ということが挙げられる。幼少期に虐待を受けたことのある当事者は，「証人（witness）」としての仲間がいてくれるグループのほうが，安心感を抱きやすいかもしれない。一方，兄弟姉妹や友だちにいじめられたことのある当事者は，グループをよりネガティブなものとしてとらえやすいかもしれない。いずれにせよ，セラピストがそこで生じる十人十色のモードをきちんと認識できさえすれば，ワークを行うことは可能である。このようなときこそ，グループ療法のセラピストの腕が試されるといってもよいだろう。

　グループには実にさまざまなことが必要とされる。それはたとえば，安定性，一貫性，柔軟性，創造性，課題に応じた声の調整（時には大きな声，時にはやわらかな声），公平であること，スキーマから自由でいられること，適度なサポートや介入といったことである。GSTのセラピストは，個人療法のセラピストに比べ，より多くの課題を負うことになるが，それは我々がBPDのために開発したGSTの「セラピスト－副セラピストモデル」を通じて実践可能となる。これらの課題が首尾よく実践されることを通じて，BPD当事者は，さまざまな感情体験を得る機会が与えられる。GSTは，セラピストにとっても刺激的かつダイナミックな体験になるだろう。というのも，セラピスト自身もGSTを通じて自らのスキーマとモードについて学ぶことができるからである。GSTに「退屈」という言葉はないのである。

第**4**章

セラピストの役割
治療的再養育法を家族にまで拡大する

Joan M. Farrell and Ida A. Shaw

　グループスキーマ療法（GST）のセラピストは，個人のスキーマ療法にはない，2つの機会が与えられる。それは，グループをうまく使って臨機応変にワークを展開することと，グループならではのさまざまな課題を柔軟に乗り越えていくことである。境界性パーソナリティ障害（BPD）当事者を対象とするGSTに効果をもたらすには，GSTならではの枠組みをつくり，維持する必要がある。本章では，そのような枠組みを構築するうえで不可欠となるGSTのセラピストのふるまいについて詳述する。ちなみに，ここでのセラピストのふるまいとは，治療的再養育法というスキーマ療法特有の関係性をグループにおいて実現し，健全な作業グループとしての「家族」を形成するために必要な行動のことである。それはまた，GSTモデルによる幅広い治療を進めていくうえで，パートナーであるもう1人のセラピストと共同作業をしていくために必要な行動でもある。GSTのセラピストは，グループにおける治療的要因を促進し，グループのもつ潜在的な可能性を開花させることに力を注がなければならない。本章ではまた，BPDのグループにおいて生じやすい諸問題と，それらの問題に対する対処法について示したい。なおGSTのセラピストにとって有用な「コツ」については，「参考資料4」（当事者向けワークブック）にその概要を紹介した。

4-1　グループにおけるセラピストのあり方

　BPDのグループ療法において，セラピストは，グループにおける当事者それぞれに対して，力強く，一貫性があり，肯定的で，サポーティブな存在としてふるまう必要がある。また同時に，グループそれ自体を再養育する強さをもつ必要がある。といってもこれはなかなか難しいことである。我々は，ごく初期段階に実施した，後に「地獄からのグループ」という愛称をつけるに至ったグループにおいて，その難しさを実感した。それは1987年のことで，当時我々は，弁証法的行動療法（DBT）のようなBPDに対する新たなアプローチがまだ発表されていないなかで，BPDに対するGSTのモデルを開発中だった。専門家たちは，BPD当事者に対するグループ療法の効果について懐疑的だった（たとえば，Stone, Hurt, & Stone, 1987）。グループ療法のなかにBPD当事者が参加することも想定されていなかったし，ましてやBPDに対するグループ療法が試みられることはまずなかった。我々自身，BPDに対するアプローチ，すなわち人生の初期段階における情動経験の不足をカバーしたり，不適応的なスキーマを乗り越えたりするためのアプローチを，グループ形式においてどのように実践したらよいか，そのやり方がまったくわかっていなかった。

　我々がBPDに対するグループ療法を手探りで実践していることを，当事者たちは見逃さなかった。我々が体験的な技法を試みようとするたびに，彼／彼女らはそれに抵抗し，抗議をしてきた。我々はそれらの体験的技法が当事者にとって役に立つという見通しをもっていたが，当時，その見通しを支持する根拠が何もなかった。あるとき我々が感情への気づきを高めるワークをしようとすると，当事者たちは，「こんなことをしたら，余計に気分が悪くなる」と訴えてきたことがあった。我々が，気づきを通じて感情が和らぐことについて説明すると，当事者たちは「いったい何のために，私たちにそんなことをさせたいの？」と聞いてきた。我々は当時，当事者の「感情的苦痛」の強度は，「喜び」や「愛」といった感情の強度に

比例するということを，まだよくわかっていなかった。また当時は，BPDに対する治療の予後の悪さを示した論文ばかりが刊行されていたため，治療に対する希望を当事者に示すことが極めて難しかった。その後我々はGSTモデルを開発し，治療効果測定を行って我々のモデルが高い効果をもたらしうることを実証することができた。我々は，BPD当事者が強くて自信に満ちた「親」を必要としていることに気づき，そのような存在をグループに置くことにした。おかげで「地獄からのグループ」が二度と繰り返されることはなかった。

このように我々は，グループを始めた当初の当事者たちから多くを学び，最終的には最初のグループの当事者たちも回復することができた。治療が進むと当事者のなかに「ヘルシーアダルトモード」が育ち，彼／彼女らは自らを有能であると感じられるようになり，治療の外での実生活でその有能さを発揮したくなってくる。そうなると治療は自律性を確立する段階へと進み，「親」である我々セラピストは，グループから身を引くことが必要になる。GSTの経験を積むことを通じて，我々は「身を引く」タイミングについても理解できるようになっていった。

4-2 個人スキーマ療法およびグループスキーマ療法における治療的再養育法

治療的再養育法はスキーマ療法の真髄であり，BPD当事者に対する治療ではとりわけ重要である。このアプローチにはセラピストの幅広い能力が求められる。たとえば，当事者を慰めたり受け入れたりすることから，当事者に対する共感的直面化までがそこに含まれる。数多くの当事者およびセラピストが，治療的再養育法はモードモデルとともにスキーマ療法の最も強力な技法のひとつであると，口をそろえて報告している。Young et al.（2003）によると，治療的再養育法は，幼少期に満たされなかった当事者の中核的欲求を，治療の場で，治療という制約のなかで満たしていく技

法である。セラピストが当事者の中核的欲求を満たそうとするこのようなアプローチは，認知行動療法（CBT）や力動的な心理療法といった多くのアプローチとは非常に対照的である。CBTや力動的な心理療法，そしてその他のアプローチ（たとえばDBT）は，当事者が自らの欲求を満たせるようになることを，早くから追求しすぎるきらいがある。一方スキーマ療法では，治療初期のBPD当事者は，ヘルシーアダルトモードが弱っている状態であると仮定する。したがってBPD当事者とのセッションでは，治療初期にはセラピストが直接的に当事者の欲求を満たし，今まで手に入らなかったポジティブな体験を与える。そのようにして，幼少期に中核的感情欲求が満たされなかったことによる情動経験の不足を，セラピストが効果的に埋めていくのである。中核的感情欲求を満たすようなセラピストのふるまいやセラピストとの相互作用によって，当事者のヘルシーアダルトモードは形成されていく。グループの場合，当事者の感情欲求は，セラピストのみならずグループによっても満たされる。当事者はグループのなかで，「家族」の一員となり，他のメンバーと「きょうだい」として交流する。そのような交流を通じて，情動経験を積み，社会的なスキルを身につける。

　スキーマ療法のセラピストのふるまいは，「よい親なら当然そうするであろうことを行う」とまとめることができる。BPD当事者は治療の初期段階においては，チャイルドモードでいることが多く，一方，ヘルシーアダルトモードはほとんど形成されていない。したがって治療初期に必要な「よい親」は当事者にとって「強い親」「頼もしい親」である。治療が進み，当事者にヘルシーアダルトモードが形成されると，セラピストの役割は「頼もしい親」から「思春期の子をもつ親」へと変わる。そして最終的には「成人期の子をもつ親」に落ち着く。この最終段階でもなお，当事者にとってセラピストとのつながりを維持することは必要である。しかし同時に，当事者は自分自身に対して，そして当事者同士において，親のような，すなわちどこか養育（parenting）に似たふるまいができるようになっている。

　GSTではつねに，グループメンバーの発達段階や併存障害，精神的健

康のレベルに合わせて，グループで使う言葉や，その言葉の難易度，そしてグループで用いるスキーマ療法の技法について，それらを調整して用いる必要がある（例：BPD当事者にとっては役に立つ用語や技法が，自己愛性パーソナリティ障害の当事者には受け入れられない可能性がある）。BPDのグループにおいて当事者が「脆弱なチャイルドモード」にあるとき，我々セラピストは，あたかも親がおびえる子どもをあやすように，メンバーたちに優しく接する。それに対して，当事者が「不適応的コーピングモード」を示した場合，我々はあたかも「鬼軍曹」のように，毅然とした態度をメンバーに示す場合もある（その際，「不適応的コーピングモード」の背景にある当事者の感情や欲求に共感していることを，彼／彼女らに伝えることが不可欠である）。

4-3 BPDグループを養育するには何名のセラピストが必要か

　スキーマ療法において不可欠なのは，安定したアタッチメントを形成することである。したがってGSTにおいても，その初期段階でのセラピストの重要な課題は，メンバーとの信頼関係を構築することである。しかしグループのセラピストにとって，治療モデルにしたがって変化のためのワークを行いつつ，8名あるいはそれ以上のメンバー全員と，このような信頼関係を築くのはかなり難しい。というのも，個人スキーマ療法では1名の子ども（当事者）を再養育すればすむのに対し，GSTでは，おおぜいの子どもを再養育しなければならないからである。そこで我々は，BPDのグループには2名のセラピストを置くことにした。セラピストの人数も含めて，GSTが必要とすることは，グループメンバーの発達段階に応じて変化していく。我々が対象とするBPD当事者は，早期の情動経験の欠如（例：安定したアタッチメントがもてていない，自らの感情に気づくことができない）によって，未だに幼少期の発達段階にあると考えられる。親がたった一人で，ほかの大人の助けを借りずに8人の小さな子どもたち

の世話をするのは，大変に難しい。同様に，一人のセラピストが，さまざまなチャイルドモードにいる8人のBPD当事者に対応するのは，きわめて困難である。

セラピストと副セラピストがチームを組む

　GSTにおいて，セラピストと副セラピストがチームを組み，それが機能することは，グループにもセラピストたちにとっても大きな利益をもたらす。ちなみに「副セラピスト」という言葉は，同じ力量とスキルをもつ2人のセラピストのどちらか一方を指すものとして用いている。2人のセラピストがいることで，セラピストチームは，個々のメンバーのその時々の状態に気づきつつ，グループ全体の動きについても注意を向けることができる。理想を言えば，スキーマ療法の対象を個人からグループへと拡大することで，個人療法の利点を保ったまま，グループのもつ潜在的な力を活用したいと我々は考えている。我々が目指すのは，グループにおいてある特定のメンバーに対してワークを行う際，そのときの課題が他のメンバーに直接関係していなくても，それをグループに広げ，グループ全員でそのワークを分かち合うということである。もしこのようにしなければ，グループといえども，単に皆が見ているなかで個人療法を行うだけということになってしまうし，個人療法としてはむしろワークの効果が薄まってしまうだろう。またその場合，スキーマ療法の介入を媒介し，効果を増幅してくれるというグループ特有の機能を活用する機会が失われてしまう。

　熟練したスキーマ療法のセラピストは，オーケストラのベテラン指揮者のようなものかもしれない。そのようなセラピストは，メンバーそれぞれの声をただそのまま集めるのではなく，彼／彼女らの声を創造的にまとめあげることができる。その際セラピストにとって必要なのは，「調和を乱す」メンバーに敏感に気づくということである。特にグループが葛藤状態にある場合，グループがさらに混乱し，問題が深刻化して手に負えなくなる前に，セラピストはすばやくグループに対応し，グループ全体の方向転換を図ったり，葛藤をもたらした当事者に対してある種の制約を設けたりしな

ければならない。我々の「セラピスト－副セラピスト」モデルは，一般的なCBTのグループに比べ，GSTを「本格的なグループ療法」に昇格させることを可能にする（Bieling, McCabe, & Antony, 2009）。GSTのセラピストは，受身的な力動的アプローチのセラピストとは異なり，積極的にグループやメンバーと関わり，場合によってはメンバーに指示をしたりすることもある。セラピストのこういった関与により，BPD当事者は，単独では耐えられないような激しい葛藤や情動に対し，グループのなかで耐えられるようになっていく。

　感情レベルのワークを行う際，それがどんなに短時間のものであれ，BPD当事者自身がそれを「意味がある」と感じられるように行わない限り，彼／彼女らは，そのワークをやり抜くことができないだろう。感情的な気づきやアタッチメントに関わる発達段階が初期レベルに留まっており，彼／彼女らの「脆弱なチャイルドモード」が非常に幼い当事者の場合，セッション中にセラピストとのつながりを感じることができないと即座に，喪失感や恐怖心，あるいは見捨てられた感じを抱いてしまう。このような当事者に対してGSTのワークを行う際には，誰かが当事者とのつながりを積極的に維持する必要がある。だからこそGSTには2名のセラピストが必要となる。特に，当事者の「脆弱なチャイルドモード」が非常に幼い場合，アイコンタクトや非言語的な関わりが非常に重要になる。また，セラピストがグループのなかで個別のメンバー（1人またはそれ以上）に言語的に関わっている場合，それに直接関与していない他のグループメンバーと非言語的な関わりを絶やさないことは，GSTにおける重要な戦略である。グループ療法のセラピストは，グループのもつ治療的潜在力を最大限に活かすために，グループの観察者でいるだけでは十分ではない。観察者を超えた何らかの「役割」（例：怒りのエクササイズでは当事者の励まし役となること）を果たすことが必要となる。

　GSTにおいて，一方のセラピストが一人の当事者に対して個別に関わっている場合，もう一方のセラピストは，相方のセラピストの個別対応に対しては最小限の注意を向けるだけに留め，残りのメンバー全員に気を配る

ことが重要である。というのも、セラピストの注意は、もう一方のセラピストの行為に自然と向きやすいという傾向を有するからである。我々はグループ療法のセラピストを訓練するためのロールプレイで、さんざんそのような現象を目撃してきた。ところがこれでは個人にスキーマ療法を行うのと同じことになってしまう。我々セラピストのほとんどは、まずは個人療法のセラピストとして訓練を受けるので、メンバー全員に気を配ることが重要だと頭ではわかっていても、つい直接関わっている当事者に注意が向いてしまいがちである。しかしグループ療法においては、グループ全体に注意を向け、メンバー全員と関わりをもつことが非常に重要なのである。

　グループ療法のセラピストはこのような視点に沿って自らを訓練し直さなければならない。訓練によって、セラピストは「個人」と「グループ」にかわるがわる注意を向けることが可能になる。またその際、もう１人のセラピストの協力が必要である。その際あってはならないのは、２人のセラピストが同時に１人の当事者に注意を向けるという事態である。片方のセラピストがあるメンバーに関わり何らかのワークを行っている場合、もう１人のセラピストがするべきことは、残りのメンバーの感情やモードに注意を向け、彼／彼女らを、そのワークに関与させる機会を探ることである。たとえば、グループのなかで当事者の一人が空虚感について語っているとする。その場合副セラピストは、グループ全体に向けて、「ほかの皆さんも同じように感じることがありますか？」「その背景にはどのような欲求があるのでしょう？」「空虚感を感じたとき、どんなことが自分の助けになりますか？」といった問いを発することができる。副セラピストはまた、グループ全体を見守りながら、ワークを行っている当事者を注意深く観察し、その当事者のなかに起きていることに気づくことも必要である。そして残りのメンバーをワークに関与させることが当事者を混乱させると判断した場合は、しかるべきタイミングが来るまで、他のメンバーの発言をあえて引き出さないことが重要である。

　グループを主導していない側のセラピストは、もう１人のセラピスト（目下のところグループを主導しているセラピスト）の動きをサポートす

るのがその役目である。主導している側のセラピストが立ち往生したり助けを求めたりしない限りは，割り込んだり，グループを別の方向に導こうとしたりしてはならない。そのためにも2人のセラピストは，助けが必要なときの合図を予め決めておくとよい。セラピスト同士で助けを求める理由にはたとえば以下のことがある。片方のセラピスト自身のスキーマが活性化され，グループの運営が難しくなった場合。片方のセラピストが，1人の当事者の「脆弱なチャイルドモード」に巻き込まれすぎてしまった場合。両方のセラピストが共に，どうしたらよいのかわからなくなってしまった場合。助けを求める合図としては，互いにはっきりと認識でき，かつ両方のセラピストが普段あまり使わない非言語的行動（ジェスチャー）が望ましい。我々は長い間，セラピストチームとして一緒に活動してきているが，このような助けを求める合図を必要とすることはさほど多くはなかった。だが，眉を吊り上げる，目を大きく見開く，といった一連の合図はつねに用意している。セラピスト同士の関わりを向上させるための体験的なエクササイズについては，「参考資料6」（Perris, 2009）に紹介されている。

　グループを主導していない側のセラピストが，グループの動きをあえて止めるということは珍しいことではない。たとえば，一人の当事者に対して何らかのワークが行われているとする。残りのグループメンバーにとって，なぜその当事者がそのようなワークを行っているのか，そしてそのワークにおいて一体何が起きているのかということについて，あまりにも情報が少ないと，彼／彼女らは，そのワークから自分自身が切り離されているように感じたり，一体自分が何をしているのかがわからなくなってしまったりするかもしれない。このような体験は，グループに所属しているという感覚を当事者から奪ってしまうだろう。あるいは当事者は，「脆弱なチャイルドモード」に入ったことによる見捨てられ不安を感じたり，「遮断・防衛モード」といったコーピングモードに入ったりすることもあるだろう。グループメンバーの多くがこのような状態に陥ってしまったら，それまでの動きをいったん止めて，グループのまとまりを取り戻す必要がある。このように仕切り直しをすること自体が，当事者のスキーマを修復すること

にもつながる。

　介入が必要なもうひとつの場面としては，一人の当事者に対して何らかのワークが行われているときに，それを見ている他のメンバーがそのワークに巻き込まれすぎた結果，緊張や興奮が過度に高まり，その場にいることができなくなってしまう，ということがある。その場合，ワークを担当していない側のセラピストが，各メンバーのモードを簡単に確認した後，メンバー全員で深呼吸をすることを提案するのが役に立つかもしれない。また，一人の当事者に対するワークがあまりにも長引くと，残りのメンバーは退屈に感じたり，自分たちは無視されていると思ったりする場合もある。彼／彼女らを，そのワークに引き込むきっかけがなさそうなときは，一度ワークを中断し，グループメンバー全員のまとまりを取り戻す必要があるだろう。

　グループの動きを中断させるもうひとつのタイミングは，残りのメンバーが見過ごせない反応を起こしていることにセラピストが気づいた場合である。特にグループにおいて何らかの爆発の兆しを認めた場合は，セラピストは素早く介入し，グループの流れを変えなければならない。爆発は通常，グループワークの役に立たない。メンバーの欲求が満たされないことが続くと，それが溜まって爆発に至ることがあるが，セラピストがグループに対して積極的に注意を向けることで，その兆候に気づくことができるようになる。先日，我々の訓練グループでこんなことがあった。訓練中のセラピストがロールプレイでグループワークを行ったのだが，セラピスト役の2人は，当事者役の人たちの爆発につながりうるコミュニケーションを完全に見逃してしまった。その結果，爆発が起こり，グループ全体が大混乱状態に陥ってしまったのである。

例
　我々はあるとき，「懲罰的ペアレントモード」に対する体験的ワークを行っていた。グループメンバーの半数は，自分たちで作った「懲罰的ペアレントモード」の人形を叩きのめすことを望んでいた。残

りの半数は「脆弱なチャイルドモード」に入ってしまい,「懲罰的ペアレントモード」を非常に怖がっていた。グループのオブザーバーを務めていた筆者の耳に入ったのは,ある当事者(グループのなかで最も苦しそうで,かつ最も混乱した様子を示していた当事者)の,「(懲罰的ペアレントではなく)"よい親"の人形を作って,私たちを守ってくれるといいのに」という声だった。2人のセラピストは,この発言に気づいていないようだった。そしてペアレントモードを攻撃したがっているメンバーの意向に沿って,グループワークは進められていった。しかしそうなると,「脆弱なチャイルドモード」にいるメンバーたちが怖がってしまい,彼／彼女らは耳をふさぎ,身体を揺らし,うめき声を上げ,しまいには悲鳴を上げ,グループは大混乱に陥ってしまった。結局「懲罰的チャイルドモード」に対するワークは,ここで完全にストップしてしまった。

ここまで来ると2人のセラピストも「脆弱なチャイルドモード」にいる当事者たちに対応せざるをえない。セラピストが彼／彼女らを落ち着かせようとすると,今度は「懲罰的ペアレントモード」に対して怒りを感じている当事者たちが,チャイルドモードになって怯えている当事者たちに向かって,「赤ちゃんみたい」「注目されたいの？」などと批判しはじめた。結局セッションの残りの時間は,メンバー全員の落ち着きを取り戻すために使わざるをえなかった。

その後の筆者とセラピストたちによる話し合いにおいて,このセッションの反省点として挙げられたのは,一方のセラピストが「懲罰的ペアレントモード」に対するワークを行っている間,もう一方のセラピストが「脆弱なチャイルドモード」にある当事者たちにもう少し注意を向け,「"よい親"の人形を作って,私たちを守ってくれるといいのに」との発言に気づき,対応すればよかったということだった。2人のセラピストも「それだったらできそうだ」と述べていた。

この2人はまだ訓練中の,ベテランではないセラピストであり,このようなレベルにあるセラピストは,目の前の当事者が非常に怯えた

> り怒りを露わにしたりすると、どうしたらよいかわからなくなってしまう。そして当事者が発するシグナルに気づきにくくなってしまう。このようなセラピストに対し、我々はこのようにアドバイスする。「我々がどうしたらよいのかは、すべてグループが教えてくれます。グループが私たちの道しるべになってくれるのです。私たちセラピストがするべきことは、当事者の声を聴きつづけることです」。

　この例からわかるのは、グループメンバーの「声」を早めに聞くことの重要性である。それがうまくいかないと、メンバーの「声」が破壊的なまでに大きくなってしまい（「どなり声」）、そこまで行ってしまうと「どなり声」に対処することは難しく、それを生産的に扱うこともできなくなってしまうからである。グループに問題解決を委ねてしまう、というのもひとつの手である。ただし、グループが解決策を何ひとつ考え出せない場合もあり、その場合はセラピストが再度その問題を引き受ける必要がある。そもそもグループメンバー全員が同じ欲求をもつことはさほど多くない。したがってうまくいくグループというのは、Aという欲求をもつメンバーたちはAを満たす行動を取り、Bという別の欲求をもつメンバーたちはBを満たす行動を取る、ということになる。当事者はグループを通じて、自らの欲求が重要で理に適ったものとして他者に受け容れられる体験をする。彼／彼女らは、幼少期から自分自身の欲求を犠牲にしてきたが、もうそうする必要はないのだ、ということに気づいていく。セラピストが2人いて、1人のセラピストがつねにグループ全体に注意を向けていると、メンバーの「声」を、まだそれが小さなうちにとらえることができるようである。

　沈黙が生じたときも、セラピストはそれをあまり長時間放置しないほうがよい。我々がGSTの訓練生によく言うのは、始まったばかりのBPDのグループの場合、長すぎる沈黙の後に発せられる当事者の言葉は、セラピストが期待する類のものでは決してないということである。というのも、そのような沈黙後の発言は、当事者のコーピングモードによるもの、特に「怒れるコーピングモード」によるものが多く、初期段階でそれが爆発し

てしまうと，グループはそれを持ちこたえることができなくなってしまう。セラピストが2人いるという方式は，BPDグループにおける当事者のさまざまな欲求に応えるためには有利である。なかには当初，さまざまな欲求を示す当事者もおり，1人のセラピストだけでは，セラピスト側がそれに圧倒されたり，燃え尽きてしまったりすることもある。

　異なるスタイルや気質をもつ2人のセラピストがいることによって，グループメンバーは，「他者とつながっている」という感覚をもちやすくなるだろう。セラピストが2人いれば，体験的ワークにおいても異なる役割をそれぞれ演じることができる。たとえば一方のセラピストが当事者の行動に制約を設けようとする間に，もう一方のセラピストが当事者の感情に寄り添うことができる。当事者のひとりが「怒れるチャイルドモード」に入り，自らの怒りを発散させる必要が生じたときに，それが他の当事者たちの怯えを引き起こし，彼／彼女らが「脆弱なチャイルドモード」に入ってしまいそうになった場合，一方のセラピストが「怒れるチャイルドモード」の当事者と一時的にグループから抜け，もう一方のセラピストがグループに残る，といったこともできるだろう。

　GSTでは，個人を対象とするスキーマ療法に比べ，セラピスト自身のスキーマがより頻繁に活性化され，スキーマに関連する強烈な反応が惹起されやすい傾向がある。そのような場合も，パートナーとなるもう1人のセラピストが存在し，セッション中やセッション後のピアスーパービジョンで見守ったりサポートしたりしてもらえると，それが大きな支えになるだろう。

　とはいえ，時には1人のセラピストだけでBPDのグループを運営せざるをえないことも，現実的にはありうる。我々は，BPDのグループ療法をまったくやらないよりは，たとえ1人のセラピストであってもやったほうがよいと考えている。1人のセラピストでグループを運営する場合，2人のセラピストによるグループに比べ，さらなる構造化を必要とする。2人目のセラピストの代わりに，グループを取り巻く環境を安定させ，当事者に安心感をもたらすような構造化をする必要がある。ひとつの提案とし

ては，1人のセラピストによるグループが複数ある場合，それらを合体させて1つのグループにして，セラピストを2人体制にすることである。

　我々はかつて，入院中の当事者のグループにおいて，セラピストが1人抜けてしまったことにより，このような問題に直面したことがあった。ちょうどその頃我々は，入院中のBPD当事者に対するGSTの効果に関する予備データを取っており，ちょうどよい機会なので，2人のセラピストによるグループ（N=42）と，1人のセラピストによるグループ（N=36）を，BPDの症状やその他の精神症状の重症度について比較検討することにした。その結果，両グループともに症状や重症度の減少が有意に認められたが，1人のセラピストのグループの効果サイズは，2人のセラピストのグループに比べて有意に低かった。1人のセラピストのグループの効果サイズそのものは，他のBPDに対するアプローチの効果サイズと同等か，もしくは優れていたのだが，2人のセラピストの効果サイズの大きさには及ばなかったのである。この研究結果は，Reissらによって公表されている（Reiss, Lieb, Arntz, Shaw, & Farrell, 印刷中）。この研究によって，セラピストの人数がグループ療法の結果に影響を及ぼすであろうことが示された。本研究における2つのグループ（1人のセラピストのグループ，2人のセラピストのグループ）間の唯一の違いは，セラピストの人数だけであった。両グループは同一の病院の同一の病棟において行われ，グループメンバーの条件も同一であり，4人のセラピストのうち3名が両グループに振り分けられる，という条件だった。

　グループに参加する当事者たちに，「ヘルシーアダルトモード」がそれなりに形成されており，彼／彼女らの傷つきがさほど深刻でなく，発達段階がある程度進んでいる場合には，1人のセラピストでグループを行うことができるかもしれない。ただしこの仮説を裏づけるような研究はまだない。機能レベルの高い当事者によるグループでは，ピア（仲間）の動きがより活発であり，葛藤を持ちこたえながら，その葛藤をピアの力で解決することができる。そのようなグループでは，アタッチメントより，アイデンティティや自律性に焦点を当てたワークを行うことが多い。

4-4　グループでの対人関係を促進させるためにセラピストはどう振る舞うか

　中核的欲求を満たし，モードを変化させる，というスキーマ療法の最終目標を達成するために，GSTのセラピストのふるまいは，グループの治療的要因を促進させるようなものである必要がある。そのようなグループの治療的要因のなかには，モードの変化を直接的に引き起こすものもあれば（例：「家族というもの」を体験する，代理学習，対人関係を学習する），より間接的なものもある（例：グループの凝集性）。グループにおける対人関係は，後者の治療的要因（間接的要因）を促進させるために非常に重要である。

　個人スキーマ療法においてセラピストがまず目指すのは，当事者との間に，活発で，支持的で，誠実な関わりをもつことである。GSTでも同様に，セラピストたちはそれぞれの当事者とすべてのセッションを通じて，絆を作り，維持することが重要である。一人ひとりの当事者との絆ができて初めて，セラピストはグループそのものの絆を作ろうとすることができる。グループではさらに，メンバー同士の関係性や絆をつくり，深めることも必要である。グループでは，一方のセラピストがメンバー同士の絆を深める動きをしつつ，もう一方のセラピストがグループ全体の関わりを高めるような動きをするとよいだろう。

　第3章でも述べたが，当事者にとって現実的かつわかりやすいのは，グループ全体を「家族」としてとらえることである。（当事者が個別にセラピストとの絆を形成することについては第10章で論じる）。当事者はグループにおいて，まずは2人のセラピストと個人的な絆を持つ。その後，グループ内の他のメンバーたちと関わりをもち，メンバーたちとの絆を深める。このようにして当事者は，自分が他者と関わり，何かに所属しているという実感を得ることになる。こういった健全なアタッチメントを通じて，BPD当事者の「脆弱なチャイルドモード」は修復されていく。セラピストにとって必要なのは，個人からグループ，グループから個人とい

うように，個人とグループの両方に注意をシフトさせつづけることである。個人とグループにバランスよく注意を向けながら，個人を対象とするワークとグループを対象とするワークを統合することが重要である。

強力な関係を形成することが重要

　BPD 当事者とのグループにおいて，セラピストが最初に直面する課題は，当事者のもつ「不信／虐待スキーマ」である。これは，BPD 当事者との個人スキーマ療法を行っているセラピストにとっては馴染みのあるスキーマだろう。GST において，グループの初期段階では特に，当事者の不信感が増幅し，そのエネルギーにセラピストは圧倒されてしまうかもしれない。したがってグループ初期には，セラピストは個人およびグループと積極的に関わり，関係をつくっていくとともに，セラピストと副セラピスト同士の強い絆を当事者に示し，それをモデルにしてもらうことが必要である。そうすることでグループの関係性が強化され，当事者たちも自分たちの関わりが強固であることを感じ取れるようになるだろう。セラピストは当事者たちの「親」となり，彼／彼女らが，ありのままでいることを受容し，その価値を認める。彼／彼女らに関心をもち，欲求を受け入れ，当事者同士が「きょうだい」として関わり合えるよう手助けをする。我々は毎回のセッションで，「あなたたちと会えてうれしい」「あなたがたはグループにおいて大切な存在だ」「もしあなたがたがグループにいなくなったら大変寂しい」というメッセージを明確に伝えるようにしている。

　このような強力な関係性が，当事者の脱落率を最小限に留め，積極的なグループへの参加を促進する。我々のグループの約束事として，「セッションに欠席する場合は，必ず連絡すること」というのがある。また何らかの事情でグループを辞めざるをえない場合は，必ずそのことを事前に伝えてほしいとメンバーに約束してもらっている。当事者が何の連絡もなくグループに来なくなってしまったら，我々から連絡を取り，事情を聞きたいので一度は来談してほしいと依頼する。当事者がグループを辞めたいと伝えてきた場合も，我々はグループセッションの後に，個別面談の時間を取

り,「あなたがいなくなるのは寂しい」と伝え,当事者の置かれている状況がグループに参加できなくなるぐらい危機的であるかどうかを確認する。このように当事者と積極的に関わりつづけることによって,当事者は孤立せず,心身ともにグループに存在しつづけることができる。

　グループ療法は個人療法に比べ,より「家族というもの」に近く,グループに参加する当事者は,自らの幼少期や思春期の体験を引き出されやすくなる。したがってグループにおいては,当事者のスキーマはより活性化されやすく,同時にスキーマを修復する機会もより多い。たとえば,グループに参加することが引き金となって,「見捨てられスキーマ」が強く活性化され,その結果「遮断・防衛モード」といったコーピングモードが発動する,というBPD当事者は少なくない。彼／彼女は,グループでのその時の話題がたまたま自分と直接関係がない,ということだけで,「見捨てられた」と強烈に感じ,その結果「遮断・防衛モード」を発動させて,意識の上でその場から自分を引き離したり,実際に部屋から出ていってしまったりする。我々がGSTのモデルを構築するにあたって留意したのは,BPD当事者が含まれるグループの場合,BPD当事者が,他の参加者にとっては一見何でもないように思える出来事が大きな引き金となって,グループを台無しにしてしまうことがある,ということである。その後,当事者と話し合ってわかったのは,彼／彼女らは,そのような出来事において「見捨てられた」「誰ともつながっていない」と強く感じ,それによる苦痛に対処するために,そのような行動を取ってしまうということだった。このような経験を通じて,我々は,すべてのBPD当事者が心身ともにグループに居続けられるようにするために,セラピストが各当事者と強力な関係性を築き,それを維持することの重要性を見出したのである。

　個人療法では,セラピストの注意はつねに1人の当事者に向けられる。一方グループ療法では,セラピストの注意が,個人ではなくグループ全体の進行に向けられることも必要となってくる。とはいえ,セラピストは同時に,すべてのメンバーに対し関心を向け,様子を見つづける必要がある。このことは特にBPD当事者にとって重要である。なぜなら彼／彼女

らは，幼少期から，基本的欲求がことごとく無視され，「そこにいない人」として扱われてきた，という経験をしてきているからである。したがってセラピストは，誰か1人のメンバーと話している際にも，すべてのメンバーに対してアイコンタクトを取り，受容的であたたかな視線を向けることによって，メンバー全員との関係性を維持する必要がある。ここで言う「アイコンタクト」とは，文字通り，我々が当事者を「見る」ことである。Lockwood（2008）によると，視覚という形態は非言語的コミュニケーションにおいて最も強力であり，視覚を介したセラピストと当事者の関わりは，健全なアタッチメントを形成するためには不可欠である。そしてこのことは，対人関係に関する神経生物学的な研究からも支持されている。我々は，自分たちのグループのビデオテープを見直したときに気づいたことがある。それは，我々セラピストがはっきりとわかるように，当事者全員と順番にアイコンタクトを取り，短く視線を合わせることによって，当事者に我々の関係性を知らしめることができるということである。当事者が我々によく話してくれるのは，我々セラピストに自分が見られているということが彼／彼女らに安心感をもたらし，見られていることがわかっていれば，たとえ別の人が話をしていて，それを皆が聞いているような状況においても，「自分はグループの一員だ」と感じられるということである。

　ただし，グループにおいてつねに「全員を見る」というのは実際にはなかなか難しい。特にたとえ短時間であれ誰かが発言しているときには，どうしてもそちらに注意が向いてしまう。そのジレンマを解消するため，前述したように，我々のグループでは2人のセラピストを置き，そのうちの1人はつねに，「グループ全体」と「メンバー全員」を見渡して，関係性の維持に努める。その際，セラピストは単にグループをきめ細かく観察するだけでは不十分である。セラピストは，メンバー全員に対し，あたたかく明確なアイコンタクトやその他の非言語的な行動を取ることで，「自分はグループに関わっている」と当事者自身が感じられるようにする必要がある。その他の非言語的な行動とは，たとえば以下のようなものである。グループ全体にあたたかな注意を向け，誰かが発言したら即座にうなず

く。誰かの発言が，別のメンバーに関係していて，そのメンバーの発言を促したい場合には，そのメンバーを見ながらうなずいたり眉を上げたりする。ワークが無事完了したら，うなずきながら親指を立てるジェスチャーをする。当事者のワークがうまくいっているときにはその喜びを共有するため，あるいは当事者がワークに奮闘しているときは励ましの気持ちを示すため，微笑んでみせたり，他の共感的な表情を浮かべたりする。

　セラピストのこのようなふるまいによって，当事者たちは，自分がグループのなかに含まれていると感じられるようになる。もちろん当事者たちが常にセラピストのふるまいを見つめているわけではない。重要なのは，当事者たちがセラピストに視線を向けたときに，「ああ，セラピストは私を見てくれているんだ」と感じてもらうことである。BPD当事者は，他者の反応に対して非常に敏感なレーダーをもっているようなものである。セラピストのさまざまな非言語的なふるまいは，たちまち当事者に拾われ，意味づけられる。多くの当事者が語ってくれたことによると，そのときは余裕がなくて自分からセラピストを見ることができなくても，セラピストがつねに自分を見守ってくれていることはわかっており，それで安心できたということである。なかには，セラピストと何回目があったか，その回数を数える当事者もいる。研究によると，BPD当事者は，一般的には他者の感情表現を読み取ることはさほど苦手ではないのだが，「中立的な」表現を「怒り」として誤解しやすい傾向があることを，我々は覚えておかなければならない。我々は，グループワークを行う際，真に「よい親」としての気持ちをもち，それを表情に反映させるように努めている。これはすなわち，我々自身のスキーマに基づくいらだちや否定的な感情を，グループや当事者に決して向けない，ということを意味する。

　グループ療法のセラピストは，オーケストラの指揮者がタクトを振るのと同じように，自らの出す声を慎重に調整する。たとえば当事者がグループのルールを破るような発言をしたら，セラピストは大きめの音声で「その発言はいったん止めましょう」と言い，場合によっては，アイコンタクトを取りつづけながら，発言者に向けて手を差し伸べ，立ち上がってその

人の席まで行く必要があるかもしれない。それに対して当事者が席を立ってグループから立ち去ろうとしたら，あなたは直ちにこのように言わなければならない。「ちょっと待ってください。ここにはあなたが必要なんです。皆，あなたの考えや気持ちを理解したいと思っています。だからどう感じたのか教えてください。(間髪を入れずに)でも今のあなたの発言は，グループの仲間を傷つけ，ルールを破るものなのです」。

　グループ療法における我々の身体的ジェスチャー（例：両手を広げる，身を乗り出す）は，個人療法に比べていくぶん大げさであることを我々は自覚している。というのも，我々は意識的に，非言語的なジェスチャーを大きく使って，グループメンバーを守ろうとしているからである。たとえば，怒りを露わにするメンバーがいる場合，我々は彼／彼女らと「脆弱なチャイルドモード」にいる他の当事者との間に立ちふさがることで両者を引き離し，攻撃されているように見える当事者を守るように身を乗り出して両腕を広げたりすることがある。その場合，もう1人のセラピストは怒っている当事者のモードに対して，言語的に対応する。個人療法に比べ，グループ療法のセラピストは，必要に応じてグループの内部や周りを動き回ることが多い。特に混乱している当事者や，これから体験的ワークを行おうとしている当事者には，できるだけ彼／彼女らのそばにまで近づく。GSTのセラピストは，個人より規模の大きいグループというステージに合わせてふるまう必要があり，そのためにはさまざまな工夫が必要である。

　身体的に接触することも，関わりを強化するために役立つセラピストの非言語的行動である。ただし身体接触によって倫理違反を犯すセラピストが少数ながら存在するため，これはつねに心理療法における論争の種となる。我々の方針は，身体接触ははっきりとした同意の後でのみ行われるべきであり，身体接触についてはつねに制約を設け，親密さや性的なこととして誤解されないようにする必要がある。具体的には，肩や背中に軽く触れる（膝や太ももに触ることは決してしないが，注意を引くために，座っている当事者の膝に軽く指で触れることはある），手を握る，泣いている当事者に腕を回す，当事者の横に座って当事者がセラピストにもたれかか

る，親密になりすぎないよう軽くハグをする，といったことである。身体接触については文化によってもその基準が異なる。したがって，我々は身体接触について以下の2つのテーマをつねに心に留めておくべきだろう。第1に，個人や国の基準に照らして問題のないことだけを行うこと。これは接触が当事者に対して誠実であることを担保するためにも重要なことである。第2に，当事者の反応に注意を払うこと。これは一般には許容されることでも，そのときの状況次第で変わってくることがありうるからである（我々が最近驚いたのは，アメリカ式ハグは，米国においてはありふれた挨拶で性的なニュアンスをまったくもたないが，オランダにおいては，オランダ式の挨拶である「頬に3回キスをする」という行為より強い「性的なニュアンス」を帯びる，ということに気づいたことである。とはいえ我々のグループ療法では，当事者とハグをすることはあるが，キスをすることはない。軽いハグは我々をくつろがせるが，キスとなればそうはいかないだろう）。

グループにおける凝集性や所属感は，表3.1にも示したように，BPD当事者のスキーマを修復していくうえで，大きな効果をもたらす。凝集性を促進し，所属感を強調するために，我々はまず当事者にこのように伝える。「皆さんを心から歓迎します。ここは皆さんの居場所です」。さらには次のようなことも言う。「皆さんは，このグループにとって重要な存在です。グループは家族のようなものです。あなたがたはそれぞれ，家族の一員としての価値があるのです。家族はいつでもあなたのためにあります。私たちはつねにあなたたちのことを家族として気にかけています」。この種のコメントは「よい親」としてのセラピストから発せられるもので，グループセッションが始まるときと終わるときに実施する「安全な場所」のイメージワークにも組み込まれている。このようなセラピストの発言は当事者のスキーマに反するものであるため，特にセラピーの初期段階では，この発言を聞いて，セラピストと目を合わせるよりも，目を閉じてうつむいてしまう当事者のほうが多い。しかしセラピーが進行するにつれて，セラピストからの肯定的な発言やフィードバックに対してアイコンタクトで応

じ，自分がケアされていることやグループに所属していることを実感できるようになっていく。

アイコンタクトを取り，それを維持するためのエクササイズのひとつとして，「アイデンティティのブレスレット（Identity Bracelet）」というものがある。これは年度末に行うエクササイズで，詳細については第8章で述べるが，簡単に紹介すると，各当事者がグループの全員から，その当事者についての長所や強みを言ってもらいながら，一粒のビーズをもらう，というものである。ビーズを受け取る際，相手とアイコンタクトを取るよう，我々はメンバー全員に求めている。これは当事者にとって最初は結構難しい課題だが，このようなエクササイズによって，幼少期に周囲から受容された経験に乏しい当事者の「脆弱なチャイルドモード」が大幅に回復することが見込まれる。

4-5　グループを「家族」とするためにセラピストはどう振る舞うか

第3章でも述べたが，セラピストはグループに対して「健全な家族」というメタファーを用いる。セラピストはメンバーの欲求に合わせてグループを運営し，メンバーはそのなかで互いに「きょうだい」としてさまざまな関わりを持ち，多様な社会的経験を得る。そのような過程を経て，「安全で支持的な家族」ができあがっていく。セラピストがするべきことは，「家族」というメタファーを提示し，メンバー同士が「家族」「きょうだい」として相互に関わっていけるよう「家族的な会話（family language）」を活用することである。「家族的な会話」が必要なのは特に，グループ内に何らかの葛藤や敵意が生じたときである。「家族的な会話」の例を挙げる――「私たちでこの問題を解決し，本来の健康的で互いに助け合う家族の姿を取り戻しましょう」「私たちは家族なんです。皆，家族の一員として重要な存在です。だから誰も追い出されたりはしないし，皆の欲求が等しく大切にされます」「私たちは健康的な家族なのだから，互いに敬意をもっ

て親切にし合うことが必要です」。BPD当事者は「健全な家族」に対して強い欲求をもっており，セラピストのこのような対応は非常に効果的である。

普遍性について——当事者間の共通点を伝える

　当事者間の絆やグループの凝集性を高めるもうひとつの方法としては，当事者間の共通点（例：主訴，幼少期の体験）を伝えることである。そうすることで，グループの治療的要因のひとつである普遍性が強化される。我々はすべてのグループにおいて，メンバーの経験における共通点と相違点をメンバーとともに確認するようにしているが，特に重要なのは共通点を皆で共有することである。というのも，多くのBPD当事者は，「欠陥スキーマ」や「社会的孤立／疎外スキーマ」を有しているからである。グループの初期段階で心理教育の一環として行われるエクササイズとして，BPDの諸症状のどれに当てはまるか，ホームワークでチェックしてきてもらう，というのがある。次のセッションで，どの症状にチェックを入れたか，皆に挙手してもらうのである。たいていの場合，どの症状に対しても多くのメンバーの手が上がる。我々はメンバーに他のメンバーが挙手しているのを見てもらい，これまで「こんな経験は自分だけだ」「こんな症状があって恥ずかしい」と思っていたことが，実は他のメンバーも経験しているということを確かめてもらう。BPD当事者のなかには，これまでBPD以外の当事者と一緒にグループ療法を受け，症状を共有できず，孤立感を深めていた人も少なくない。他のグループメンバーと症状や経験を共有するという体験は，このような当事者には特に重要な回復への契機となる。このような「挙手方式」によって，当事者は他のメンバーとの共通している部分をそうでない部分を確かめることができる。これも「治療的再養育法」の重要な一部である。

　普遍性を確認するための別の方法としては，人生経験はそれぞれ異なっていても，そこで体験した感情や気持ちには共通点が多いことを伝えることである。たとえばこんなふうに言うことがある。「皆さんはそれぞれ別

の家庭で育ち，別の経験をしてきているわけですが，"安心感を得られなかった""安全であると感じられなかった"という意味では，同じ気持ちを共有しているわけです。これって興味深いことではありませんか？」。

　普遍性については，当事者のスキーマの回復につながりうる。もうひとつ重要なトピックとして，虐待（性的，身体的，情緒的）によるダメージが当事者間で似通っていることが挙げられる。我々は当事者に対し，虐待されることで自分を責めるようになる人が多いことを伝える。また，虐待が当事者の自己感覚やアイデンティティにいかにダメージを与えるか，ということについても詳しく説明する。当事者たちの「欠陥／恥スキーマ」や「自分の存在は"悪"である」という思い，そして自分のなかに何か「悪いもの」があるという感覚はすべて，被虐待体験と関連する。我々は当事者にそのことを伝え，そのうえで，被虐待体験と自己感覚を切り離すための手助けをする。具体的には，自らの「脆弱なチャイルドモード」から「悪」のラベルを引き剥がすよう当事者に働きかける。つまり，虐待を受けた子どもたちは，「自分が悪いから（虐待を受けたのだ）」と考えがちだが，実際にはそうではなくて，「虐待をする人が悪い」のだ，ということを当事者に伝える。

　BPD当事者は，「自分は他の人とどこか違うダメな存在だ」と感じていることが多い。我々は機を見つけては，当事者がその感覚をより中立的な表現で言い換えることを手助けしたり，そのように感じやすいのは，幼少期において中核的欲求が満たされなかったことによる当然の反応であることを，当事者に説明したりする。たとえば，ほとんどのBPD当事者は，見捨てられることに対して敏感だが，これは幼少期に安全で予測可能な場で安心して過ごしたい，という欲求が満たされなかったことへの正常な反応である。幼少期の影響についてこのように話し合っていると，「でもやっぱり私が悪い人間だからなのでは？」と言ってくる当事者も少なくない。その問いに対し，我々は繰り返しこのように伝え，受容を促す。「あなたと同じ気質をもち，あなたと同じように育ち，同じような経験をしてきた人であれば（これらはすべてあなた自身がコントロールできるもので

はありませんね），皆，あなたと同じ問題を抱えることになるでしょう」。たいていの場合は，他のグループメンバーも同じような体験をしているため，我々はここであらためてそのことを指摘し，共通点を分かち合うことができる。

　グループにおいて「自分と同じような」他のメンバーと共にいるという体験は，「脆弱なチャイルドモード」を回復させる強力なきっかけとなる。それと同時に，「ヘルシーアダルトモード」を育み，よりポジティブなアイデンティティを獲得していくための礎にもなる。GST後の無記名アンケートによると，多くの当事者が，グループにおいて最も役に立ったこととして，「自分と同じような人たちと初めて出会ったこと」を挙げている。もちろんグループメンバーの間にもさまざまな違いがある。セラピストは治療的再養育法の一環として，グループの他の「きょうだい」との間に違いがあることは当然のことで，違いがあることが「自分が悪い」「自分に非がある」を意味するのではないということを伝える必要がある。そうすることで当事者たちは，「自分と他のメンバーとの違い」は，他人を傷つけることに使いさえしなければ，むしろ家族を豊かにしてくれるものとしてとらえられるようになる。グループそれ自体は，当事者が思うよりずっと，当事者間の違いに寛容である。パーソナリティ障害，とりわけBPDをもつ人は，家族のなかで「変わり者」と見なされ，罰される経験をしてきた人が多い。その「変わり方」は決して，酒や薬物に溺れるとか，家族に暴力を振るとかいったことではなく，むしろ肯定的にとらえられうるものであるにもかかわらず，当事者たちにとってはそれが「悪いこと」であるようにとらえられてしまっていることが少なくない。

例

　スーという当事者は，両親が法律家で，2人の同胞は医師という家庭に育った。彼女は育っていく過程で，人と違っていることは「ユニーク」なのではなく「悪いことだ」と感じるようになっていった。スーの興味関心は，アートや動物を世話することにあり，それが家族に「変

> わり者」と思われる原因だった。家族は彼女のことを「感情的すぎる」「繊細すぎる」と評していた。彼女は医学部を卒業したが，医師として生きていくことにどうしても馴染めなかった。そんな彼女はスキーマ療法を通じて初めて，自分が悪いとか間違っているといったことではなく，単に自分と家族が違っているだけである，ということを理解するようになった。グループの仲間は，家族と異なる彼女の個性を好ましいものとして受け入れた。スーは長らく，自分が「変わり者」であることの罰として自傷行為にふけり，長期間にわたって精神科病院に入院していたが，このように仲間に受け入れられることによって，彼女自身も自らを価値ある存在として受け入れられるようになった。

我々はグループにおいて，当事者の個性をすべて支持し，認め，「すばらしいこと」として称えることにしている。そうすることで当事者がそれ以上傷つかずにすむし，治療的再養育法の一環として，当事者のアイデンティティを尊重することにもつながる。グループメンバーはそれぞれ異なり，各自がユニークな個性をもつ存在であることを認め，大切にすることは，愛のある受容的な家族を形成することにつながる。

4-6　安全なグループを構築・維持するためにセラピストはどう振る舞うか

GSTの効果を上げるためには，安全なグループ環境を構築する必要があるが，そのために不可欠なのは，「グループの文化」を，共感的で，価値判断をせず，思いやりや優しさに満ちたものにすることである。我々はすべてのグループに安全な環境が必要だと考えているが，反社会的あるいは精神病質的な傾向をもつ当事者によるグループの場合は，これとはまた異なるあり方を必要とするかもしれない。BPD当事者の場合，強力な安全装置のないグループでは，何らかのコーピングモードに逃げ込みやすくなる。なかでも多いのが「遮断・防衛モード」である。これが極端になる

と解離状態になる。このことからも，グループに安全をもたらし，それを維持するには，セラピストの強力なリーダーシップが必要だということがわかる。またそのような安全を確保するには，当事者がグループの基本的なルールを守ることに同意する必要がある。グループのルールについては，「参考資料1」を参照されたい。本節では，グループを安全に進めていくために必要なセラピストのふるまいについて述べる。また第5章では，当事者が何らかの事情で一時的にグループを離れなければならない場合の手続きについて説明する。

　当事者はグループに参加する際，グループの基本的なルールを守ることがその条件となる。とはいえ，いざグループが始まると，ルールを忘れたり守れなかったりする場合が生じる。セラピストはそのようなときはいつも，当事者とともにルールを再確認し，ルールを守るよう当事者に要請する必要がある。始まったばかりのグループは，皆で一丸となってルールを守ろうという雰囲気にはまだ至っていない。したがってこの段階で最も重要なのは，セラピストがルールについてしっかりと説明することと，ルールに基づいた限界設定を行うということである。初期段階でルールが破られた場合，我々は，できるだけ支持的に，だがしっかりとした態度で，ルールについて再度伝えるようにしている。同時に，当事者の行動の背景には基本的欲求があり，当事者がそれを満たそうとしてそのような行動を取ったことをセラピストが知っていると伝え，ケアしていく。このように伝えることで，たいていの問題行動はストップする。

　グループがだいぶ進み，すでに何度もルールを提示されているにもかかわらず，当事者がルールに違反したり破壊的な行動を取ったりする場合，セラピストは「安全な場所（部屋のなかにあらかじめ設定された場所。たいていは部屋の隅で，そこには枕や毛布が置いてある）」に行くよう当事者に求める。当事者がどうしても自らの問題行動を制御できなくなってしまっている場合は，最終手段として，一時的にグループから離れてもらうこともある。ただし我々がこのような対応を取るのは，その当事者の問題行動が，グループや他の当事者に対して著しくネガティブな影響を及ぼす

場合だけである。当事者が自らの行動を制御できるかどうかということも，我々の対応の大きなポイントとなる。当事者が時々訴えるのが，感情がエスカレートして，自分がそれを制御できなくなってしまうのではないか，そうなったら怖い，ということである。我々は，必要であればセラピストが制御するから大丈夫だと保証するようにしている。

当事者が感情や行動を制御できなくなったことに気づいたら，（グループに2人のセラピストがいる場合）片方のセラピストがグループのなかに入り，当事者を落ち着かせる。もしセラピストがグループの外で傍観しつづけていたら，当事者の問題行動は強化されてしまうだろう。場合によっては当事者をグループから一時的に引き離し，受付スペースに連れていき，受付スタッフにしばらく様子を見てもらい，何かあったら我々臨床スタッフを呼んでもらう，ということもある。ただしセラピストが当事者に一時退出を求めるのは，当事者が身体的あるいは言語的に攻撃性を露わにしたときや（言語的な攻撃性とは暴言を吐くなど），他の当事者の安全を脅かす言動があったときに限られる。実際にグループの基本的なルールは，暴言によって破られることが多い。それはたとえば「懲罰的ペアレントモード」にある当事者が，他のメンバーをあからさまに断罪するといったことである。このようなことが起きたら，セラピストはグループのルールを当事者たちと再度共有するだけでなく，ルールを破った当事者が今，どのような不適応的モードにいるかを確認し（たいていは「不適応的ペアレントモード」である），そのモードがグループにどのような影響を与えるか，ということを明確にするとよいだろう。

4-7　当事者のモードがグループを脅かすときセラピストはどう振る舞うか

当事者のモードがグループに対し，多大なネガティブな影響を与える場合，セラピストは直ちにそれに対処しなければならない。グループの基本的なルールを再提示しても，当事者の破壊的な言動を止められない場合，その言動

の背景にある当事者の基本的な欲求そのものに対処する必要があるだろう。

> **例**
>
> グループ療法がまだ始まったばかりの頃だった。キャサリンという当事者が，「こんなことやったって意味がない！　もうグループなんかやめてやる！」と叫びながら立ち上がり，隣に座っていたセラピスト（Joan）に向かって，自分の椅子を投げつけた。Joan はすばやく立ち上がり，投げつけられた椅子をキャサリンのほうに戻しながら，「キャサリン，人に対して椅子を投げつけることは，ここでは許されていないのよ」と言った。もう1人のセラピストである Ida はキャサリンとさっと視線を合わせた後，思いやりにあふれた声で，「キャサリン，あなたの気持ちを聞かせてちょうだい。あなたはこのグループにとって大切な存在よ。だからずっとこのグループにいてほしいの。あなたがいなくなってしまったら，あなたと私たちとの大切なつながりが切れてしまうわ。そんなふうにはなりたくないの」と言った。キャサリンはその場で考え込んだが，しばらくして Joan に背を向けて椅子に座り直した。結局，彼女はそれ以上混乱することなく，グループに留まることができた。のちにキャサリンが話してくれたのは，自分がグループにとって大切な存在だと言われたことが，グループに留まることができた大きなポジティブ要因だったということである。

この例のポイントは2点あるが，それは別の似たような状況でも同様である。1点は，たとえ当事者に対してはほとんど奏効しなくても，片方のセラピストはグループの安全を守るため（安全でありたい，というのも基本的欲求のひとつである），グループの基本的なルールをきっぱりと示すことである。もう1点は，もう片方のセラピストが，キャサリンのような「怒り・防衛モード」による行動の背景にある基本的欲求，すなわち「人とつながっていたい」「人から受け入れられたい」という欲求を満たそうとすることである。

「怒り・防衛モード」にいる当事者は，グループのなかで，誰が見てもわかるような拒絶的な態度を示したり，グループを無視したりすることが多い。そしてそのような態度について問われると，敵意をむき出しにしてそれに答えることが多い。

例

ケンは「今の自分はヘルシーアダルトモードだ」と言いながらも，両腕を組み，無表情で座っていた。グループの仲間が，「君がグループを欠席したときは，とても心配したんだよ」とケンに伝えると，彼は「僕にとって君たちなんかどうでもいい。何の共通点もないのだから」と答えた。仲間たちはケンに気遣いを示しつづけたが，ケンには何も響かないようだった。グループメンバーによる共感的直面化が奏功しなかったため，セラピストが介入することにした。セラピストの一人であるIdaはケンにこう言った。「あなたは，批判することで皆を遠ざけてしまっていることを自覚していますか？」。ケンは「わかっている」と答えた。Idaは次に，「こんなふうに人を遠ざけることがよくありますか？ それってあなたの役に立っているのでしょうか？」と訊いた。ケンはまたしても「わかっている」と答えるのみだった。そこでIdaは，これまでにグループで共有されたケンにまつわる情報を使って，ケンに対してより直面化させるような対応をすることにした（ただし，彼の根底にある欲求に対する共感的な姿勢は保ったままで）。Idaはこのようにケンに語りかけた。「こんなふうに人をはねのけて，あなたの人生には誰もいなくなってしまったのでしたね。そして人生がうんと空しくなってしまった。それであなたは3回も不凍液を飲んで自殺を図ったのでしたね」。この共感的直面化によって彼はほとんど泣き出しそうになりながら，「でもここにいる皆は，結局僕のことなんかどうだっていいんです」と言った。そして，以前，彼に関心を寄せてくれたメンバーとあることで意見が分かれたときにとても傷ついたのだと我々に話してくれた。彼は仲間たちに近づこうと必

> 死にがんばったが，今では「皆に拒絶されている」と感じているのだった。ケンが傷ついた気持ち（脆弱性）を示してくれたおかげで，グループ全体で，「意見が分かれる」ことについて話し合い，その問題を解決することができた。そしてメンバーが皆，他のメンバーを思いやっていることを再確認することができた。

　このアプローチを用いるときに気をつけるべきことがある。それはセラピストがグループであるメンバーの個人情報に触れる場合，それはグループですでに共有されているものに限られる，ということである。それ以外の情報は，本人の許可なく話すことはできない。上の例では，セラピストが言及したケンの個人情報は，すでにグループで共有されていたので問題はない。しかし，当事者のモードをグループ全体で理解するために，あるいはセラピストが共感的直面化を行うために，グループで共有されていない個人情報を活用するのが効果的な場合が少なくない。その場合セラピストは，当事者に対し，その個人情報をここで皆に話してもよいかどうか，他のメンバーには詳細がわからないようにそれとなく尋ねることができる。たとえば，「ジョン，この間のあなたの体験を，ここで話してもらうことはできますか？　今，私たちが話し合っているテーマと関係があると思うのです」といった具合である。当事者が自ら話すことに気乗りがしないようであれば，あるいは当事者がセラピストの発言の趣旨を理解していないようであれば，「ジョン，あの体験についてここで自分で話しますか？　それとも代わりに私が話すほうがいいですか？」と尋ねることもできる。この問いかけを拒否する当事者はほとんどいない。セラピストの言う「体験」が何を指すか当事者自身がピンと来ていない場合もあるが，そういうときでも当事者は「ノー」とは言わないものである。このように当事者が我々の提案を受け入れてくれるのは，彼／彼女らが我々を信用してくれているからである。そして，我々セラピストが当事者を心から大切に思っていることが伝わっているからである。当事者がそこまで我々を信用していない場合，我々はこのような介入を行うことを直感的に避けるだろう。

例

　当事者の言動が何らかの形でグループに悪影響をもたらし，なおかつグループメンバーにとってその言動の説明がつかないようであれば，セラピストは当事者に対し，さらなる情報提供を呼びかけることが重要である。

　あるとき我々は，「アイデンティティのブレスレット」のエクササイズを行った後に，「今のエクササイズのことを思い出して，ビーズを受け取ったときのことをイメージしてください」とメンバーに教示した。エクササイズは，グループのリーダー的存在のアニーという当事者を中心に，非常に良い雰囲気のなかで行われていた。しかし我々の教示に対しアニーは，「こんなエクササイズなんか，すべて偽物よ！　誰も私のことなんか知らないくせに」と言い切って，「グループなんてしょせんいんちきなのではないか」とか「グループに価値なんかないのではないか」といった質問を我々に浴びせかけてきた。

　セラピストの一人であるJoanは，18歳の誕生日にアニーに会いに来ると約束していた父親が，実は来られなくなったと言ってきたことを，アニーから聞いて知っていた。アニーは最近になって父親と気持が通じるようになり，最近のグループセッションでも，彼女は，父親に対する愛情や，父親が会いに来てくれることに対する喜びをグループセッションで語っていた。そんなアニーが「こんなエクササイズなんか，すべて偽物よ！　誰も私のことなんか知らないくせに」と言い切ったので，他のグループメンバーは「遮断・防衛モード」に陥ってしまった。このグループには，回避性パーソナリティ障害を合併している当事者も含まれており，そのような当事者はアニーの発言に対して特に激しい不安を示した。

　Joanは，この状況を，アニーに対して共感的直面化を行う良い機会だと考えた。そしてアニーに向かって，次のように言った。「アニー，今のあなたの発言は，あなたが今朝受け取った知らせと何か関係があるのではないかしら？　私からグループの皆に，その知らせについて

簡単にお話ししてもいいですか？」。アニーの許可を得て，Joan は今朝の出来事をグループメンバーに話した。メンバーはうなずきながら話を聞き，話が終わる頃には，グループに漂っていた緊張感も治まっていた。

　その後のアニーの話によれば，彼女はこれまで度々父親から見捨てられたり，父親の反応が一貫していなかったりしたことに対し，「脆弱なチャイルドモード」としてひどく傷ついたり，「怒れるチャイルドモード」として激しく怒ったりしており，それがセッション中に爆発してしまったということだった。このことについては，グループメンバーともセラピストとも，これまであまり詳しくは共有していなかった。アニーがこのように話をしてくれたおかげで，他のメンバーも，親から見捨てられた体験にまつわる「脆弱なチャイルドモード」について話し合うことができた。グループメンバーは結局，アニーの言動がグループメンバーに対する拒絶ではなく，「怒り・防衛モード」に基づく父親に対する怒りだったことを理解した。アニーを含むメンバー同士のつながりは取り戻され，グループは再度まとまりのあるものとなった。

　共感的直面化を正確に行うことができたとしても，「怒り・防衛モード」に対し，いつでもこのように無事に対処できるわけではない。セラピストが助けようとしても当事者が耳を貸さないような場合はどうすればよいか。その場合セラピストが意識すべきことは，当事者が一見耳を貸さないようであっても，実際には，彼／彼女らの怒りの背後にある「脆弱なチャイルドモード」がセラピストの発言を聴き，セラピストの様子を観察し，セラピストとのつながりを欲しているということ，そして，「怒り・防衛モード」も実は自らが安全でいられるかどうか慎重に様子を見ているということ，の2点である。セラピストのあたたかで思いやりのある態度と声のトーンは必ずや当事者に届き，良い影響を与えるだろう。セラピストがそのような対応を続けていれば，当事者はグループに留まりつづけることができ，

グループワークを通じて当事者のモードは変化していく。その際のグループワークは，当事者がグループとのつながりを取り戻し，セッションを共に終えるために，当事者を中心に行われることが多い。

　コーピングモードの背景にある基本的欲求は，「脆弱なチャイルドモード」によるものである。当事者の欲求を真に満たすために，セラピストは柔軟で創造的な構えを取りつづける必要がある。セラピストはたとえば，当事者に枕を渡し，それにしっかりと抱きついてもらったり，ショールを与えてそれを身体に巻きつけてもらったりすることができる。そうすることで，セラピストが当事者を大切に思っていることを感じてもらい，状態が落ちついたらいつでもグループに戻ってこられることを明確に伝える。このようなセラピストの言動は，当該のメンバーだけでなく，グループのメンバー全員を守ろうとするものである。というのも，他のグループメンバーは，当該メンバーの「怒り・防衛モード」に基づく言動によって多かれ少なかれ影響を受けているはずだからである。我々は時々，「怒り・防衛モード」（あるいは「いじめ・攻撃モード」）に入っている当事者に対し，セッション中は大きくて安全なシャボン玉のなかにいるようなイメージをもつよう教示することがある。我々が狙っているのは，このような教示によっていくばくかの安心感を当事者にもたらし，当事者の防衛モードが少しでも弱まることである。その際，他のメンバーたちは，近い距離に集まって自分たちを安心させることができる。あるいはセラピストの一人が，怯えているメンバーの隣か正面に座って，彼／彼女を安心させることもできる。我々がつねに意識しているのは，当該のメンバーに対する我々の言動を他のメンバーがよく見ているということである。自分が当該のメンバーと似たような経験をしたり言動を示したりしたとき，セラピストがどのような対応をするのか，彼／彼女らは実によく見ている。「よい親」としてのセラピストは，グループ全体を安全なものにするとともに，当事者全員がそれぞれ安全を感じられるように彼／彼女らを手助けしたいと考えている。

　ただし当事者が「いじめ・攻撃モード」にある場合は，強力な制限を設けることも含め，セラピストの対応にさらなる工夫が必要となる。先に述

べたように，グループ内での攻撃的言動は許されない。もし当事者がそのような言動を抑制できないようであれば，その人には一時的にグループから離れてもらうことになる。そのような場合，セラピストはまず，「いじめ・攻撃モード」にある当事者のそばに座り，優しく共感的な態度で，モードの根底にある感情（例：恐れ，傷つき）に当事者の注意を向け，直面化するとよいだろう。そのうえで，グループではメンバー全員が保護されるべきであること，そのためには限界設定が必要であること，セラピストはグループメンバー全員を守る意思と能力があることを当事者に伝える。

例

　ジムという男性当事者は非常に大柄で，身長が約2メートルもある。あるとき彼はセッション中に立ち上がり，このように言った。「どうせ俺は『いじめ・攻撃モード』にいるんだ。だからナイフを握りしめるしかないんだ」。彼は見るからに怒っており，しかもその怒りはある女性のグループメンバーにあからさまに向けられていた。ジムの隣に座っていた片方のセラピスト（Ida）は，彼の肘を優しくさすりながら，「あなたが拒絶を恐れて『いじめ・攻撃モード』に入るのは，私たちもよく知っているわ。実際あなたは，これまでにさまざまな拒絶に遭って，傷ついてきたのですよね」と言った。次に，もう片方のセラピストが，ジェン（ジムが怒りを向けているメンバー）に一方の腕を伸ばし，もう一方の手を上に挙げながら，「でもここでは，ジェンのことをそんなふうに睨みつけるのは，許されていないのです」と言った。ジムは「ふん！」と言って，ジェンから視線を外し，代わりに隣にいるセラピストのIdaを睨みつけ，彼女のほうに少しだけ身をかがめた。その後，セッションが再開されたが，ジムがIdaを睨みつづけるのを止めないので，Idaは再度ジムの腕をさすって，このように言った。「あなたがとても怖がっていることは，よくわかっています。でも私はあなたと一緒にここにいますから」。ここでようやくジムは睨みつけるのを止めることができ，Idaはその後もずっとジムの腕を

> さすりつづけた。このようなトラブルの間，他のグループメンバーは，何事もなかったかのようにその場にいつづけた。そのようなメンバーの態度と，グループの安全を保とうとするセラピストの言動によって，グループは持ち直し，セッションを無事に終えることができた。

　これは，セラピストが限界設定を行いつつ，思いやりのある共感的直面化を行った好例である。このような働きかけに当事者が反応しないようであれば，セラピストはさらなる直面化を図ることになる。上の例では「ふん！」というジムの言葉から，彼がセラピストによる限界設定をある程度理解し，セラピストの働きかけに応じようとしていることが見て取れる。少なくとも「ふん！」の後，ジムとセラピストは論争することなしに，彼の「いじめ・攻撃モード」を終わらせることができた。セラピストによるこのような介入には，いくつかの目的がある。それはたとえば，グループ全体を守るために適切な限界設定を行うこと，感情はそれがどのようなものであれ受け入れられることを当事者に伝えること，一方，攻撃的な言動はそれがどのようなものであれ受け入れられないことを当事者に伝えること，不適応的コーピングモードの根底にある傷ついた感情を言葉にすること，などである。セラピストが，不適応的コーピングモードに陥っている当事者の感情や欲求を言葉にすることで，他のグループメンバーは当事者の本当の思いを理解することができ，思いやりのある態度で彼／彼女に接してくれるようになる。このような対応により，当事者はコーピングモードから「脆弱なチャイルドモード」へと移行することができるが，この移行が非常に効果的なのである。

　当事者が「いじめ・攻撃モード」による言動を止められないようであれば，一度グループから離れてもらい，コントロールを取り戻してからグループに戻ってくるようセラピストは当事者に伝える。その際に重要なのは，セラピストが当事者に関心を示すことと，グループの安全を保つことのバランスを取ることである。当事者を外に連れだしたセラピストがグループに戻ったら，当事者に一体何が起きたのかということを，守秘義務の範囲内

でグループメンバーに知らせるとよいだろう。どの情報であればグループで共有してもよいか，セラピストが各メンバーと予め決めておくこともできる。グループから離れた当事者が落ち着きを取り戻してグループに戻ってきたら，セッションが一段落するまでしばらく待ってもらい，その後，何が起きたのかということについて，当事者自身に話してもらう。当事者が「いじめ・攻撃モード」をすでに脱していれば，そのモードの根底にある彼／彼女の「脆弱なチャイルドモード」について皆で話し合うことができるだろう。また，自分の言動がグループに与えたネガティブな影響について，当事者は何らかの形でその責任を果たすことができるだろう（例：真摯に謝る）。このような経験は，当事者にとっても情動的な学習のための絶好の機会となる。彼／彼女らは，自らの脆弱性を示したところで誰からも罰せられたりはしないということ，それどころかむしろ肯定的に受けとめられるということを学ぶ。また，「脆弱なチャイルドモード」に入ることができるようになれば，もはや「いじめ・攻撃モード」といった不健全なモードは不要になるということも理解できるようになる。

　このようにセラピストが，優しくもしっかりとした態度で限界設定と共感的直面化を行っても，うまくいかない場合が時にはある。こういったことは稀ではあるが，その際に最優先すべきはグループの安全である。それは「よい親」が家族の安全を最優先に行動するのと同じことである。我々は以前，入院中の当事者のグループで，あるメンバーの言語的・身体的な攻撃がどうにも止まらなくなったため，最後の手段として，看護スタッフの助けを借りてそのメンバーを室外に連れだしたことがあった。通院中の当事者のグループでは，そのような経験をしたことはこれまでにないが，もし同様のことが起きたら，他の臨床スタッフや警備スタッフの力を借りて，同様の対処をするだろう。我々は，我々「家族」を，そしてなかでも特に「脆弱な子どもたち」を守るために必要な行動を取るのである。ルール違反で一時的にグループを離れることになった当事者も，グループのルールに従うことを再度約束できるような状態になれば，もちろんグループに復帰することができる。ただしその場合，同じ過ちを再び犯さないた

めの計画立てが必要となる。

　我々セラピストは，他のメンバーを傷つける行動を制限するだけであり，そのような行動を取った当事者自身を「悪い人間」として断罪するわけではない。どの当事者にも等しく価値がある。たとえ問題のある行動を取ったとしても，我々はその当事者を追い出したり見放したりはしない。このようなことを我々はグループメンバーに何度も伝える必要がある。当事者のなかには，子どもの頃，いじめを受けたことのある人がいる。そのような人は，セラピストの言動を見て，「よい親」であればこのように自分を守ってくれるのか，ということを実感するだろう。グループが家族的な機能を有することで，当事者はさまざまな情動的経験をすることができる。

　以上に挙げたのは，GSTにおける2人のセラピストが，BPD当事者の多様なモードや欲求に対し，安全かつ効果的に対応する方法である。セラピストが何よりも優先するのは，グループの安全が維持され，グループのルールが遵守されることである。そのためには，セラピスト自身が，自ら宣言したルールを守り，グループの安全を維持していくことを，当事者に示す必要がある。またルール違反が起きた場合，セラピストが決して見逃さず，即座にグループでそれを扱うことも重要である。その際，鍵となるのはセラピストの声のトーンである。治療的再養育法のためには誠実であたたかな声のトーンが，限界設定を行う場合には大きくてしっかりとした声のトーンが効果的である。

　グループは家族のようなものであり，その安全はつねに守られる必要がある。だからこそグループには基本的なルールがあり，セラピストはその重要性を強調する。当事者たちにはこのように説明してもよいだろう。このような説明は，BPD当事者の「不信／虐待スキーマ」に基づく不適応的なコーピングモードに立ち向かい，我々が真に扱うべき「脆弱なチャイルドモード」に到達する助けとなる。BPD当事者の多くは，幼少期に誰かに「守られる」という体験をしていない。したがってグループにおいてセラピストに守られるという体験は，彼／彼女らの「脆弱なチャイルドモード」を修復する大きなきっかけとなるだろう。もちろん個人を対象と

第4章　セラピストの役割

したスキーマ療法においても，セラピストは当事者を守ろうとする。しかし，実際に他者から当事者を守ってみせるという動きは，個人療法では取りようがない（イメージワークでは可能であるが）。GSTにおいてセラピストが示す，「他者から当事者を守る」という言葉通りのふるまいは，治療的再養育法としても非常に効果的である。

4-8　モードや欲求の葛藤による反応に対してセラピストはどう振る舞うか

　スキーマ療法の中核的概念は，セラピストが当事者のモードに合った治療的再養育法を行い，そのモードの根底にある欲求を満たすことで当事者の自律性を促し，後に当事者が健康的に自分の欲求を治療外でも満たせるように援助することである。当事者の個々の欲求に合わせた治療的再養育法については，第11章で詳述する。セラピストはグループの初期段階において，各当事者の示す多様なモードに対して，またモードが複雑に変化していくことに対して，そして時にはグループ内で当事者の欲求が葛藤することに対して，適切かつ柔軟に対応する必要がある。それぞれのモードに対する介入法については第6章から第8章で解説する。本節では，当事者の欲求が葛藤する場合に，一般的にセラピストがどう対応すればよいか，ということについて述べる。グループには8名の当事者がいて，それぞれがその時々のモードを示し，時にはその背景にある欲求が葛藤を起こすこともあるだろう。つまりセラピストがグループセッションを行う際は，1度に1つのワークを行えばよいということではなく，8名の当事者が示す多様なモードやそれらの葛藤に対し，柔軟に対応していく必要がある。場合によっては，当事者たちのモードや欲求の葛藤に対応していくにあたって，セラピスト自身がディレンマを抱えることもあるかもしれない。表4.1に，中核的なモードにおける基本的な欲求のリストを示す。

　セラピストは，個々のグループメンバーが示す，またはグループ全体が示すさまざまな欲求に対し，たとえそこに葛藤があったとしても，それら

表 4.1　満たされなかった幼少期の欲求、スキーマモード、それに対するセラピストの介入

満たされなかった幼少期の欲求	スキーマモード	セラピストの介入
安定したアタッチメント ・安全であること ・見通しがもてること ・生活が安定していること ・愛されること ・育まれること ・注目されること ・受容されること ・褒められること ・共感されること ・導かれること ・保護されること ・承認されること	「脆弱なチャイルドモード」 ・強烈な感情や、感情的な苦痛と恐怖を体験する。それらが当事者を圧倒し、BPDのその他の症状とされている不適応的コーピングモードへと行動化する。	・当事者の欲求を満たすことを通じて、彼／彼女らに心し、あるいは毛布をかけて当事者を包み込む。当事者のなかにある「脆弱なチャイルドモード」につながる。
導かれること ・感情や欲求を承認されること ・現実的な限界設定や自己制御を教えられること ・表現の自由があること	「怒れるチャイルドモード」 ・欲求が満たされないときに、または不公平な扱いを受けたと感じたときに、そのままの形で怒りを爆発させる。	・当事者に対し耳を傾ける。 ・当事者の感情を受容し、その感情や欲求を上手に表現できるよう手助けする。 ・満たされなかった幼少期の欲求を明確化する。
現実的な限界設定や自己制御を教えられること ・感情や欲求を承認され、導かれること	「衝動的・非自律的チャイルドモード」 ・楽しみという欲求をすぐに満たすために、制約や他者の欲求を一切配慮せず、衝動的に行動する（それらは中核的な感情欲求とは関係のない行動である）。	・親切でありながらも毅然とした態度で限界設定をする。 ・当事者の欲求を導き、教える。 ・欲求を発散するための健全な方法を身につけてもらう。 ・むしろ「脆弱なチャイルドモード」の欲求を明確化する。
自発性があり遊びがあること ただし、愛情、養育、注目、承認、受容、安全が欠如しており、「幸せなチャイルドモード」の発達につながらない	「幸せなチャイルドモード」（未発達状態） ・愛情、他者とのつながり、満足を感じる。	・遊びを楽しむ。 ・遊びを視覚的に示す。 ・楽しい遊びに招き入れる。 ・一緒に遊ぶ。

第4章　セラピストの役割

表 4.1 満たされなかった幼少期の欲求、スキーマモード、それに対するセラピストの介入（続き）

満たされなかった幼少期の欲求	スキーマモード	セラピストの介入
・「ペアレントモード」が「チャイルドモード」のいかなる欲求（愛情、養育、受容、導き、承認）も、それを満たすことを拒否する。	「懲罰的ペアレントモード」 ・自己や他者に対し、厳しい制約を設け、批判し、罰する。 「要求的ペアレントモード」 ・自己や他者に対し、多大な期待や責任を課し、それらを達成するようプレッシャーをかける。	・「ペアレントモード」のメッセージを阻止し、「ペアレントモード」の横柄さを制御する。最終的にはこのモードに退場してもらう。 ・「ペアレントモード」の欲求のメッセージを支持し、「ペアレントモード」のメッセージに疑問を呈し、より理に適った基準と期待を再設定することにつながるだろう。 ・脆弱なチャイルドモードの欲求を支持し、このモードとつながるだろう。
幼少期に満たされなかったあらゆる欲求は、「不適応的コーピングモード」を形成しうる。コーピングモードには、スキーマと闘う「過剰補償モード」、スキーマから逃走してしまう「回避モード」、スキーマの前にして固まってしまう「服従モード」がある。これらは幼少期における特徴的な反応パターンとして形作られていく。これらのコーピングモードは無自覚的に自動で過ごすために、そのようなコーピングモードをよりよく過ごすために、より適応的なコーピングを学びなおす必要がある。それがセラピーの目標となる。そのためには当事者のなかに「ヘルシーアダルトモード」を発達させる必要がある。	「回避モード」 ・他者を排除する ・人間関係をなくす ・衝動的に引きこもる ・孤立する ・回避する 「過剰補償モード」 ・スキーマに対して反撃をしたりコントロールしようとしたりする。 ・時として半適応的である。 「従順・服従モード」 ・従順さと依存が中心にあるモード。他者を満足させるために、自らの欲求を満たすことをあきらめる。	・根底にある欲求を明確にする。 ・脆弱なチャイルドモードとつながるようにする。 ・感情をほぐすことを手助けする。 ・「怒り・防衛モード」が出てきたら、限界設定をしつつ、このモードとつながろうとする。 ・グループへのダメージを最小限に留める。 ・根底にある欲求を理解する。これらのコーピングモードが欲求を満たすかどうか、当事者自身が評価できるよう手助けする。 ・当事者の「脆弱なチャイルドモード」とつながり、コーピングモードが欲求を満たすかどうかを当事者が検証したうえで、真に欲求が満たされるように当事者を手助けする。 ・脆弱なチャイルドモードとつながるだろうとする。
・自律的であること ・有能であること ・アイデンティティの感覚があること ・ただし、幼少期の欲求が十分には満たされておらず、「ヘルシーアダルトモード」が多いほど、「ヘルシーアダルトモード」は発達することができない。	「ヘルシーアダルトモード」（未発達状態） ・健全に自らの欲求を満たすことができる。	・自律性について心理教育をする。 ・グループ全体の力を活用する。

にバランスよく対応する必要がある。家族において「よい親」は，子どもたち全員をバランスよく扱うだろう。セラピストもそのようにふるまうべきである。セラピストはグループメンバー全員に対し，「メンバー全員が重要で価値のある存在であり，誰一人として犠牲になるようなことはあってはならない」といった再養育的なメッセージを与えるとよいだろう。このようなメッセージは，BPD当事者が幼少期からずっと聞かされてきた「お前がどうしたいかなんて聞いてない」「お前が何かを求めるなんて考え違いもいいところだ」「なんて自分勝手な子だろう」といったメッセージとは対極をなすものである。当事者から本当によく聞く話が，彼／彼女らが自分の欲求を泣きながら親にせがむと，「泣くのをやめろ。さもないと本当に泣く羽目になるぞ」と言われてしまったという幼少期の体験である。BPDのグループを始めた当初，我々が驚いたのは，欲求について話し合おうとすると当事者の不安が一気に増し，皆一丸となって欲求について話をすることを回避しようとしたことであった。そのような場合は心理教育の時間を設け，幼少期に欲求が満たされなかったことがBPDの形成においてどのような役割を果たしているか，ということを説明に，当事者の不安を和らげることができる。

　BPD当事者の中核的欲求は，長い期間にわたりずっと抑圧されつづけてきた。治療初期において，そのような抑圧された欲求に対する当事者の気づきが噴出するため，場合によってはそのときの当事者の言動がセラピストにとっては「求めすぎだ」「欲張りだ」と思われかねない。その際重要なのは，Young et al.（2003）が言うように，彼／彼女らは「欲張り（greedy）」なのではなく，「愛に飢えている（needy）」のだと理解することである。幼少期において，当事者がどれだけ情緒的に剥奪されていたかを考えてみれば，このことは容易に理解できるはずである。またBPD当事者は，生まれつき繊細で敏感な気質を有していることが多い。それが，「他者に特別大切に扱ってもらいたい」という当事者の中核的欲求を増幅させる。もしあなたがGSTのセラピストだったら，当事者の欲求の強さと多さに圧倒されてしまうかもしれない。ここにGSTにおいて副セラピスト

を置く意味が生じる。副セラピストの役割は，グループメンバー全員に対し，それぞれ治療的再養育法を提供することである。

セラピストへの助言

　グループにおいて，メンバーの欲求がせっかく活性化したにもかかわらず，セラピストがその欲求を抑圧したり否定したりするような介入をした場合，もう一方のセラピストは，その介入がグループに与える影響をその場で観察する必要がある。一例を挙げよう。あるエクササイズに対して何らかの不安を表明した当事者がいて，セラピストが「大丈夫だから続けましょう」と言ったとする。たしかにセラピストが言う通り，そのエクササイズは「大丈夫」なのかもしれない。しかし「大丈夫」の一言で片づけられてしまったかの当事者は，エクササイズを始めるにあたって，「遮断・防衛モード」あるいは「怒り・防衛モード」といったコーピングモードに入ってしまうかもしれない。したがってこのような場合セラピストは，「誰だって新たなエクササイズに挑戦するのは不安になりますよね。私の隣に来て，エクササイズを始めますか？〔注：「私」の代わりに，もう1人のセラピストの名や，他の当事者の名前を挙げてもよい〕。クッションを抱きながら始めても構いませんよ。いずれにせよ，エクササイズの間，あなたがどんな様子か，私はずっと見守っていますね……それともあなたが安心してエクササイズに取り組むために，ほかにしてほしいことはありますか？」といった声かけをするとよいだろう。このようなちょっとした工夫で得られる効果は大きい。当事者の欲求を大事に扱わなかったり無視したりすると，それが彼／彼女らの両親の言動の再現になり，当事者の「不適応的コーピングモード」や「怒れるチャイルドモード」を引き起こすことになってしまう。逆に，セラピストが当事者の欲求にすばやく気づいて適切に対応すれば，時間も無駄にならず，治療効果が高まるだろう。

グループ療法の場合，当事者間の欲求に明らかな葛藤が生じる場合もある。たとえば，多くのメンバーが「脆弱なチャイルドモード」にあり，1～2人のメンバーだけが「怒れるチャイルドモード」にいるような場合である。こういった状況においては，グループセラピストは「脆弱なチャイルドモード」を守り，気を配りながらも，「怒れるチャイルドモード」にいる当事者には怒りを発散してもらい，その怒りに耳を傾ける必要がある。BPDのグループの場合，セラピストが2人いることで，こういったことを同時に行うことが可能になる。より機能の高い当事者によるグループでは，グループメンバーそれぞれが確かな「ヘルシーアダルトモード」を持ち合わせているので，セラピストが1人でもメンバーに助けてもらいながらグループを施行することができるだろう。我々セラピストの役割は，当事者の「脆弱なチャイルドモード」の欲求を徐々に満たしていくことである。治療初期に，グループメンバーたちの欲求が早々に満たされれば，我々は役割を果たしたことになる。「脆弱なチャイルドモード」の中核的欲求は，人とつながることである。本書の第7章では，時間もかからずグループで進行中のワークも阻害せずに，この欲求を満たすための方法が紹介されている。「脆弱なチャイルドモード」は，安心や保護といった欲求を抱くことが多い。セラピストはこのモードにいる当事者には，「安心できる人の席の近くに座りますか？」「クッションを抱きしめたり，やわらかな毛布に包まれたりすることもできますよ」といった声かけをすることができる。一方，「怒り・防御モード」「過剰補償的コーピングモード」「怒れるチャイルドモード」「衝動的チャイルドモード」にある当事者は，自らの欲求をより強烈な形で表明することがある。そのような場合は，前節で紹介したキャサリン，ケン，ジムの事例のように，共感的直面化や限界設定を行うことが必要かもしれない。

　セラピストが覚えておくべきことは，治療開始当初のBPD当事者は情動調節のスキルに乏しい，ということである。その結果，当事者のモードはさまざまに移り変わる。またグループに参加すること自体が，強烈なコーピングモードを引き起こし，それに伴って強烈な情動反応を引き起こすこ

ともある。したがって初期のグループでは,セラピストがより活発にグループに関わっていく必要がある。その際,セラピストは,さまざまなモードを示す当事者に対し,彼／彼女らがそのことについて罪悪感や恥辱感を抱かないよう,気を配らなければならない。当事者はいつでもそのときにできるベストを尽くそうとしているのである。以下に示すのは,セッション中にセラピスト自身のスキーマやモードが活性化されてしまったという事例である。

事例

　2回目のグループセッションのときだった。セッション開始後すぐに,新メンバーのヴァルは,同じ当事者であるがグループでは先輩格であるジェーンに対する激しい不満を口にした。「グループは家族みたいだし,私を受け入れてくれる場所だと思っていた。でもジェーンが私にあんなこと言うから,もうグループを家族とも思えないし,話をする気にもなれないわ」。それを聞いたジェーンは立ち上がり,ヴァルのところまで行き,「一体私の何がいけなかったのよ！」と叫び,ヴァルに対する怒りを露わにした。すると今度はセラピストのJoanが立ち上がり,ジェーンのところに行き,「ジェーン,あなたには期待していたのに。あなたは先輩でしょう？　だったらそんな言い方をしなくてもいいじゃない」と言った。それからジェーンは席に着いたが,その後,他のグループメンバーはセラピストのJoanを腹立たしげに見つめるだけで,この件についてのグループでの話し合いを拒否した。Joanは貧乏ゆすりをしており,いかにもイライラしているように見えた。その後,何人かのグループメンバーの協力により,先ほどの件はヴァルに誤解があったことがわかって一件落着となった。
　このグループセッションは,セラピストはJoan一人だけであったが,あるスキーマ療法のセラピストがオブザーバーとして同席していた。セッション終了後,そのオブザーバーはJoanに次のようなコメントをした。すなわち,Joan自身の欲求がジェーンの言動によって阻

害されたことにより，Joan が「怒れるチャイルドモード」に入ってしまったのではないか，と。そのコメントによって，Joan は次のようなことに気づいた。すなわち，ジェーンの言動によって自らの「要求的ペアレントモード」が活性化し，それを行動化してしまったのではないか，と。その後 Joan はジェーンと会い，自分のモードが反応したせいでジェーンの欲求に応えられなかったことを謝罪した。ジェーンはその謝罪を受け入れ，2人の関係は修復された。

この事例には3つのポイントがある。1つは，セラピストも自らのモードにはまってしまうことがあるということ，もう1つは，そうなった場合にどのように修復すればよいか，ということである。そして最後は，グループにおいては2人目のセラピストがいかに重要であるかということである。

当事者が自らの欲求を自覚し，それを表現できるようになるために，我々セラピストは力を尽くす。また当事者の欲求を最大限満たすよう，セラピストは努力する。これは特に「脆弱なチャイルドモード」を癒すために重要である。セラピストのこのような援助は，治療初期において治療的再養育法として機能し，それが当事者のアタッチメントにもつながるので，非常に重要である。この再養育法のあり方は，当事者の発達段階に合わせることが望ましい。言い換えると，養育を与えすぎても与えなさすぎてもいけない。子育て中の親と同様，セラピストも再養育において間違うことがあるかもしれない。しかし当事者もセラピストも，話し合うことによってそこから何かを学べればよい。グループが自律的に機能する段階になったら，当事者は，自らの欲求を理解したうえで，自らを取り巻く環境のなかで適切にその欲求を満たすことができるようになる必要がある。ただし赤ちゃんの成長と同様，当事者の発達の過程は，あくまでも「少しずつ少しずつ」であることに留意されたい。人生とまったく同じである。

事例

　GSTにおいて，当事者の欲求に葛藤がみられる場合，我々セラピストがどのように思い切って介入していくかということについて，事例をもとに紹介したい。その当事者（ロビンという名の女性）は，グループに参加すると，よく発作のような反応（pseudo-seizures）を起こしていた。他のグループメンバーは，その発作に驚いたり，動揺したり，時には恐怖を感じたりしていた。そして実は我々セラピストも，同じように感じていた。我々セラピストは最初，ロビンの発作はスキーマに対するコーピング反応であり，医学的に危険な症状ではないとグループメンバーに説明していた。そしてメンバーもセラピストも，彼女の発作をあえて無視するようにしていた。しかしグループセッションを重ねるなかで，我々セラピストは次のようなことに思い至った。すなわち，ロビンの発作は何らかの葛藤的な欲求の表現であり，発作を無視することはロビンの欲求を無視することと同様であり，ひいては他の7名の当事者の欲求を無視することにつながるのだ，と。我々セラピストは欲求を無視する存在としてその場にいたのである。それは「悪いペアレントモード」「要求的ペアレントモード」のお手本のようなものである（例：無視すること，当事者の感情を軽視すること）。ロビンの発作に対するグループの反応は，まさに「見て見ぬふり」だったということに，ようやく我々は気づいた。

　この状況は，BPD当事者にとって，家族と夕食を共にしているのに，誰かに殴られた痣があろうが，誰からも愛されないことを悲しんで涙を流そうが，家族の誰からも気に留められなかったことを思い起こさせるものである。健全な家庭であれば，「見て見ぬふり」ということ自体が話題にのぼるだろう。それと同様に，グループセッションにおけるセラピストは，「よい親」としてこのことを話題にする必要がある。そこで我々は，セッションの開始時に，ロビンの発作についてグループで話し合うことに決めた。おそらくこの話題は，グループメンバーらに不安感や居心地の悪さを与えるものだろう。ロビンの発作を

話題にすることは，我々セラピストにとっても不安であった。なぜなら，これは難しい話題であるし，この話題をめぐって当事者間の欲求が葛藤した場合，それに対する有効な解決策を我々は持ち合わせていなかったからである。しかしそれでも我々は思い切ってロビンの発作を話題に取り上げた。

「何でも話してよい」というセラピストの強い励ましの結果，2名の当事者が，ロビンの発作にいつも驚いてしまうこと，気が散ってグループに集中できなくなってしまうこと，そして不安が強まってしまうことを話してくれた。次にセラピストの一人が，ロビンの発作によって実は自分も気が散ってしまうことを告白したうえで，それでもなおロビンがグループに留まれるよう何かよい方法を見つけたいと話した。その場にいたロビンは「従順・服従モード」に入ってしまい，「自分がグループを辞めればよい」と言い出した。しかし一方でロビンは，自分にとっていかにグループが大事か，ということについても述べた。何人かのメンバーが，「ロビンにグループを辞めてほしくない」と言い出したが，このような状況に居心地の悪さを感じる別の何人かのメンバーは，「懲罰的ペアレントモード」に入ってしまい，「こんなことになるのなら，何も言わなきゃよかった。静かにしていなかった自分は，なんて悪い子なんだろう。みんな私のことが嫌いなんだ」などと言いはじめた。

このような状況に対してセラピストは積極的な働きかけを行った。すなわち，メンバーたちのさまざまな欲求について話し合い，彼／彼女らのモードが頻繁に切り替わることについても話をした。そして「家族」としてよりよい解決策を見つけるためにはどうしたらよいか，ということについてグループで話し合った。話し合いの間，我々はグループを抜けようとするロビンを制止して，グループに留まってもらうよう介入を続けた。我々が最終的な「落としどころ」としたのは，ロビンの発作に激しく反応してしまうメンバーのために，ロビンが直接視野に入らないスペースを設けて，発作が始まったらその場に避難して

> もらう，というものであった。また，ロビンに対しても，30分以内に3回以上発作が起きるようなら，その日のセッションを退席してもらうように取り決めた。これらの解決策は，グループメンバーによって主体的に決められたものであり，メンバー全員の欲求を，完全ではないにせよ，ある程度満たすことができるものであった。

　この事例で行われた介入は「機会を捉えたワーク」ということになるが，非常に実り多いものとなった。これらの介入を通じて，セラピストは，普段セラピストがグループについて宣言していることを実際にやってみせ，当事者に体験してもらうことができた。それはたとえば，誰も犠牲にならないような解決策を見つけること，さまざまな欲求が葛藤する場合にそれを批判せずに話し合うこと，どのような感情を表現しても罰せられることはないこと，などである。

　このセッションでは，事例で示したやりとりの後で，ロビンがある重要な告白をした。彼女はもう何年にもわたって兄から性的虐待を受けており，しかも，「親に話したら殺す」と兄から脅されていた。彼女の兄はいわゆる「問題児」であり，両親は彼にきちんとしたしつけを行わず，腫れ物に触るような扱いをしていた。ロビンは家族のためには自分が犠牲になるしかないと考え，自分の感情を押し殺して耐えてきた。そのようなロビンの苦しみは，それが発作に至るほど巨大なものになるまで，誰も気づくことができなかった。ロビンが思春期の大半の時間を精神科病棟で過ごしているのに対し，加害者である兄は家族と普通に暮らしていた。

　事例で示した通り，ロビンの発作に対する我々の対処は，誰も犠牲にせずにロビンの欲求を大事にするというものであった。またこれより前の初期のグループセッションで，「いじめ・攻撃モード」にある当事者に対してセラピストがきっぱりと限界設定を行ったことが，ロビンに安心感を与えており，これは彼女にとって非常に大きな体験になっていた。このような体験が積み重なるなかで，ロビンはその後，家族の集まりに兄がいたときに，自分の安全や安心を家族に要求できるようになっていった。

ロビンをめぐるこのような話し合いがきっかけとなり，ほかの何人かのメンバーも，幼少期の体験，すなわち安全が脅かされたこと，誰にも守ってもらえなかったこと，自分が犠牲にされたことなどを告白し，それらの体験がいかに現在の対人関係に影響しているかということについて話をした。そのうちの2人は，安全が欠如した環境に育った結果，自分の身を守ることがどういうことかわからないまま大人になり，危険な状況に遭遇するとすぐに屈服してしまい，それが望まないセックスにつながってしまうのだと話してくれた。このように，安全や安心への要求が満たされないまま育つと，「状況への屈服」がコーピングとして学習されてしまう。そして大人になってもそのようなコーピングを使いつづけることになるが，それは当事者に悪影響を与えつづけてしまう。セッションではこのようなことについて，グループメンバー全員が実感をもって理解することとなった。このようにこのセッションでは，メンバー全員の欲求を考慮に入れて解決策をみつけることができた。これがグループのもつパワーそのものである。もちろんセラピストも積極的にグループに関わり，グループにおける新たな感情体験の重要性を指摘し，このようなポジティブな感情体験がいかに当事者のスキーマ（たとえば「不信スキーマ」「欠陥スキーマ」「情緒的剥奪スキーマ」）や所属感の欠如に対抗しうるかということを強調した。セラピストはまた，グループでのポジティブな感情体験をメモに取っておき，時折メモを見返してそのときのポジティブな感情を思い出すよう当事者を促すこともできる（たとえば「今日のセッションでは，グループに守られている感じがし，自分に価値があると感じることができた」といったメモ）。

　ここまでの内容をまとめよう。GSTでは，当事者がどのようなモードにあっても，セラピストはそれを受け入れる。ただし当事者のモードがグループ全体に悪影響を与えかねない場合，セラピストは「よい親」として限界設定を行う。グループが進むにつれて，当事者は自らのモードに関連した行動を自分で調整できるようになることが期待されるが，初期段階ではそれはセラピストの役目である。特にBPDに対するGSTでは，モードをいかにマネジメントするかということは重要な治療コンポーネントであ

る（第6章参照）。グループが，何回ぐらい，あるいはどのぐらいの時間を使って，ある特定の当事者に焦点を当てるかということについては，多角的に判断する必要がある。セラピストは，そのような焦点づけが現在のアジェンダをどの程度中断させることになるか，見通しを立てなければならない。そしてそれがアジェンダを中断させてでも取り組むべき情動経験の機会となるのか，それとも当事者のモードは何らかの強化を回避するためのコーピング行動であるのか，あるいはその行動はやりすごせる程度のちょっとした逸脱であるのか，といったことを検討する必要がある。当事者の示すモードが，セッションのアジェンダにまさにぴったりと合っている場合は，アジェンダに沿った形でそのモードを扱うとよいだろう。ある当事者の抱える問題が，他のメンバーにも般化できそうな場合は，グループで話し合ったうえで，その当事者に限った話し合いに留めるのか，他のメンバーについての話し合いにまで拡大するのかを決めていく。何事もグループメンバーと一緒に意思決定するという方法を取ることで，我々セラピストは，どんな問題であってもそれはグループ全体の問題であり，何かを決める場合はメンバー全員の感情や意見が重要であることを実際に示すことができる。

4-9　当事者の自己開示を促してグループに巻き込んでいく

　セラピストにとって重要なのは，当事者がどのようなモードにあっても，その時々の当事者の感情や欲求を認め，受け入れるということである。その際セラピストは，各当事者がどれだけ自らの問題を他のメンバーと分かち合っているか，どれだけグループに積極的に参加できているか，ということを見極め，それらに対して当事者のモードがどのように影響しているのかを判断し，そのような判断に基づいて当事者に関わっていく必要がある。グループにおける当事者の反応を促し，それをグループに巻き込んでいくというのが我々のやり方である。

事例

　スージーという当事者の例を挙げる。彼女は，社交不安障害および回避性パーソナリティ障害の傾向を有しており，また何かきっかけがあるとすぐに「遮断・防衛モード」に入ってしまうため，グループのなかでおとなしくしていることがほとんどだった。彼女をグループにさらに巻き込むために，我々は，彼女がぽつんとしていながらも，他のメンバーの発言にうなずいていることを指摘し，さらにそれを他のメンバーに向けて言語化する必要があった（例：「スージー，私は今の発言に対してあなたがうなずいたのに気づきました。皆さん，『懲罰的ペアレントモード』がどれだけ怖いのか，スージーも皆さんと同じようにわかっているのです」）。このようなセラピストの言動は，たとえ消極的な態度ではあっても，スージーがグループメンバーとしてそこに存在していることを受容し，グループに参加しているという彼女の実感を強化する。そしてセラピストの言動やグループにスージーの注意が向けば，「遮断・防衛モード」はその分小さくなるだろう。スージーの場合，他のメンバーの次のような発言も，彼女をグループによい具合に巻き込むきっかけとなった。「スージーがうなずいてくれるから，彼女が私たちと一緒にいるって感じることができる。家族からないがしろにされるとどんな気持ちになるか，きっとスージーもわかっているのだと思うわ」。

　この事例のようなセラピストの発言によって，グループの凝集性は高まり，各メンバーのグループへの所属感も強化される。グループにおいて，強い恐怖や不安を示す当事者がいたら，セラピストはあの手この手で働きかけるとよいだろう。たとえば，「大きくて安全なシャボン玉」のイメージを描いてもらい，そのシャボン玉のなかに入りながらグループに留まってみるとか，そばにいて安心できる当事者やセラピストの近くに座り直す，といった工夫ができるかもしれない。当事者がこのような行動を1つでも取ったら，それは正の強化を受けるべきであろう。なぜならそれは，グルー

プに留まる努力をしつつ，当事者が自らの欲求を認め，それを満たすための行動を取ったという証だからである。

ホームワークについて

　当事者がホームワークに取り組みやすくなるよう，我々は「シェイピング」〔訳注：行動療法の技法のひとつであり，スモールステップ方式で目標とする行動の形成を進めていく方法〕というアプローチを用いている。BPDによくみられる「失敗スキーマ」の活性化を避けるために，我々は「まずは試してみる」という考えを当事者に紹介するようにしている。当事者には「何かを試す努力をすれば，それは私たちにとっては"成功"なのです」と説明している。たとえば，特にグループの初期段階においては，「ホームワークについて考えてみた」とか「いざホームワークに取り組もうとしたらできなかった（「要求的ペアレントモード」が活性化されて当事者が固まってしまう，という場合に多い）」といった当事者の報告だけでも十分である。ホームワークの失敗を怖れる当事者に，何とか課題に取り組んでもらうにあたって，シェイピングは非常に効果的で重要な技法となる。もし，ホームワークに取り組めないという問題が続くようであれば，個人セッションでセラピストと話し合うこともできるし，グループセッションで扱うこともできる。グループで扱う場合は，仲間である当事者から，ホームワークについて似たような問題を抱いたことはないか，あるとしたらどのように問題を解決したのか，といったことを支持的に話してもらうことができる。ホームワークの問題を抱えやすい当事者は，強力な「失敗スキーマ」をもっていることが多い。彼／彼女らは，ほぼ完璧に課題に取り組めているときでさえ，「ホームワークがうまくいかなかった」と報告する。我々は，当事者がホームワークに取り組む際，どうしても「自分の出来が悪い」とか「間違ってはならない」と思いがちであることを伝えるようにしている。そのうえで，当事者をつねに批判する「懲罰的ペアレントモード」に対抗するためにも，当事者の努力や成功をつねに賞賛しつづけることにしている。

事例

　マットという当事者は、「ホームワークがちゃんとできなかった」と言って、ひどく不安そうな様子を見せた。彼はホームワークについての話し合いに参加しようとせず、「あまりにも不安だから」グループを辞めたいとまで言い出した。セラピストの Joan は、深くてゆっくりとした呼吸を彼に促してある程度落ち着きを取り戻してもらってから、今回のホームワークの課題についてある質問をし、その回答が正しいことをマットに伝えた。Joan は、ホームワークでやってきたことをもっと皆と共有したらどうかと提案したが、マットは依然として「ちゃんとやれなかったから嫌だ」と拒否した。このようにマットと数分間共に過ごしただけで、Joan はマットが実際に今にもグループを辞めてしまいそうな危険性を感じた。しかし一方で、マットの抱える問題は、他のグループメンバーにも共通するものであることを Joan は理解していた。Joan はホームワークの中身を見せてほしいとねばり、ついにマットはしぶしぶながらやってきたホームワークを Joan に手渡した。Joan はマットのホームワークを見て、その出来が非常に素晴らしいことを確認し、マットにもそれを伝えた。その後、そのホームワークはもう1人のセラピストである Ida とグループメンバーも共有し、その全員が、マットがホームワークをちゃんとやれているだけでなく、その出来が素晴らしいことを称賛したのである。この出来事を通じて、マットとグループメンバーは、不適応的スキーマがいかに非機能的で物事の見方を偏らせるかということを実感した。これをきっかけにして、グループメンバーは自らの反応を「失敗スキーマ」に関連づけて考えられるようになった。すなわち、マットと同じような反応を自分が起こしたとき、それが「失敗スキーマ」によるものであることを、グループ全員で共有できるようになったのである。

4-10　グループ療法のセラピストは「手品師」となるべきである

　GSTのセラピストは，セラピーの目標，プロセス，および内容という3つに対し，同時並行的に注意を向けなければならない。すなわち，グループの進行状況，当事者のモード，そのグループやメンバーに特有の引き金に応じて，これらの3つ（目標，プロセス，内容）を巧みに調整する必要がある。スキーマ療法では，これら3つを取り扱う際の「正解」が何かあるわけではない。たとえばグループがまだ初期段階にあり，セラピストがセッションで心理教育をしている場面を想定しよう。ある当事者が「ここにいる皆は，私とは違って何にも問題がないのではないかしら。だって，皆，普通の人にみえるもの」と言ったとする。このような場合，セラピストはまずはその発言に対応したうえで，心理教育に戻ればよい。ここで重要なのは，セラピーの内容を提示しながらもグループメンバーとのつながりを失わないことと，初期のグループにおいて何が必要かという目的意識を失わないことである。それと同時に，個々の当事者が示すモードにも気を配る必要がある（ただし，ある当事者のモードが他の多くの当事者のモードにまで大きく広がってしまった場合は，別の対応が必要であろう）。GSTのセラピストは，セラピーの目標，内容，プロセスをひたすら調整しつづける必要があるのである。

　BPDのグループの場合，これらの調整がより複雑になるので，できれば副セラピストと2人で行ったほうがよい。2人のセラピストがあたかもキャッチボールをするように目標，プロセス，内容の調整ができれば，より複雑な事態にも対応できるようになる。幸いスキーマ療法は「誠実かつヒューマニスティック」というスタイルを取っている。我々セラピストは，もう一方のセラピストやグループメンバーに相談するために，グループの進行を一時的に止めることができる。我々は完璧である必要はない。たとえば今何が起きているのかを他のセラピストやグループメンバーと共有するために，そのときのアジェンダから「タイムアウト」させてほしいと頼

むことができるし，現在起きていることと従来のアジェンダとが葛藤している場合，それについてどうしたらよいか，そこで一緒に考えることもできる。我々セラピストは，さらに別のセラピストにグループのなかに入ってもらい，助けてもらうこともできる。

4-11　グループをマネジメントするときのポイント

セラピスト自身のモードがグループに影響を与えてしまった場合の対処

　セラピスト自身のモード（特に「要求的ペアレントモード」「懲罰的ペアレントモード」）が当事者のモードの引き金となってしまう場合がある。その場合，必要であればセラピストがこのことについて説明し，セラピスト自身のモードが当事者に影響を与えてしまったことについてきちんと伝えることができる。それをそのまま，モードを用いたロールプレイの素材にすることができるかもしれない。ただし，当事者の言動によってセラピストの「不適応的ペアレントモード」が引き起こされたことについて説明する際，セラピストは防衛的にならないよう注意する必要がある。そして当事者がセラピストの何に反応したのか（例：声のトーン，顔の表情，発した言葉），当事者自身に教えてもらうとよいだろう。セラピストが当事者を傷つけてしまった場合，セラピスト自身がそのことを積極的に理解しようとし，たとえば当事者に内在する「脆弱なチャイルドモード」に向けて真摯に謝罪することは，それだけで大きな治療的効果をもたらすことになる。セラピストはたとえば次のように謝罪することができる。「私はあなたのなかの『小さなあなた』を傷つけてしまったようです。本当にごめんなさい。ただそれは決して故意ではありませんでした」。いついかなるときでもセラピストは当事者の「脆弱なチャイルドモード」を傷つけてよいはずがない。そのことを明確に伝えられることが当事者にとって重要な体験となる。我々セラピストは，自らの「ペアレントモード」が当事者に影響を与えていないか，つねに注意すべきである。我々は自分たちがうっ

かり気づかずに，当事者の早期不適応的スキーマを維持したり強化したりすることなど，これっぽっちも望んでいないのである。

グループ間の葛藤にある程度制約を設けること

　BPD当事者に対する治療グループを運営するためには，「よい親であるセラピスト」が，安全で支持的な家族的治療構造を作り上げ，これを維持する必要がある。当事者がセラピストを信頼できるようになればなるほど，彼／彼女らは自らの感情をそのまま表現できるようになるだろう。ただしセラピストは，当事者が「怒れるチャイルドモード」「懲罰的ペアレントモード」になって，グループの仲間を言葉で攻撃することに対しては，限界設定をきっぱりと行う必要がある。ましてや身体的攻撃は厳禁である。それでもなお各当事者はグループにおいて，各自のもつスキーマに基づき，攻撃された，見捨てられた，排斥された，拒絶されたという感覚を抱く場合があるだろう。そのせいで何らかのスキーマモードが活性化されて強烈な感情的反応が生じることもあるだろう。ここで大事なのは，たとえそういうことが起きたとしても，有能な「よい親であるセラピスト」に自分が守られたという体験をすることである。特にグループの最初の半年間は，セラピストに親として守られることが当事者にとって重要な治療的経験となる。グループそのものに内在する治療力が増してくれば，当事者がグループのなかでさまざまな感情を体験することが可能になるし，我々もそれを望んでいる。ただしトラウマの再体験は避けたい。グループに参加することで当事者の感情は十分に活性化され，治療的にはそれで事足りる。すなわちわざわざトラウマを再体験する必要はない。セラピストは，当事者がトラウマの再体験になりかねないネガティブな体験をすることのないよう，できる限り注意しなければならない。

　グループ内で何らかのいざこざがあった場合，セラピストは適切なタイミングで，関係修復に向けての介入を行うべきである。それによってグループは「健全な家族」に向けて進むことができるし，当事者が幼少期に体験した不健全な環境に後戻りしないですむ。そのような体験を通じて，当事

者の「脆弱なチャイルドモード」は，セラピストのことを「決して見捨てることなく自分を守ってくれる存在である」と感じられるようになる。セラピストがグループを効果的に運営するためには，必要に応じて限界設定を行いつつ，当事者の強烈な感情に対してバランスを取ることが必要であろう。その際たとえば，「安全な場所のイメージ（体験的技法その10）」（もし治療初期であれば「大きくて安全なシャボン玉（体験的技法その9）」でもよい）を用いることができる。あるいはよりシンプルな方法としては，皆の動きを一度止めて，一斉に深呼吸をしてもらう，といった方法もある。グループ療法のセラピストは，グループ内の相互作用において許容範囲を見極め，適切な限界を設定し，それを維持しなければならない。

　それに加えてセラピストは，「怒れるチャイルドモード」の感情を，安全な形で発散できるように当事者を手助けする必要がある。ただしそれは，「脆弱なチャイルドモード」にいる他の当事者をケアしながらでなければならない。重要なのは，セラピストとグループメンバーが共に，「感情を表現すること」と「安全であること」という2つの欲求を，メンバーが誰一人として犠牲にならずに満たす方法を見つけていくことである。このようなことができれば，それだけで，当事者の「服従スキーマ」や「自己犠牲スキーマ」は緩和されるだろうし，「従順・服従モード」による不適応的コーピングモードも軽減されるだろう。

> **事例**
>
> 　ケイティは，他のメンバーがケイティに対して怒りらしき感情を表出するのを見たことがきっかけになって，そのメンバーが自分に怒りをぶつけ，自分たちが喧嘩になるのではないか，ということを怖れ始めた。ケイティは，「ものすごい喧嘩になってしまったらどうしよう？」と怯えた声で言った。セラピストのIdaが，「私のそばに来る？」と尋ねると，ケイティはすかさずIdaの近くに席を移動した。Idaの働きかけによってケイティは不安な気持ちを吐き出し，また怒りを表出した当のメンバーとケイティとの問題も，ひどい喧嘩になることなく

> 無事に解決した。その後ケイティは次のように語った。「さっきはとても怖かったわ。でも今はもう大丈夫。こんな経験は初めて。これまで喧嘩になりそうな場面で無事でいられることなんて一度もなかった。今だって，私の実家では，皆が喧嘩をして誰かが血を流してると思うわ」。その後のグループセッションで，ケイティは覚悟を決めて，自らの欲求をあきらめるのではなく，他人と自分の間に境界を設けたうえで，他のメンバーに反論することができるようになっていった。

当事者の危機的状態にどう対処するか

　BPDをもつ当事者は，実生活において危機的状態に陥りやすい。特に治療開始当初はそうである。その場合，当事者は危機的状態のままグループセッションに現れることになる。それを無視して，セッションを予定通りに進めようとするのは，治療的でない。しかし一方で，当事者の危機的状態が，グループ全体に直接関連していないのであれば，問題解決に15分以上の時間は取らないようにしている。このような危機的状態に対し，我々はいつも，ホワイトボードを使って「円形のモニター」分析（第6章参照）を行うようにしている。円形という循環図を使って問題をモニターすることで，我々セラピストとグループメンバーは，何がどのように問題になっているのか，ということを理解することが可能になる。当事者の持ち込む危機的問題に対し，我々はまず，当事者の感情を認め，受け入れ，そこにどのような欲求が含まれているのかを尋ねるようにしている。次にその問題が，当事者のスキーマモードによるものなのか，それともモードに直接関係のない，外的な状況における問題なのか，ということを見極めるようにしている。この見極めは非常に重要である。というのも，それによって，その後当事者のモードに焦点づけるか，それとも外的な状況をさらに詳しく調べるか，ということが決まってくるからである。一例を挙げる。パムはある日，ひどく動揺した様子でグループにやってきた。訊くと，住んでいるアパートの大家から立ち退き通知を受け取ったからだった。そのときのパムは比較的容易に「ヘルシーアダルトモード」に入ることがで

きた。したがって我々が行ったのは，モードへの対応ではなく，パムが事態に対応するための直接的な支援であった。今度は別の日に，パムがまたもや取り乱してセッションにやってきた。パムは，クレジットカードの支払いの延滞通知が届いたのだと話した。彼女はお金を確保していたにもかかわらず，最初の請求書が届いたことをすっかり忘れていたのだった。パムは，泣きながら，「なんて自分は愚かなんだろう。こんな私は生きている資格がない」と言って，激しく自分を責めた。この状況で彼女の欲求を満たすためにすべきことは，現実的な問題解決に向けた援助ではなく，パムが自らの「懲罰的ペアレントモード」と闘うことを手助けすることであると，我々セラピストは判断した。

　当事者の危機的状態については，我々はまず，それが自傷行為と関連しているかどうかを見定める。もし関連しているようであれば，自傷につながる当事者のモードを同定し，モードに対処するための計画を立て，当事者がその計画を確実に実行し，自らの安全を守ることができるように手助けする。セッションにおいてモードに対処する計画を立てても，日常生活のなかでそれらの計画をなかなか実行できない当事者が少なくない。したがって，彼／彼女らが生活のなかで計画を想起できるよう，何らかのリマインダーを工夫する必要がある。このような対応は，他の当事者にとっても代理学習の機会となる。危機的状態に陥っている当事者がグループに参加するとなると，メンバー全員が多かれ少なかれ何らかのストレスを感じることになる。その場合は，グループ開始時にあまり時間をかけずにエクササイズを行うとよいだろう（例：「安全な場所」や「大きくて安全なシャボン玉」のイメージ）。その後，ある当事者の危機的状態について，グループ全体でその状態がどのような問題であるかを理解したり，問題解決について話し合ったりしたほうがよいか，セラピストとグループメンバーは共に検討する。グループで取り扱う場合は，これまでに似たような経験をしたことのあるメンバーには，自分の取った解決策やその結果について話してもらうことができるだろう。

　グループ全体で危機的問題を取り扱う場合，我々は「円形のモニター」

の手続きを通じて，皆で円形を共有し，問題解決のための話し合いを行うようにしている。ホワイトボードに描かれた円形は，問題の核心，すなわち当事者の満たされない欲求に迫るための端的な手がかりとなる。次に我々は，問題解決のためにブレインストーミングを行うこともできるし，モードワークを行って危機的な状態から抜け出すこともできる。このように互いに助け合いながら危機的状態に対処することを通じて，メンバーはそれぞれ，各モードにおける欲求をどのように満たしていけばよいか，深く理解できるようになる。それはたとえば，「怒れるチャイルドモード」にあるときに，どのように怒りの感情を表出し，その後どのように感情を切り替えたらよいかとか，「遮断・防衛モード」にあるときに，いかにそのモードを抑制して本来の欲求にアクセスすればよいかとか，「懲罰的ペアレントモード」にあるときに，いかにそのモードと闘うとよいか，といったことだったりする。

　以上のような危機介入を行った後，我々はあらかじめ計画されたアジェンダに戻るが，その際，危機的状態にある当事者に対し，そのままその場にいてセッションの流れについていけそうか，尋ねてみることができる。セラピストの一人は，サポートのためにその当事者の隣に座り，グループセッションが進行する間，ときおり彼／彼女の状態をチェックするとよいだろう。我々セラピストが覚えておく必要があるのは，危機的状態にある当事者は，過去の不適応的コーピングモード，とりわけ「遮断・防衛モード」に頼ってしまいがちだ，ということである。あるいは「非機能的ペアレントモード」（すなわち「要求的ペアレントモード」「懲罰的ペアレントモード」）に簡単に切り替わってしまう当事者もいる。そのようなときは，たとえば，「今現在，パムの『懲罰的ペアレントモード』はどうなっていると思いますか？」「皆さん自身の『懲罰的ペアレントモード』はどのように反応していますか？」「パム，今の状態はどうですか？　別のモードに切り替わったりしていませんか？」などと問いかけるとよいだろう。このような危機的状態では，やはりセラピストが2人いると対応しやすい。というのも，危機的状態にある当事者にメンバーの注意が集中してしまう場

合，セラピストの一人が当事者をグループの外に一時的に連れ出して，当事者とグループの落ち着きを取り戻すことが可能だからである。ただし我々は，当事者をグループ外に連れ出すというこのようなやり方は，滅多に行わない。またその後何があっても，必ず当事者をグループに戻すようにしている。

解離してしまう当事者にどう対応するか

　セッションで解離する当事者に対する我々のアプローチは，その要因によってさまざまである。当事者の解離はグループを混乱させるものだろうか？もしその解離が，当事者がトラウマをありありと再体験するような「フラッシュバック」タイプのものであれば，グループが混乱に陥る可能性がある。したがってその場合，我々セラピストは，当事者が解離から抜け出せるようすばやく対処する。具体的には，我々は，すぐにその当事者に立ち上がらせ，しばらく周囲を歩き回ってもらってグラウンディングを行う。セラピストの一人が，短時間だけ当事者をグループ外に連れ出すこともできる。その場合，当事者がグループに再び戻った際，何が起きたのかということについて，セラピストからメンバーに対して簡単に説明するとよいだろう。そうすることで当事者の解離体験をグループで分かち合うことができる。我々はまた，解離を経験したことのあるメンバーの数を把握するようにしている。グループの半数以上が解離の経験者である場合，誰かが解離を起こしたら，我々はグループのなかで直接的に解離に対応するようにしている。それによって皆が解離についてより深く理解できるようになるし，解離を起こした当事者もこのような経験を通じて，他のメンバーとのつながりをより深く感じられるようになるからである。

　グループに解離経験者が少なく，かつ解離している当事者の状態が重篤でない場合は，グループセッションの焦点を解離に当てる必要はない。また，解離が「静かな」遮断タイプで，トラウマの再体験を含まなければ，セラピストは当事者が安全にその場に留まっていられるよう多少の手助けをするだけでよい。その場合，セラピストの一人が当事者のそばに座り，

「今・ここ」の感覚に気づきを向けてもらう。セラピストのシャツの端や服の素材（糸やフリースなど）を軽くつかむことで，当事者がその場に留まることができるようになる場合もある。このようなアプローチを通じて，当事者の「脆弱なチャイルドモード」の根底にある欲求や恐怖に，我々は近づくことができる。一般的に，我々は解離を「遮断・防衛モード」のひとつのタイプと考えている。また解離は，コーピング戦略の引き金としても捉えられるし，何らかのコーピングの効果を示すものとしても捉えることができる。我々は，グループが解離に対してどのように反応するか，ということについても考えてきた。グループメンバーは解離した当事者に対して，実にさまざまな反応を示す。見捨てられたという感情を持つ人もいれば，支持的かつ養育的な対応をする人もいる。解離した当事者に働きかけるセラピストを手伝おうとする人もいる。いずれにせよ，スキーマ療法のワークが，「遮断・防衛モード」の引き金に働きかけたり，「遮断・防衛モード」の進行を妨げたりする方向で行われると，当事者の解離は速やかに解消していく。解離に対するワークについては，「遮断・防衛モード」がテーマの第7章でさらに詳しく述べる。

回避傾向のある当事者にどう対応するか

　BPDをもつ当事者にとって回避することは主要なコーピングスタイルのひとつである。彼／彼女らのなかには，他人に拒絶されることに対して敏感であったり，他人から承認されることを強く求めたりする人が少なくない。このような人は，回避性パーソナリティ障害を併存していたり，ないしはその特徴を併せ持っていたりすることが多く，GSTにおいてもそのような特徴を示す。回避に対する我々のアプローチは，当事者が回避性パーソナリティ障害をもっていようがいまいが，さほど変わることはない。我々はグループにおいて，当事者に対して直接的に質問を投げかけることもあれば，グループの話題に関連して我々がすでに知っている当事者の情報（その情報をグループで共有することの許可を当事者から得ておく必要があるのは，前述した通りである）を開示することもある。その意図

は，我々が当事者と，あるいは当事者について話すことによって，彼／彼女ら自身の語りを引き出すことである。さまざまな理由により，当事者が自らの欲求を間接的にしか表現できなかったり，自らグループを遠ざけてしまっているような場合，セラピストは当事者のもとに行き，コーチ役を務める。具体的には，そこで何と発言すればよいか当事者の耳元でささやき，それと同じことを当事者に発言してもらう。そうすることで，グループ内ではよりオープンでいたほうが，仲間から肯定的な反応をもらいやすい，ということを当事者が学ぶことができる。極度に回避的になってしまう当事者もいる。その場合，我々は，より直接的に当事者を承認したり称賛したりしつつ，彼／彼女らが一体何を恐れているのか，積極的に探っていく。回避的な当事者には代理学習してもらうこともできる。たとえばロールプレイを行うことにして，当の回避的な当事者の役も含め，すべての役を当事者以外のグループメンバーが演じ，当事者には見ていてもらう。つまり当事者はまず，ロールプレイの観察者となる。そしてその観察を通じて，「うまく発言できなかったどうしよう」とか「承認されなかったどうしよう」といった当事者の不安は軽減されていくだろう。

事例

パットはとても臆病で，非常に回避的な特徴をもつ当事者であった。彼女は我々に，自分の人生はほとんどアルコール漬けだったと語った。パットはグループのなかで，母親が自分をまったくサポートしてくれなかったこと，それどころか幼少期から今に至るまで，「お前なんか絶対に幸せになれるはずがない」と母親に言われつづけてきたことを話してくれた。セラピストのJoanは，「懲罰的ペアレントモード」を母親に見立て，モードを用いたロールプレイを行うことを提案した。しかしその提案を聞いたパットはその場で固まってしまい，頭が真っ白になったかのようだった。そこでパットはそのロールプレイに直接参加せず，セラピストと他のグループメンバーが行うことにした。セラピストのJoanがパットを守る「よい親」の役を演じ，グループ

を見学に来ていた学生がパットの母親，すなわち「懲罰的ペアレントモード」を演じることになった。我々が見学者の学生を母親役に選んだのは，「懲罰的ペアレントモード」を演じた後，その余韻を最も長引かせなさそうな人物だったからである（これについては第6章で詳述する）。当事者の一人がパットの「脆弱なチャイルドモード」役を演じることになり，彼女には，「よい親」に保護されるため，Joanの後ろに座ってもらった。ロールプレイのなかでJoanは，パットの長所をいくつも挙げ，パットは人間として価値があり，大事にされるべき人物であると語った。Joanはまた，「パットは幸せに生きるに値する」ということを繰り返し語ってみせた。パットはそのロールプレイをとても熱心にみていた。最後に感想を尋ねられたパットは，「小さいときに本当の母親にこんなふうに言ってもらえていたら，今とはどんなに違っていたでしょう」と，ありったけの感情をこめて語った。もう一人のセラピストであるIdaがパットに向き合い，彼女の内なる「脆弱なチャイルドモード」がどのように感じているか，そしてロールプレイのどのせりふが最も気に入ったか，といったことを尋ねた。パットは「脆弱なチャイルドモード」がとてもよい気分でいることを報告し，「パットは幸せに生きるに値する」と言ってもらったことが一番うれしかったと語った。Idaはすかさずその言葉をカードに書きとめ，パットがいつでもこのロールプレイのことを思い出せるようにした。

　以上の例は，回避傾向を有する当事者に対して，特にグループの初期段階において，どのようにして代理学習を導入すればよいか，そしてそれがどのように役に立つかということを示すものである。このロールプレイはパットに大きな影響を与えた。彼女は，自分がいかに母親からのメッセージに影響されてきたか，ということを深く理解した。そして自分が母親にそんなふうに言われる筋合いはまったくなかったことも理解した。さらに彼女の内なる「脆弱なチャイルドモード」は，これまでとは異なる「よい親」による癒しのメッセージを受け取ることができたのである。

自己愛的な当事者にどう対応するか

　自己愛的な特徴をもつ当事者に対して，我々はグループにおいてどのように対応すればよいだろうか。この点について我々がよく覚えているのは，そのような当事者を「要求がましい人（greedy）」ではなく「困っている人（needy）」とみなすようにというYoungの教えである。とはいえ我々のGSTでは，自己愛性パーソナリティ障害（Narcissistic Personality Disorder：NPD）の診断基準を完全に満たす当事者は，除外するようにしている。というのも，たとえばNPD当事者の権利要求的で尊大な態度が，BPD当事者を自然と「いけにえ（scapegoat）」的な存在にしてしまうなど，NPDはBPDのグループになじまないからである。NPDの存在が，BPD当事者のグループの進行を妨げてしまうのである。完全なNPDの診断のつく当事者がたとえ1名でも混ざっていると，グループ療法の効果が得られなくなってしまうことが少なくない。我々は，NPD傾向をもつ人がグループに含まれる場合，特別扱いはせず，他の当事者と同じように対応するようにしている。すなわち，彼／彼女らの根底にある痛み（例：不安定な感覚，自分に欠陥があるという思い）を共有し，その痛みが「過剰補償的コーピングスタイル」（例：優越感の表明，権利の要求）として言動に現れていることを明確にする。そして，根底にある真の欲求を見つけ，それに当事者が自ら対応できるようにしていく。時間の経過に伴い，他の当事者が自らの脆弱性を理解できるようになるのと同じように，NPD傾向をもつ当事者も，自らの脆弱性を理解できるようになり，他者を拒絶するような当初の言動は減っていく。もし自己愛的な当事者がグループを中傷するような言動を取った場合，セラピストは，当事者の根底にある感情（拒絶されることへの恐怖，人とつながりたいという欲求）を明確にしようとする努力を続け，彼／彼女らが自らの脆弱性から逃げ出すために過剰補償的で極端な言動を取っていること，そしてそれがむしろ逆効果であることに言及するとよいだろう。各モードへの対応は，自己愛的でない当事者に対するのと同じで構わない。時に自己愛的な当事者は，「過剰補償モード」ではなく，「怒り・防衛モード」に入り込む場合もある。その場合もセラピス

トが臨機応変に対応すれば問題ない。

> **セラピストへの助言**
>
> 　NPD傾向を有する当事者が，グループのなかで尊大な態度を取ったり，グループの時間を独占しようとしたら，我々はその当事者を承認しつつ，限界設定を行うようにしている。たとえば次のように言ったりする。「貴重な情報をお話しくださって，ありがとうございました。次に必要なのは，あなたに聞き役に回ってもらい，他のメンバーの方々の経験を聞いてもらうことです」。あるいは，「それはとても深い洞察ですね。さて，それでは〇〇（グループで検討していたテーマ）に戻りましょう」と言うこともできれば，「この問題をあなたと共有できてうれしく思います。さて，今日まだあまり話していない人たちのなかで，このような問題を経験したことのある人はいらっしゃいますか？」と言うこともできる。これらの直面化は，多く話しすぎると批判されたり切って捨てられたりするのではないかという恐怖を当事者に抱かせないようにするため，優しい物言いでなければならない。グループメンバーは皆，我々セラピストが他の当事者にどのように接するのかをよく観察し，自分が似たようなことをした場合，我々にどのような扱いを受けるのかをごく自然に推測する（そして多くの場合，恐怖を感じることになる）。もし当事者の多くが回避的なコーピングスタイルをもっている場合，恐怖に駆られたグループは結果的に「遮断・防衛モード」に入り，機能しなくなってしまうだろう。

その他の問題にどう対処するか

　当事者は時に，日常的に繰り返される問題や，長く抱えている人生上の問題を，「不満の種」としてグループに持ち込むことがある。この場合，セラピストは，グループの「監督者（director）」として振る舞う必要がある。当事者がそれらの問題で混乱してはいるものの，それがかえって有意義なモードワークを行うチャンスであるとみなしたら，セラピストはすかさず

その当事者をモードワークに導けばよい。一方で、当事者の混乱がスキーマとさほど関係がなく、特にワークにも結びつかないような場合には、当事者の混乱した思いや感情を承認するに留め、グループを先に進めるほうが賢明である。「遮断・防衛モード」が見られたら、セラピストはすぐにこのモードに焦点化する必要がある。とはいえ、ある当事者が混乱に陥っている場合、セラピストは、あまりにも長時間にわたって、明確な目的もないまま、グループを脇道にそらしつづけてはならない。しかし同時に、そのような当事者には、批判的ではなく支持的に対応しつづけるべきである。セラピストの当事者に対する言動は、すべて他のメンバーたちに見られているということを、我々は覚えておく必要がある。セラピストが「不満の種」を持ち込んだ当事者にどのように反応するか、ということを他のメンバーは観察し、代理学習する。セラピストの反応如何によって、彼／彼女らはその後自分が自己開示をするかしないかを決めるだろう。

　普段は回避的な当事者が「不満の種」をセッションに持ち込んだ場合（そのようなことは滅多にないが）、グループで共有するために、その話をもっと続けるよう当事者を励ますだろう。一方、自己愛的な傾向をもつ当事者が、長々と自分の話をしたり、他のメンバーの話を遮ったりする場合、しかもそのような言動が自己完結的で、他のメンバーに対する配慮がない場合、我々はそのことを指摘したうえで、それ以上その話には乗らない。セラピストはまた、グループ全体のアジェンダに話を戻すときや、当事者の長い一人語りを切り上げるときには、それまでに語られたことを要約して示すようにする。たとえば、「リサ、あなたはその体験を本当に楽しんだようですね。あなたの話を聞いて、私たちまで楽しい気分になってきました。では話を元に戻しましょうか。たしか私たちは、『遮断・防衛モード』がいかにグループセッションの妨げになるか、ということについて話し合っていたのでしたね」といった言い方ができるだろう。

4-12　セラピストが「ヘルシーアダルトモード」のモデルとなる

　セラピストはグループメンバーに対し，健全な「よい親」のモデルとしての反応を示し，それが当事者たちの「ヘルシーアダルトモード」の礎となる。当事者を気遣い，承認するという我々の言動は，治療的再養育法の一環であり，スキーマ療法の中核的な構成要素でもある。我々セラピストと共に過ごし，治療的再養育法を受けるなかで，当事者はこれまでにない新たな体験を積み重ね，彼／彼女らの内なる「脆弱なチャイルドモード」が癒されていく。当事者にとっては，セッションにおける我々のふるまいが，そのまま「ヘルシーアダルトモード」のモデルとなる。場合によっては，我々のふるまいが唯一のモデルとなる可能性もある。「ヘルシーアダルトモード」のモデルとしてのセラピストは，実に人間らしく振る舞う。たとえばセラピストは，自らのスキーマやモードについて自己開示する。ただしその際，どの当事者からもネガティブな反応を引き起こさないよう，自己開示する話の内容については気をつけなければならない。

　このような場合も，セラピストが2人いることには大きなメリットがある。セラピストが2人いれば，一方のセラピストのスキーマが，グループのテーマや当事者の言動によって活性化され，何らかの「ひっかかり」を起こしてしまっても，もう1人のセラピスト（副セラピスト）がそれに気づき，何らかの対応をすることができる。副セラピストができることはいろいろある。たとえば，一方のセラピストが自らのスキーマにひっかかってしまった場合，副セラピストが何らかの合図を送って，そのセラピストが「養育的なセラピスト」に戻れるよう手助けすることができる。あるいは，健全な自己開示のあり方を当事者に示すチャンスと捉え，スキーマが活性化されている当のセラピストに対して，「一体何が起きたのか？」と尋ねたり，コメントしたりすることもできる。たとえば，「おやおや，Joan？　さっきあなたがグループメンバーに対してモードのモニタリングを1日10回するようにという課題を出したとき，あなたのなかの『要求

的ペアレントモード』がちょっと顔を出していなかったかしら？」といった具合である。我々セラピストも非機能的なモードをもっていることを知って，驚く当事者は少なくない。このことからわかるのは，「すべての人が何らかの非機能的なモードをもっている」ということを教訓的に話して伝えるだけでは，その効果に限りがあるということである。教訓として伝えるだけでは，当事者の強固なスキーマに響かない。それよりも，セラピスト自身が当事者と同じ「何らかの欠陥をもつ人間」として当事者の前に存在することのほうが，はるかにインパクトがあるのである。自分と異なる意見に敬意のこもった対応をしたり，葛藤が生じた場合に粘り強く落としどころを見つけていったりすることを示すことも，当事者たちにとっては重要な治療的再養育法になるだろう。

　2人のセラピストの関係性を築いておくことは，2人がグループで互いに協力しあうことにもつながるので，非常に重要である。グループが始まる前に，セッションの目的や内容について，2人で短時間の打ち合わせをすることが，そのとき役に立つだろう（とはいえ打ち合わせの内容は柔軟に扱う必要がある。これについては後述する）。セラピストのなかには，より深い関係性を求めてくる人もいるかもしれない。それはたとえば，「脆弱なチャイルドモード」のレベルで互いに知り合うことであったり，グループを始めるにあたって互いの「脆弱なチャイルドモード」が何を怖れているのかを共有することであったりするかもしれない。あるいはグループセッションの後で，自らの「脆弱なチャイルドモード」がどのように影響を受けたか，ということについて話し合うことだったりするかもしれない。「参考資料6」には，そのような目的のために活用できる，2人のセラピストのためのエクササイズが紹介されている。そのなかのひとつに，「ヘルシーアダルトモード」のレベルで関係性を築きつつ，そのような関係性のなかで互いの「脆弱なチャイルドモード」について話をして共有する，といったエクササイズがある。

　この"「ヘルシーアダルトモード」レベルで互いの「脆弱なチャイルドモード」を共有する"というエクササイズは，セラピスト育成のためのワーク

ショップの初期段階で行うものだが，参加者にとっては非常に魅力のあるエクササイズであるらしい。我々自身にとってもそうであった。初めてこのエクササイズに取り組んだとき，我々はあまりにも熱中しすぎて，ホテルが用意してくれた素敵なおやつを食べ損ねてしまうほどであった！　スキーマ療法のセラピストも，当事者と同様に，他者と深く関わりたいと願っている。それは驚くべきことではない。セラピストにとって望ましいのは，プライベートな生活において他者との深い関わりが構築されていることである。それが GST において他のセラピストや当事者と関わる場合に大いに役に立つだろう。GST は多くの人たちと行う集中的なワークであり，そこにはさまざまな強い感情や強烈なエネルギーがある。したがってセラピストにとって必要なのは，グループにおいて自らの「脆弱なチャイルドモード」が反応し，何らかのサポートが必要となった場合，パートナーのセラピストにすぐに助けを求められるようにしておくことである。それだけでもセラピストは安心してグループに臨むことができるだろう。

　以上，本章についてまとめると，GST のセラピストに必要なのは，安定性，一貫性，柔軟性，創造性，状況に応じて声のトーンを変えること，公平であること，自らのスキーマの問題からある程度自由でいられること，そして十分なサポートやグループスーパービジョンが受けられることである。もちろんこれらすべてが，つねに同時に必要とされているわけではない。それは我々 GST のセラピストにとっては朗報と言えよう。

第5章
グループスキーマ療法の基本的な進め方
Joan M. Farrell and Ida A. Shaw

　本章では，グループスキーマ療法（GST）の構成要素について解説する。具体的には，グループの規模，治療期間，用いる部屋，などについてである。さらに，GST における基本的な治療構造や治療の流れ，GST で用いる介入や技法についても，その概要を解説する。

5-1　GST の基本原則

GST に参加する BPD 当事者について
　参加者の基準——精神科医から BPD と診断され，かつ BPD 重症度尺度（BPD Severity Index；Arntz, van den Hoorn, Cornelis, Verheul, van den Bosch, & de Bie, 2003）の基準値を超えているか，SCID-II（First, Spitzer, Gibbon, & Williams, 1996）の BPD の診断基準を満たす当事者が対象となる。さらに GST に参加する意思があり，定められた治療期間を通じて参加する必要がある。研究目的ではなく，通常の臨床場面で GST を行う場合は，診断基準を満たさない BPD 傾向を有する当事者を含めることができる。
　除外基準——第 I 軸において精神病性障害の診断がつく人。小児期に ADHD の診断を受けている人。反社会性パーソナリティ障害および自己愛性パーソナリティ障害を有する人。グループで使用する言語を話す／読む能力に欠ける人。IQ（知能指数）が 80 を下回る人。この「80」という基準は，我々の臨床経験から設定したものである。80 を下回る人は，グルー

プの進行についていくことが難しく，グループが進むにつれて当事者においてフラストレーションがたまる場合が多い。このような当事者は，グループにおいて他のメンバーとの違いを感じ，結果的に彼／彼女らの「欠陥／恥スキーマ」や「失敗スキーマ」が，手のつけようのないほどに活性化されてしまうことになりかねない。我々はまた，IQ が 80 以下の当事者は，何らかの衝動制御の問題を抱えていることが多いが，それが BPD と偽診断される場合があることがわかっている。

グループの規模について

　BPD のグループ療法としては，8 名の当事者と 2 名のセラピストというのが理想的である。とはいえセラピストが 2 名いれば，10 名までは可能であろう。セラピストが 1 名であれば，グループメンバーは 6 名に抑えるほうが賢明である。ただ実際には，グループメンバーが 10 名を超えて 12 名になってしまったり，どうしても 1 名のセラピストしかつけられない場合もある。ただし単にメンバーの数だけが重要なのではなく，グループの発達段階や構成によって，その後の展開は大きく異なる。結局，グループの規模は，実際に臨床を行う現場の状況によって決まってくるであろう。

セラピストについて

　第 4 章でも述べた通り，GST ではセラピストが 2 人いる体制が望ましい。スキーマ療法および GST のセラピストになるためのトレーニングについては，「ミッドウェスト・スキーマ療法研究所（Schema Therapy Institute Midwest）」のウェブサイトを参照されたい（http://www.bpd-home-base.org）。GST は個人スキーマ療法よりも新たな試みが多い治療法である。というのも，グループならではの治療要因やグループのプロセスが治療に加わるからである。またその分，グループにおいては扱うべきモードも増えるだろう。さらに，BPD の当事者に対し，安全な環境で凝集性の高いグループを形成し，それを維持していくためには，特別な専門的トレーニングが必要となるであろう。

グループ外でのセラピストと当事者との関わり

　我々は当事者に対し，セラピストと当事者がグループ外でどのように関われるかについて，グループ開始前の予備セッションにおいて予め説明するようにしている。当事者がグループ外で何らかの助けを必要とする危機的状況に陥った場合，セラピストはどの程度その状況に対応できるだろうか。各セラピストは自らの臨床現場に応じて，そのための指針を決めておくとよいだろう。BPDの場合，セラピストとの関わりがあまりにも限られてしまうと，そのこと自体が当事者をつらくさせてしまう。我々は当事者に対し，彼／彼女らの幸せをつねに願っていること，そして危機的状態に陥った場合，どのような対応が可能であるかということを知らせるようにしている。我々はまた，我々自身の生活のバランスを取るために，グループ外の対応には限界があることも同時に知らせるようにしている。グループ外での関わりについての我々の指針は，Nadort et al.（2009）の研究に基づいている。彼らの研究は，セラピストが24時間対応する場合と，限界を設けて対応する場合の治療効果と満足度（セラピストと当事者の双方）を比較検討したものである。この研究では，治療効果と患者の満足度について，両者の間に有意差が見られなかった。

　ところで我々は，治療の初期段階で，当事者とともに「安全のための計画」を立てることにしている。その際我々は，さまざまなモードが活性化されるなかで当事者が危機的状況に陥ったとき，多少ともあれ安心感を得られるような何かを，当事者に渡すようにしている。そして危機的状況にあっても，それが当事者の生命の安全を脅かすことのないよう，予防的な計画を一緒に立てる。たとえば当事者が「脆弱なチャイルドモード」において危機的状況に陥った場合は，我々セラピストの存在を感じられるような移行対象，すなわち，セッションを録音したものや，セラピストの手書きの文字が書いてあるノートなどを活用するとよいだろう。それによって，当事者が日常生活において困難に直面したときや，休暇でセッションの間隔があいたときに，当事者はセラピストの存在を感じ取ることができる。その一例として，たとえばJoanは，グループ外で当事者が彼女のことを思

い出せるよう，ガラス玉でできたブレスレットを当事者に渡すようにしている。また Ida は，自分がセッションに出られない場合は必ず，当事者に対する励ましや楽しいホームワークの課題をメモに書き，封筒に入れて渡すようにしている。

クローズドグループとオープングループのどちらにするか

　GST をオープングループで行うかクローズドグループで行うかは，セラピストの臨床現場にもよるし，その GST を臨床研究として行うのか，あるいは臨床実践として行うのかにもよる。双方にメリットとデメリットがあると思われるが，現時点では，両者を比較検討した研究がないため，その差異については推測することしかできない。我々は今のところ，グループ初期のトライアル段階においては，グループをクローズドにしている。外来の GST の場合は，グループの進行中に，1度に2名までの当事者を，「仲間」として迎え入れることができるよう，あらかじめ心づもりをしている。ただしトライアル段階で当事者がグループから早々に脱落した場合に限っては，グループ開始から4週間以内であれば，すぐに新たな当事者を追加することにしている。入院の GST の場合，一度に8名の当事者を集めることが難しいため，4名の当事者が集まった時点でグループに入ってもらうようにしている。すなわち，8名のグループの場合，4人がすでにいる古いメンバー，4名が新たなメンバーということになる。このようなオープングループの設定において，我々は，「先輩・後輩システム（mentor system）」を取り入れている。すなわち，古いメンバーは新たなメンバーの先輩として，ホームワークを手伝ったり，疑問に答えたりすることによって，新メンバーがグループに適応できるよう手助けする。いわば新人の「姉／兄」のような立場である。このシステムは非常に効果的で，先輩として機能することによって古いメンバーは有能感を得られるし，彼／彼女らの「ヘルシーアダルトモード」が強化されていく。それによって特に「欠陥スキーマ」や「失敗スキーマ」が修復されることになる。先輩として後輩の面倒を見ることを通じて，「自分には価値がある」「自分は

有能である」と初めて感じることができたと語ってくれる当事者は多い。

推奨される評価方法について

　GSTに参加する当事者は「スキーマモード尺度（Schema Mode Inventory）」（Young, Arntz, Atkinson et al., 2007）を実施する必要がある。BPDの症状については「BPDチェックリスト（BPD Checklist）」（Giesen-Bloo, 2005）を用いることができる。これはBPDに症状による主観的な苦痛度に焦点を当てた尺度である。これらの尺度は治療に入る前に一度実施し、その後は半年ないしは1年ごとに実施するとよいだろう。精神症状の重症度については「簡易症状評価尺度（Brief Symptom Inventory：BSI）」（Derogatis, 1993）が、生活の質（QOL）については世界保健機構（WHO）による「生活の質尺度（World Health Organization Quality of Life）」（The WHO QOL Group, 1998）が有用である。

治療期間について

　GSTの治療期間はさまざまである。我々が最初に行ったGSTの無作為化比較試験（RCT）（Farrell, Shaw, & Webber, 2009）では、週に1回、90分のグループセッションを8カ月以上かけて30回行い、さらに20カ月にわたり、スキーマ療法ではない個人心理療法を追加で行った。トータルの治療期間は、約2年間であった（そのなかに8カ月のGSTが含まれる）。対照群の当事者に対しては、週に2回の個人スキーマ療法を3年間にわたって行い、その後週に1回のセッションが続けられた。両群を比較したところ、GSTは個人スキーマ療法よりも治療期間が短かったにもかかわらず、効果サイズが大きかった。個人スキーマ療法群においてポジティブな変化が見られたのは、治療が開始されて18カ月が経った時点であった。次に、入院患者を対象として、約120時間のGSTと18時間の個人スキーマ療法を組み合わせたプログラムを3カ月以上かけて行い、その効果を評価するためのパイロット臨床試験を行った。その効果サイズは、外来のGST群の臨床試験と同様であった。これらの研究については，第12章で詳述する。

他にも集中型GSTプログラムとして，病院のデイプログラムの一環として GST を行うこともできる。そうすることで，外来通院の当事者と入院中の当事者の両方に対して，高水準の治療を提供することが可能になる。
　表 5.1 に，GST を施行するうえでのさまざまな構造を示す。ひとつは，それぞれ週に 1 回の GST と個人療法を 1 年かけて行い（つまりセッションは週に 2 回），2 年目には週に 1 回，2 週間に 1 回，月に 1 回というふうにセッションの頻度を減らしていくという構造である。他の構造としては，1 年目は週に 2 回の GST とトータルで 12 回の個人療法を提供する，というものである。2 年目は同様に，セッションの頻度を減らしていく。これらの 2 つの構造を比較することによって，GST と個人スキーマ療法の相対評価が可能になる。また，GST を効果的に行うためには，どの程度の個人スキーマ療法が必要であるか，ということについての示唆も得られるだろう。実際の臨床場面においては，治療にかかる費用をどれだけ減らせるかという視点から，どちらの構造を選択するかが決まってくるだろう。
　このような治療は一見「手厚すぎる」という印象を与えるかもしれない。しかしながら，BPD 当事者は，集中的なメンタルヘルスサービスを長期的に受け続けるという疫学データがある。GST のような計画的な治療を受けることがなければ，結局のところ BPD 当事者は長きにわたって治療を受けつづけるのである（Comtois, Russo, Snowden et al., 2003）。また，スキーマ療法は，症状のコントロールだけでなく，スキーマやモードレベルでの「回復」を目的とするアプローチであることも，念頭に置く必要がある。GST の治療効果のエビデンスは増えており（Arntz による第 12 章を参照），GST がさまざまな臨床場面で幅広く適用可能な，費用対効果の高い治療であるということが明らかになってきている。現在，特に公的なメンタルヘルスサービス機関において，BPD 当事者に対し，いかにしてエビデンスに基づく治療を提供するか，ということが問題になっている。需要に対して供給が追い付かないのである。GST はそのような問題に対する有効な解決策となるかもしれない。
　本書で示す GST のモデルについては，以上に述べた通りである。

表5.1　GSTの構造

形式	1年目	2年目	合計
外来通院の当事者A型 グループセッションにより焦点をあてた構造	グループセッションを週2回行う。12回の個人セッションを行う。	最初の6カ月間は、週1回のグループセッションを行う。次の3カ月間は、隔週のグループセッションを行う。最後の3カ月間は、月に1回のグループセッションを行う。1年間で計6回の個人セッションを行う。	グループセッションは計121回となる。個人セッションは計18回となる。
外来通院の当事者B型 グループセッションと個人セッションを組み合わせた構造	グループセッションを週1回行う。個人セッションを週1回行う。	最初の6カ月間は個人セッションとグループセッションを交互に週1回行う。次の3カ月間は、隔週で行う。最後の3カ月間は月に1回行う。	グループセッションは計63回となる。個人セッションは計63回となる。
入院中の当事者を対象とした構造	3カ月間で、週に10回のグループセッションを行う。さらに、週に1〜2回の個人セッションを行う。		グループセッションは計120回となる。個人セッションは、12〜18回となる。
デイプログラム	3〜12カ月間、1日に3回のグループを週に2〜5日間行う。さらに週1回の個人セッションを行う。1年かけて徐々にセッション数を減らしていく。		グループセッションは計72〜180回となる。個人セッションは12〜45回となる。

1回のセッションの時間について

　我々のセッションは、1回につき90分である。途中で15分の休憩を入れるが、これはセッション時間に含まれない。

セッションへの参加について

　グループの基本的な約束事のひとつとして、「セッションに毎回参加す

ること」というのがある。当事者には，できるかぎり遅刻することなく全セッションに参加するよう呼びかけている。もちろんセラピストもそうしなければならない。グループにとってすべてのメンバーが重要な存在であり，誰かがセッションに欠席すれば，グループメンバー全員がそのことを心配するであろうということを，我々はメンバーに予め伝えるようにしている。一方で，メンバーもグループに対して責任を負っており，各人がグループを尊重する必要があることについても，最初に話し合うようにしている。万が一セッションを欠席する場合，メンバーは電話を受ける係となっている他のメンバーに連絡しなければならない。電話連絡なしで欠席した場合，こちらから連絡することになっている。この連絡も，主にグループメンバーが行う。このように電話を受けたり，無断欠席者に電話をしたりする係を，当事者は月ごとにローテーションする。あるメンバーが，続けて 2，3 回欠席し，電話にも出ない場合は，手紙を出して，グループに連絡をするように促す。その手紙には，グループメンバー全員が署名し，セラピストも署名する。この手紙にも反応がなければ，再度手紙を出し，今後，また別のグループでよいので，新たに GST に参加申し込みをしてほしいというメッセージを伝える。

　セッションに参加すること自体ができなくなってしまう当事者がいる場合，グループ内で本人と話し合う必要がある（本人不在の場合は，本人抜きでの話し合いになるかもしれない）。そしてこの問題にどのように対応するか，グループの方針を共有しておかなければならない。その際，まず重要なのは共感的直面化で，必要であれば何らかの限界設定を行う。もちろんグループの対応は，欠席の理由によって変える必要がある。たとえば，入院中であるとか，病気であるとか，家族や友人の面倒をみているといった理由で参加できない場合と，「セッションがあるのを忘れていた」「グループに来たくなかった」「映画を観に出かけていた」といった理由で欠席する場合は，対応が異なる。前者の場合，欠席は許容される。ただし，人の世話をしていたという場合は，それが「自己犠牲スキーマ」によるものなのか，自分と他者の間に健全な境界を設定できているか，といったことを

検討したり，他者ではなく自分自身の世話をすることの重要性について話し合ったりする必要がある。「セッションを忘れていた」という場合，その当事者は日々のストレスに圧倒されているのかもしれない。その場合はセッションがあることを事前に知らせてもよいか，当事者に確認すればよい。「来たくなかった」という場合は，その理由を検討する必要がある。「映画に行っていた」という場合は，何らかの形で共感的直面化を行うとよいだろう。

グループの空間について

　どのような空間でグループセッションを行うか，ということは非常に重要である。体験的ワークを行う際には動きを伴うこともあるので，ある程度の広さのある部屋が必要である。具体的には，400平方フィート〔訳注：約37平方メートル〕以上の部屋か，あるいはゆったりとくつろげる椅子を10脚以上配置できる部屋であることが望ましい。部屋の家具は，一般家庭のリビングによくみられるようなものがよいだろう。家具の配置は，後で柔軟に変えられるようにしておく。カーペットやラグは，部屋の雰囲気を和らげてくれる。照明も，頭上の蛍光灯より間接照明のほうが望ましい。また，セッションでは，メンバー全員でぐるりと囲む大きなテーブルを使わないことを強くお勧めしたい。というのも，そのような大テーブルは，仕事や法廷のイメージを当事者に与え，彼／彼女らがくつろげなくなってしまうからである。とはいえ，セッションを行う空間について決定権をもつセラピストは多くないだろう。以上の提案は，空間についてある程度決定権をもつ場合に参考にしてもらいたい。

　椅子は，文化的規範に基づいて，部屋にふさわしい数を円形に配置する。我々の場合，2人のセラピストは，円形に座る当事者が両隣りにちょうど半々となるように向かい合わせで座るようにしている。我々は25年にもおよぶBPD当事者とのグループ経験を通じて，一見些細に思われるようなことが，繊細なBPD当事者にとっては重要になることを学んできている。たとえば彼／彼女らは，前回のセッションに比べてセラピストが遠く

の椅子に座っているとか,「両親(すなわち2人のセラピスト)」が等距離に座っているかといったことに敏感である。我々は,このようなことに関する当事者の要求には,気軽に応じるようにしている。それが他の誰かを傷つけるようなことでなければ,我々は当事者のために動くことはやぶさかでない。時に,我々セラピストが等間隔に座れるよう,当事者に席の移動を依頼することがあるが,理由さえきちんと説明すれば,彼/彼女らは特に気にせずに応じてくれる。セラピスト同士が向かい合わせで座るのには,ほかにも利点がある。たとえば,パートナーが真向かいにいることで,互いに合図を送ったり受けたりしやすくなる。具体的には,1人のセラピストの介入が奏功したとき,あるいはその介入に当事者が疑わしげな反応を示したとき,もう一方のセラピストが何らかのジェスチャーでそれを相手に知らせることができる。

　また,我々はグループセッションを行う部屋に「安全な場所」を設定するようにしている。たとえば強烈な感情を鎮めたい場合,あるいは白熱したグループエクササイズから一時的に退避したい場合に,当事者は「安全な場所」に行き,しばらくそこで過ごす。そこには,大きな枕や毛布,動物のぬいぐるみなど,さまざまな癒し系グッズが置かれている。「安全な場所」にはさまざまな用途がある。たとえば,感情的に圧倒されたり強烈なパニックに襲われたBPD当事者は,それに対する防衛的な対処方略として自動的に解離することがよくあるが,「安全な場所」を使うことによって,そのような解離を防ぐことができる。我々は,当事者ができるだけ健全なコーピングを用いながら,グループに留まれるようサポートしたいと考えている。いったん「安全な場所」に行った当事者は,自分で大丈夫そうだと思ったらセラピストに告げ,ワークの妨害にならないようなタイミングで,グループに戻ってもらう。その際,当事者に対して,「あなたはグループにとって大切な人です。私たちはあなたにこのグループに留まってもらいたいのです。だからいつでも必要であれば,この『安全な場所』をお使いください」と伝えるようにしている。我々は,この「安全な場所」が,当事者がセッションを離れる際の第2の砦として機能することに気が

表5.2 GSTで用いるツール

セッションを通して使用するもの	「怒れる／衝動的なチャイルドモード」へのワークで使用するもの
ホワイトボード／フリップチャート 紙 ペン，鉛筆 画用紙 雑誌／雑誌の切り抜き 絵の具と絵筆 テープレコーダーとテープ リングファイル（配布資料用） インデックスカード ストレスボール 粘土 毛糸玉 試し書き用の紙	綱引きのためのタオル 結んだり投げたりするためのフェイスタオル 粘土 ストレスボール 壁にぶつけると弾む大きめのボール マットレスかソファーをたたくためのテニスラケット 風船（膨らませて割る） 踏みつけるための発泡ビニールシート 引き裂くための電話帳（米国の電話帳は厚みがあるが，薄いもののほうが使いやすい）
「見捨てられた，脆弱な，虐待されたチャイルドモード」へのワークで使用するもの	「遊び心いっぱいの幸せなチャイルドモード」へのワークで使用するもの
毛布 ショール 動物のぬいぐるみ ティッシュペーパー 絵本／児童書 心を落ち着かせる音楽 ガラス玉のブレスレット	クレヨンや色鉛筆 ぬり絵帳 パズル 操り人形 カード遊び ゲーム類 風船 踊り用の楽しい音楽

ついた。もし「安全な場所」がなく，当事者がグループからそのまま脱落してしまうと，それはグループの安心感やグループそのものを非常に脅かすことになるだろう。

セラピストの用いるツール

　体験的なエクササイズを行う際，さまざまなツールがあると役に立つ。表5.2に，特にBPDのグループセッションを行う際に用意しておくとよいツール類を示す。これらのツールの用途については，モードを用いた体験的技法について解説する第7章以降で詳述する。

5-2 GSTの各段階

　Young et al.（2003）は，BPD当事者を対象としたスキーマ療法を3つの段階に分けて示している。それは，「絆と感情調節の段階」「モードを変化させる段階」「自律性を獲得する段階」の3つである。一方で，グループ療法において自然発生的に展開する4つの段階ということも提唱されている（Yalom & Leszcz, 2005）。それは，「絆と凝集性の段階（グループの形成）」「葛藤の段階（グループの混乱）」「規範が確立される段階」「グループが真に機能する段階」の4つである。GSTのセラピストは，スキーマ療法の各段階における目標を達成するために，自ら積極的に動いてグループの段階を進め，そのためにグループの葛藤も積極的に扱う。一般的なグループ療法における4つの段階の最初と最後の段階は，GSTと合致する。しかしながら，一般的なグループ療法における葛藤の扱いとGSTにおけるそれは微妙に異なる。特にグループにおけるBPD当事者同士の結びつきが不十分な段階で葛藤が生じた場合，GSTにおける扱いは一般的なグループ療法とは異なってくる。第4章で示した通り，GSTのセラピストは，グループの初期段階では，限界設定を行いつつも葛藤に対しては共感的直面化を行う必要がある。一般的なグループ療法で3段階目に自然発生すると言われる「規範が確立される段階」は，GSTにおける「グループの基本的な約束事」に相当するだろう。GSTの場合，その約束事は，グループの安全が確保されるのであれば，ある程度柔軟に適用することができる。GSTのセラピストが積極的にグループを運営することで，一般的なグループ療法における3つの段階は1つに集約される。そのようにして安全にグループを運営できるようになったところで，GSTは次の段階，すなわち「モードを変化させる段階」に移ることができる。

　表5.3に，グループ療法とGSTにおける段階の関連性を示した。スキーマ療法における「自律性を獲得する段階」では，当事者のなかにヘルシーアダルトモードが形成され，それが強化される。この段階の初期には，セ

表 5.3　グループ療法と GST における段階の関係性

	第1段階	第2段階	第3段階	第4段階	
グループ療法の段階	絆と凝集性の段階	葛藤の段階	規範が確立される段階	真に機能する段階	
	第1段階			第2段階	第3段階
GST の段階	絆と凝集性を高める段階 感情調節をする段階 家族のように関わり，安心感を得る段階			モードに気づき，モードを変化させる段階	自律性を獲得する段階

ラピストが当事者のヘルシーアダルトモードを導いたり，一時的にセラピスト自身がその役割を担ったりする。しかしセッションが進むにつれ，セラピストは後ろに引きさがり，当事者が自らのヘルシーアダルトモードのスキルを十分に発揮できるようになることが重要である。セッションにおいてあまり生産的でない沈黙が続く場合，それにどう対応するかということも重要なポイントである。このようなとき我々は，「話に割り込むのが早すぎましたか？　今，皆さんのなかで，何か話をしようとしていた人はいらっしゃいますか？」などと言ってみるようにしている。外来の当事者を対象とした GST の場合，グループが第2段階（「モードに気づき，モードを変化させる段階」）に入るのに6〜9カ月かかることが多いが，不安定なグループの場合はそれよりさらに長く，12カ月ほどかかることもある。2年目以降は，セッションの頻度を減らしていくことが可能になる。なぜならその頃には，当事者同士の絆が深まっており，GST の第3段階である「自律性を獲得する段階」に入る準備を進めることができるからである。ただしグループによって各段階のあり方は異なるし，必ずしもすべてのグループが上に示した段階を直線的に進むとは限らない。グループや個々のメンバーの人生において危機的な状況が生じれば，それに応じてグループも，「絆と凝集性の段階」「葛藤の段階」に戻ってしまうこともある。我々はこれまで多くのグループを観察してきており，ここで述べたのはあくまでもその標準的な段階や時間にすぎないことに留意されたい。

GSTでは，グループセッションにせよ個人セッションにせよ，グループの呈するモードによって，セッションの焦点が変わっていく。それは1回のセッションで終わる場合もあれば，数回のセッションをかけて扱っていく場合もある。GSTの構成要素，目標，および技法については第9章でその概要を示す（表9.1参照）。当事者用のワークブックやツール類はWiley社のウェブサイトから入手可能である（表9.2，9.3も参照）。

GST参加にあたっての事前準備について

　当事者にはグループに参加する際，それとは別に2度の個人セッションを行い，GSTの過程についてレクチャーし，事前準備（socialization）をするようにしている〔訳注："socialization"とは認知療法における用語で，「これから行うセラピーの内容や進め方について当事者に知ってもらう」という意味である〕。これらの個人セッションは，できるだけグループを開始する前に行いたい。というのも，セラピストが当事者のアセスメントに直接関与していない場合，この個人セッションが，セラピストと当事者が互いに知り合う最初の機会になるからである。2回のうち少なくとも1回の個人セッションにおいて，グループを担当する2名のセラピストがきちんと揃うことが望ましい。それらの担当セラピストの休暇や病気による欠席，あるいは想定外の事態による欠席をカバーするために，「バックアップ」のグループセラピストを予め用意する場合は，当事者にはそのセラピストにも予め会っておいてもらう。その際，バックアップするセラピストのことは，両親であるグループセラピストがいないときに現れる「おじさん」「おばさん」といった親戚のメタファーを使うとよいだろう。

　この事前準備のための個別セッションにあたっては，我々は当事者のスキーマモード尺度の結果に予め目を通し，我々がなぜその当事者にGSTを勧めるのか，説明できるようにしておく。我々は当事者について，できるだけ多くの情報を入手しておきたい。情報があればあるほど，その当事者がグループに入ることで，どのような恩恵を受けることが期待できるか，我々は明確に説明できるようになるからである。我々のそのような説

明に基づき，当事者には自分がグループに入るかどうか，よりよい判断を下してもらいたいと考えている。すでに何らかのグループ療法を受けたことのある当事者には，その経験の良かった点と悪かった点について話してもらい，そのうえでGSTがどのようなもので，他のグループ療法とはどのように異なるのかについて説明する。グループ療法に参加したことのあるBPD当事者のほとんどが，以前に参加したグループにまつわるネガティブな体験を数多く話してくれる。それらのネガティブな体験は，診断が異なる当事者が寄せ集められた入院グループ療法もあれば，外来でのそういった寄せ集めのグループ療法もある。あるいは，BPD当事者のグループではあるが，スキル訓練に焦点が当てられたグループもある。我々は，グループ療法に失望しているこれらの当事者に対し，似たような問題を抱えている人がGSTを通じて回復していること，GSTの効果研究の結果が良好であること，そしてこれまでにGSTを行ってきた我々の経験について話をすることで，彼／彼女らにGSTに対する希望をもってもらおうと努めている。また彼／彼女らにとって，なぜ「グループ」という形態が適していると思われるのか，ということについてもきちんと説明する。その際我々は，国際スキーマ療法協会のウェブサイト（www.ISST-online.com）やスキーマ療法の効果研究に関する記事を，当事者に手渡している。

　当事者がGSTに対して何らかの気がかりがあったら，我々はそれらを承認し，彼／彼女らの心配ごとについて十分に話し合い，安心してもらうようにしている。BPD当事者のほとんどは，「不信／虐待スキーマ」や拒絶されることへの過敏性を有している。それらのせいでグループの初期段階では何らかの苦労が生じうることを当事者に予告し，それらの問題はグループのなかで扱っていくことを知らせておく。そのような感情（不信感，被拒絶感）が生じること，しかし生じても何とかやっていけることを予め伝えておくことで，当事者は自らの内なるそれらの感情について理解し，そのような感情に巻き込まれることで早々にグループから離脱してしまうことを防ぐことができるだろう。我々はまた，当事者がグループに何を望んでいるのかについても聞き，我々のグループがBPD当事者から高い支

持を受けていること，そして効果研究でも高い治療効果を示していることを伝える。我々はさらに，グループ療法に特有の効果についても説明し，グループに参加するかどうかの意思決定を当事者にしてもらう。セッションを録画する場合は，その目的（たとえば研究のため，訓練のため，セラピストの振り返りのため，当事者自身の振り返りのため）について説明し，文書で同意を得るようにしている。

以下に，GSTの初期段階においてBPD当事者が示すことの多い不快感や回避について，我々がどのようにアプローチしているか，その例を示す。

セラピストの説明の例——グループ療法についての心理教育

「グループ療法は個人療法と異なり，最初は，グループ内でいくらかの調整が必要となります。私たちはまず，お互いのことを知ることになるでしょう。そして私たちが互いにどのようなワークをすることになるか，理解していきます。特にグループの初期段階では，お互いの間に不快な感情が生じることがあるでしょう。私たちはそれらの感情をどのように扱えばよいのか，それについても一緒に理解していきます。あなたにとって，たとえば家族，学校，近所の人たちといった幼い頃のグループ体験が苦痛を伴うものであったのであれば，はじめは私たちのグループに対しても苦痛を感じ，グループから離れたい，グループを回避したいという思いに駆られるかもしれません。このような回避は不快な感情への対処法ではありますが，健全ではありません。回避ばかりしていると結局あなたは行き詰まってしまいます。したがって回避ではない別の対処法を使えるように，一緒に考えていきましょう。もしグループを苦痛に感じたり回避したいと思うようになったら，そのことをグループの皆でよく話し合い，あなたがグループを少しでも居心地良く感じられるよう，より健全な方法をみつけていきましょう。今お話ししているようなことは，グループに参加するからこそ体験できる重要なことです。セラピストの手助けを受けながらグループ療法に参加しつづけるうちに，あなたのなかに，「理解さ

れている」とか,「情緒的にサポートされている」とか,「何かに所属している」といった気持ちが次第に生まれてくるでしょう。これらの気持ちは,あなたがずっと前から望んでいたのに手に入れられなかったものですよね。この「何かに所属している」という気持ちは,今のあなたを苦しめている空虚感を埋めてくれることでしょう。グループ療法に参加するうちに,「普通の家族」に育つという経験ができます。「普通の家族」のなかで,今までに満たされることのなかった,あなたのなかの小さな子どものごく健康的な欲求が満たされていきます。それはたとえば,家族から承認されたい,受け入れられたい,好かれたい,といった欲求です。そういった欲求が満たされれば,あなたのなかの小さな子どもは,安心して成長していくことができるのです」。

　次に我々は,BPD をもつ当事者たちが共通して経験しやすい現象に名前をつけ,当事者に示していく。それによって「自分たちは同じだ」という感覚,グループへの所属感,他のメンバーとの一体感が強化され,グループの凝集性が高まっていく。ただしこの時点では,「BPD をもつ人」といった言い方をしないように気をつけている。というのも「BPD」という用語そのものが,当事者たちに否定的に受け取られる恐れがあるからである。我々はBPD の症状や問題を決して否定的に評価することはしないし,「ボーダーライン」という用語を軽蔑的に用いることもしない。しかしそのことを当事者たちが理解できるようになるまでには,ある程度の時間が必要である。したがって最初のうちは,あえて誤解を招くようなリスクは冒さないのが賢明である。当事者の「不信／虐待スキーマ」は,セラピストが援助者として良かれと思ってやったことを,歪曲して受け止める可能性がある。セラピストはそのことを肝に銘じておきたい。当事者のスキーマに基づく行動がセラピストに向けられた場合,今度はセラピスト自身のスキーマが活性化されてしまうこともある(これがいわゆる「逆転移」である)。セラピストは自らのそのような反応にマインドフルに気づけるようになっておく必要がある。

グループの基本的なルールと約束事について

　我々は当事者に対し，グループが開始される前の事前セッションにおいて，グループの基本的なルールが書かれた資料を渡すことにしている（資料1参照）。その際，これらのルールはBPD当事者の意見を参考にしながら時間をかけてつくったものであること，今後もグループメンバーの意見を取り入れてルールを改訂したり新たに作ったりすることができることを伝えている。基本的なルールが，個別のグループの実情に適合しない場合もある。その場合，そのルールが当事者の安全や秘密保持に直接関わらないものであれば，検討してから除外することもできる。さらに，これらのルールは基本的にはセラピスト側からの要望であることを伝え，とはいえ我々セラピストは，怒りや衝動を制御することにBPD当事者が問題を抱えていることを知っているということもあわせて伝える。したがって我々は，グループの初期段階において，当事者が基本的なルールを100%遵守できるとは考えていない。そこでそのための予防措置として，次のような約束事を設定している。すなわち，当事者が他者への攻撃的な行動を止められなくなってしまうといった緊急事態では，行動を再び制御できるようになるまで，一時的にグループから離れてもらう，というルールである。このようなことが起きた場合，一方のセラピストが当事者に付き添って一緒にグループから離れ，何が起きたのかを一緒に確認してみることもできる。その際，再びグループに戻ってきてもらいたいこと，何が起きたのかをグループ全体で共有したいこと，そしてグループを再び安全に運営できるかどうかを皆で確認したいということを，その当事者に伝える。このときに強調するのは，「あなたはグループにとって大切な人である」ということと，「あなたがグループに留まれるよう最大限の支援をしたいが，そのためにはあなた自身にもグループのルールを守ってもらう必要がある」という2点である。

　当事者が攻撃的言動を爆発させた後は，「懲罰的なペアレントモード」が出現し，「脆弱なチャイルドモード」を痛めつけることが多い。我々はそのことを当事者に予告し，そのようなサイクルを断ち切るために早め早

めに当事者をサポートし，当事者が自己制御できるようになることを手助けしたいと伝える。ただし，怒りを爆発させたからといって，当事者が人間として「悪者」になることはない。また，爆発が起こったら，グループの基本的なルールとセラピストの指示に従うことが，グループに対する当事者の責任である。それらのこともあらかじめ当事者に知らせる。我々はさらに，これらのルールは当事者の安心感，癒し，予測可能な感覚，養育的環境，承認された感じを育み，満たすために設定されているということも説明する。グループのルールについては，当事者が我々セラピストを「要求的な親」「コントロールばかりしようとする親」として感じることのないように注意しながら，「なぜこれらのルールが必要なのか」について説明するようにしている。もちろん，当事者が我々を「要求的な親」「コントロールばかりしようとする親」と感じるのであれば，それも彼／彼女らのスキーマやモードの活性化や維持を理解するきっかけとなるだろう。これについては後述する。

　どのようなグループでも，当事者がそこにいて居心地良く感じられるようになるまでには6セッションはかかる。我々はそのことを当事者に強調し，6セッションを経るまではグループを辞める決断をしないように伝える。当事者も我々セラピストも同様に，グループに深く関わる存在である。当事者の時期尚早な離脱は，グループに深刻な影響を与えかねない。我々はそのことも当事者に強調する。当事者が，自分が本当にグループのルールを守れるかどうか意思決定するためには，また疑問点や気がかりな点をセラピストと話し合うためには，ある程度の時間が必要である。だからこそ我々はグループ開始前の個人セッションを2回行うのである。グループ期間中の引っ越し，転職，ライフスタイルの変化（結婚や出産など）は，当事者のグループへの参加の妨げになる可能性がある。この2回の個人セッションでは，そのような生活上の大きな変化を予定していないこともあわせて確認する。人生には予期せぬ出来事がたくさんあるが，それでもこのように予め確認しておくことは重要だと我々は考えている。ちなみに我々の経験では，このような事前の個人セッションを行った当事者のう

ち，約 8 割の人がグループに参加する決意をした。我々が最初に行った外来患者を対象とした GST の臨床研究では，14 カ月の治療期間中，脱落した当事者は一人もいなかった。入院患者を対象としたパイロット研究でも，95% の当事者がグループに参加しつづけることができている。

治療的再養育法について

「治療的再養育法」は，スキーマ療法に特有な治療戦略であり，同時にスキーマ療法における基本的な治療姿勢でもある。治療的再養育法はスキーマ療法の開始から終結まで実践される，最も重要な治療的要素であり，当事者は治療的再養育法を通じて大きな変化を遂げる。個人スキーマ療法でも GST でも，セラピストが，あたたかく，安全で，養育的な雰囲気を積極的に醸成することにおいては共通している。Young et al. (2003) によると，治療的再養育法はスキーマ療法に不可欠な治療環境であり，当事者はそのような環境において，さまざまな体験をする。それはすなわち，安定したアタッチメント，自発性や楽しさ，他者との現実的な境界，欲求や感情を表現すること，自律的で有能であることなどである。

心理教育の構成要素

当事者にはグループを開始する前に，事前準備のための個人セッションにおいて，GST についての心理教育を受けてもらう。またグループの初期段階においても，当事者たちが皆で協力しながら GST のさまざまなワークに取り組めるよう，それらのワークについても 1 つひとつ説明を行う。協同作業のために必要な情報を提供すること自体が，当事者に対して治療的再養育法として機能する。GST の心理教育の構成要素については第 6 章で詳述する。

モードへの気づきを高める技法

我々は長年，BPD 当事者とともに多くのワークを行ってきた。その経験に基づき，従来のスキーマ療法の技法に加え，「モードへの気づきを高

める技法」というステップをGSTに入れることにした。それはまず感情に気づきを向けることから始まる。治療において当事者の変化に向けて協同的に取り組むことができるようになるためには，当事者はまず，自らの感情体験にふさわしい言葉をもてるようになる必要がある。そして，感情を「ある」あるいは「ない」と極端かつ大雑把に表現するのではなく，感情のさまざまなレベルにきめ細かく気づけるようになる必要がある。多くのBPD当事者は失感情症（alexithymia）の傾向をもち，たとえ内なる感情の存在に気づいていても，それに名前をつけることが非常に難しかったりする。我々は，当事者が自らの感情に気づきを深めながら，それらに名前をつけて表現できるよう，そしてそれらの感情，すなわちモードについて語ることができるよう手助けする。これがGSTの第1段階であるが，詳しくは第6章で紹介する。

> 気づきを高めるために用いられる主な技法（本書でそれが詳述されている箇所）
> ・感情への気づきを高める段階的エクササイズ（第6章）
> ・身体的なグラウンディングのエクササイズ（第7章）
> ・サークルのモニタリング（「気づきを高めるワーク」の1-1, 1-2, 1-3）
> ・モードのモニタリング（「気づきを高めるワーク」の2-1〜2-5, 3-1, 3-2）
>
> 各技法についての説明，当事者用のパンフレット，およびホームワークについての資料はすべて「当事者用資料ワークブック」に記載されている。

認知的技法について

スキーマ療法における認知的技法は，推論や思考に働きかけ，当事者が論理的に物事を考えられるよう手助けする。認知的技法を通じて，当事者は自らの不適応的スキーマと闘い，スキーマモードを認識できるようにな

る。我々はつねに，まずは認知的ワークを行って当事者の言語的な枠組みをつくってから，体験的ワークに入るようにしている。というのも，体験的ワークよりも認知的ワークのほうが，当事者は抵抗や不安を感じづらく，親しみをもちやすいからである。これは，つねに「遮断・防衛モード」で日常生活を送っているBPD当事者には特に当てはまる。変化に対する当事者の動機づけを高めるためには，不適応的スキーマに関わる中核信念や認知的内容を疑ってみる必要がある。当事者にとっては，スキーマこそが真実である。しかし実際には，当事者のもつ早期不適応的スキーマが，彼／彼女らの，自分を取り巻く世界，自分自身，そして他者に対する見方を大幅に歪めてきた。そのことに当事者は気づいていない。もし認知療法を受けた経験がなければ，このような考え方は当事者にとって非常に新鮮なものとなるだろう。スキーマの認知的内容，すなわち中核信念は，人生早期の学習体験に基づいている。重度のパーソナリティ障害の当事者の場合，これらの中核信念が非常に強固であり，柔軟性に欠ける。これは「最初の学習」が「最後の学習」になってしまった典型例であり（刷り込みのようなもの），重度のパーソナリティ障害をもつ当事者はこのような不適応的なパターンにはまりこみ，身動きが取れなくなってしまっている。GSTで主に用いられる認知的技法を以下に示す。第6章と第7章では，各モードに対する認知的技法をさらに詳しく紹介する。

> **GSTで用いられる主な認知的技法**
> ・境界性パーソナリティ障害（BPD），スキーマ療法（ST），幼少期の欲求についての教材（「スキーマ療法の教材」1-9）
> ・メリット／デメリットのエクササイズ（「不適応的コーピングモード」2, 3）
> ・認知再構成法と再帰属法（第7章）
> ・フラッシュカード（「怒れるチャイルドモード」2）
> ・認知の偏り（「不適応的コーピングモード」4）
> ・スキーマの認知的側面の変容（「認知的技法」1）

諸技法に関する教示，当事者用の情報パンフレット，ホームワークは，「当事者用資料ワークブック」に記載されている。

体験的技法について

体験的技法は感情レベルで作用し，修正感情体験をもたらす。Young et al.（2003）は，スキーマ療法における体験的技法を「感情レベルでスキーマと対決すること」であると述べている。体験的技法を通じて，スキーマやモードに対する感じ方そのものが変化する。当事者のよくある訴えに，「頭では『私には価値がない』というのは誤りだとわかるのですが，心ではどうしてもそう感じてしまうのです」というのがある。感情が介在すると，当事者の学習体験は劇的かつ迅速に深まっていく。体験的技法が感情を引き起こすからである。特にグループは感情体験の効果を増幅させるので，体験的技法という意味ではグループ療法は非常に効果的である。グループという形態はある意味家族に相似している。当事者はグループに参加することで，原家族での体験や記憶が喚起されるのだろう。そのほかの体験的技法としては，グループに所属して受容されていると感じること，普遍性の感覚，セラピストや他の当事者との関係性，実存的な要因なども含まれる。GSTにおける主たる体験的技法を以下に示す。第6章と第7章では，各モードに対する体験的技法をさらに詳しく紹介する。

GSTで用いられる主な体験的技法
- イメージ技法（「安全なシャボン玉」例9,「安全な場所」例10,「よい両親」例3）
- イメージの書き換え（「幼少期の記憶の結末を変化させる」例5）
- モードによるロールプレイ（「懲罰的ペアレントモードの肖像」「たくさんの椅子を使ったチェアワーク」「モード同士の対話」）
- 移行対象を使う（「移行対象の形成と使用」「アイデンティティのブ

レスレット」「脆弱なチャイルドモードの玉手箱」)(第7章)
・グループにおける体験的な創造や表現(香をたく,描画,コラージュなど)
・遊び(第7章)

　諸技法に関する教示,当事者用の情報パンフレット,ホームワークについては,「当事者用資料ワークブック」,特に「体験的技法」の節に記載されている。

行動パターンの変容(行動的技法)について

　「行動パターンの変容」は,当事者が変化していくにあたって不可欠な治療的要素である。当事者の行動パターンの変容は,まず治療セッションなかで起こり,その後治療外の生活の中に広がっていく。グループは「世間の縮図」とみなせるので,この技法においてもグループ療法は有利である。当事者が,より健全なコーピングを試したり,自分の弱味をさらしたり,新たな行動を実践したり,建設的なフィードバックを受け取ったりするにあたって,グループは「安全な場」として機能する。スキーマ療法において,治療がこの段階(行動パターンの変容)まで来たということは,当事者がこれまでの不適応的スキーマに駆られた行動を取る代わりに,より健全なコーピング行動を選択できるようになったことを意味する。この段階で重要なのは,新たなコーピングの望ましい効果に関する証拠を集めることと,当事者が自らの欲求を満たすためにこれらの新たなコーピングを使いつづけ,さらに上達していくことである。

GSTで用いられる主な「行動パターンの変容(行動的技法)」
・緊急時の行動計画(「行動パターンの変容」1-1, 1-2)
・モードマネジメント計画(「行動パターンの変容」2, 3, 4)
・証拠の記録(「行動パターンの変容」「行動的対策)」1, 2, 3, 6)
・ロールプレイによる練習(行動パターンの変容)「行動的対策4,5」

> 諸技法に関する教示，当事者用の情報パンフレット，ホームワークについては，「当事者用資料ワークブック」，特に「行動パターンの変容」の節に記載されている。

対人関係に関する技法

　グループという場そのものが対人関係について学ぶ格好の機会を提供する。当事者はグループにおいて，観察学習や代理学習を体験することができる。当事者がよく話してくれるのは，仲間の「怒れるチャイルドモード」が爆発して癇癪を起こすのを目の当たりにして，そのような行動が他者に与える影響を心底理解できるようになった，ということである。このような観察学習を経て，自らの行動を変えたいという当事者の動機づけが高まる。GSTのグループは当事者にとって「支えてくれる家族」として機能する。このような体験はBPD当事者にとって初めてのことがほとんどである。人は，他者の反応や他者が自分にどうラベリングするのかを見聞きする経験を通じて，自分自身を理解していく。当事者は人生の早期に誤った情報ばかりを得て自己理解をしている。グループ体験はそれを修正してくれる。仲間からコメントをもらったり，かつてない肯定的なラベリングをされたりするという体験は，当事者のもつ「欠陥／恥スキーマ」に対する強力な反論となる。グループにおいて自分が受容されたという体験は，「脆弱なチャイルドモード」の感情レベルに働きかけ，非常に治療的な意味をもつ。グループでは，健全な対人関係を形成・維持するための練習ができる。また，自他の境界線を探索したり，コミュニケーションスキルを向上させたりすることもできる。さらに，互いの欲求が対立した際の交渉の仕方と葛藤の解決法を身につけることができる。パーソナリティ障害をもつ当事者は，対人関係に関して深刻な問題を抱えていることが多い。したがって，グループにおいて多様な対人的交流をもつことは，当事者が修正感情体験をもつにあたって非常に望ましいのである。

5-3　グループ療法において諸技法を統合する

　BPDに対するスキーマ療法の効果サイズが大きいことはすでに実証的に示されているが、それは、スキーマ療法がパーソナリティという深いレベルでの変化を生み出すための統合的なアプローチだからだ、と我々は考えている。スキーマ療法は、感情への気づき、認知的技法、体験的技法、行動的技法、対人関係技法の複合体である。これらの技法をすべて実践し、長期にわたる変化を引き起こすのがスキーマ療法の目的である。パーソナリティ障害に対し、これほどまでに統合的なアプローチを提供できるのはスキーマ療法だけである。他の心理療法は、認知、体験、行動、対人関係を選択的に重視し、それ以外の要素に触れることが少ない。このような違いが、BPDに対するスキーマ療法、とりわけGSTに見られる回復率の高さを説明するであろう。第7章と第8章では、GSTにおける各モードに対する介入について、さらに詳しく紹介する。

1回のセッションの構造
セッションの冒頭

　初回セッションから最後セッションまでずっと、我々は「安全なイメージ」のワークからグループを開始することにしている。グループの進行に伴い、「安全なイメージ」の内容は変化していく。初期段階では、「安全なシャボン玉」のイメージを用いることが多い。すなわち、個々の当事者がシャボン玉に保護されていたり、グループ全体が大きなシャボン玉に包まれていたりするイメージを喚起する。グループの初期には、セラピスト側から「安全なイメージ」を提供するほうが、当事者はしっかりとした安心感を抱けるようになるだろう。というのも、はじめから当事者自身に「安全なイメージ」を抱いてもらおうとすると、何人かは必ず「安全なんか感じたことがない」「そんなことはイメージできない」などと言い出し、動揺したり、怒りを感じたり、挫折感を抱いたりすることになるからである。実

際にこれまで，当事者に任せてそれぞれの「安全なイメージ」をもってもらおうとしても，なかなかうまくいかなかった。またほかの当事者には役立つことの多い「海辺」や「美しい自然の景色」などのイメージも，BPDの当事者には「安全なイメージ」として機能しなかった。そこで我々は「シャボン玉」のイメージを使うことにしたのである。

一方，「シャボン玉」よりもさらに具体的な場面をイメージしてもらうのは危険である。その具体的な場面に関連する自らのトラウマ体験を想起してしまう当事者が必ずいるからである。我々が望んでいるのは当事者が安心感を抱ける環境をつくり，セッションを先に進めていくことである。したがって，この「安全な場」のイメージについては，その意味を長々と話すことによって話を複雑にすることも，詳細について話し合うことも，フラッシュバックをあえて起こさせてそれを扱うこともしない。

グループが進んでいくにつれて，我々は当事者それぞれに独自の「安全な場」のイメージをもってもらうようにする。さらに「よい親」のイメージを持てるようになってもらい，自分が安全であることを実感してもらう。また我々が当事者に対して強調するのは，セラピストがグループをつねに安全な場として保ちつづけるだろう，ということである。「安全な場」のイメージワークを行っている際にも，セラピストが責任をもって，グループ全体を安全に保ちつづけることをあらかじめ当事者に伝え，安心してもらう。グループの初期段階で我々が特に注意するのは，セッションの冒頭のこの時間帯から，ひどく混乱していたり「脆弱なチャイルドモード」に入ってしまったりしている当事者がいないかどうか，ということである。

グループが2年目に入ると，セッション冒頭のイメージワークの自由度が高くなり，当事者はその日の気分に合った「安全な場」のイメージをもつことができるようになる。その頃にはグループ全体の安全感も高まっていることだろう。ただしそれでもなお，我々セラピストがグループの安全の責任を負いつづけることを伝え，「よい親」としてのセラピストからのメッセージを加える。一方，グループの初期には，セラピストはより直接的で構造化された形でセッションを始める必要がある。「安全な場」のイ

メージもセラピストが与える。セラピストの指示によって，たとえグループに加わることに安心感を抱けない当事者であっても，グループや各当事者を包む「安全なシャボン玉」をイメージしていく。

　このようにグループが進行するにつれて，「安全な場」のイメージが変化していく。最初は自分やグループがシャボン玉に包まれているというイメージだが，次第に当事者が独自のイメージをもてるようになり，そこにセラピストによる「守ってくれるよい親」のイメージが加わる。さらにセラピストの手助けによって当事者の内なる「ヘルシーアダルトモード」の存在を感じられるようになる。最終的には当事者およびグループが「ヘルシーアダルトモード」そのものとしてイメージできるようになり，そのイメージによって「自分は守られている」「ここは安全だ」と感じられるようになる。

> **例**
> 　たとえば次のようにして「よい親」からのメッセージを伝えることができる。「今日はお集まりいただき，ありがとうございます。ここではあなたはいつでも助けを求めることができます。新しいことを始めるのには苦労がつきものですよね。それでもなお皆さんは新しいことにチャレンジしようとしているのです。それはとても勇気のいることで，だからこそ大変素晴らしいことです。でも私は，皆さんにはそれを始める力があることを知っています。これは人生を変えるチャンスです。スキーマ療法は皆さんにとってとてもハードな作業になるでしょう。しかし，皆さんはスキーマ療法を通じて，これまでに経験したことのないポジティブな人生の変化を体験することができるでしょう。」

> **例──「脆弱なチャイルドモード」に安心を提供する**
> 　グループの初期段階では，当事者が「脆弱なチャイルドモード」に入ったときは，そのモードに，「あなたは何をしてほしいの？」「あなたが欲しいのは何？」と尋ね，セラピストがその欲求を満たし，安心

感を抱いてもらう。具体的には，その当事者の座席の位置を移動させることを提案するとか，当事者に枕を抱きかかえたりショールで身を包んでもらったりするといった簡単なことである。セッション冒頭で行う「安全な場」のイメージワークを終えるときに，当事者が「脆弱なチャイルドモード」にいることに気づいた場合は，それは次に行う体験的ワークの格好の機会であるため，当事者にはそのままでいてもらう。ただしそれは，そのモードをグループ全体のワークに結びつけることができる場合に限られる。具体的には，セラピストが当事者のイメージに入っていき，「脆弱なチャイルドモード」を積極的に保護する「イメージの書き換え」のワークを行う。

グループ初期に当事者から観察できたことを参考に，我々は「よい親」の例を示し，解説を加えるようにしている。我々が心がけているのは，グループが進むにつれて，当事者が最初は言葉にならなかった自らの欲求を言葉にし，健康的な行動を通してそれらの欲求を満たすことができるよう手助けすることである（例：グループのなかで，より安全だと感じられる座席に移動する）。

例
　セッションが進み，実際に何らかのワークに入る前に，我々が当事者に言うのは，セッションの冒頭でイメージした「安全な場」とつながりつづけるように，ということである。その際，「よい親」としてのメッセージも付け加えるようにしている。それはたとえば「今日のこのグループに，メンバー全員が集まってくれて，私たちはとてもうれしく思っています。そして今，『安全な場』のイメージを皆がもつことができました。これは素晴らしいことです。なぜなら皆さんは，幼い頃にそのような安全な場をもつことができなかったからです」といったものである。このようなメッセージを伝えた後，「計画されたワーク」に入る。

セッション前半のワーク

セッション冒頭のイメージワークの次に行うのは，ホームワークについての簡単な振り返りである。たとえば，ホームワークの課題から何を学んだか，どんな感情がかき立てられたか，どのモードが活性化されたか，課題のどこが難しかったか，などである。グループが進むにつれて，ホームワークについてのやりとりは端的なものになり，少し振り返っただけで，次のワーク（たとえば「イメージの書き換え」などの体験的ワーク）に進むことができるようになる。さらにグループが進むと，ホームワークについては，ただ当事者たちからレポートを受け取るだけですませられるようになる。ただしその際には，当事者の取り組みをさらに向上させたり，当事者の努力を承認したりするために，セラピストからの励ましのコメントを記載して返すことが重要である。

> 例──セッションのなかでホームワークをどのように扱うか
>
> 　たとえば「自らのコーピングモードを観察し，観察されたなかから2つの例を挙げる」というホームワークの課題を出したとする。その場合，次のセッションで，「そのうちの1つを皆の前で順番に発表してください」と当事者に依頼したりする。このように順番に発表してもらう場合，特に大きな反対がなければ，「ぐるぐる回る」方式でいくことが多い。これには2つの理由がある。1つは，次の発表者を決める時間が省けるということである。もう1つは，順番が決まっているので「自分がいつ話すか」という不安を抱かずにすむということである。BPD当事者の多くは，この「ぐるぐる回る」方式を好むようである。Idaによると，この方式は，当事者が他のメンバーの話を集中して聞くことにも役立っているのではないか，ということである。

　グループがさらに進むと（開始から3〜4カ月後），ホームワークをそのままの形で発表するのではなく，ホームワークを利用した体験的なエクササイズに持ち込むことができるようになる。

> **例──ホームワークをエクササイズにつなげる**
> 「前回のホームワークは，小さかった頃，親から聞くのが好きだった話を思い出し，書き出してくることでしたね。書き出してきたことのなかから，あなたにとって特に大事だと思うものを，これから順に発表してもらいます。その内容を私たちは書き留めておき，今後，Ida と私で作成する『よい親』の脚本に役立てることにします」。

グループの初期段階では（6〜12週目），ホームワークの課題や当事者の心配ごとなどについて，心理教育的なやりとりをごく端的に行うことが多い。そのやりとりはできる限り双方向的に行うようにしている。そうでないと当事者が退屈したり気が逸れたりしてしまうからである。それはたとえば，「今，お話しているようなことを体験したことのある人はいらっしゃいますか？ ある人は手を挙げてください」といったような問いかけである。また，以前に話し合ったことのある話題であれば，「以前たしか，スージーとカレン，そしてジェーンが，自分でも気づかないうちに感情が切り替わってしまった経験がある，と言っていましたね」と言って，当事者にその話題を想起してもらうことができる。グループがある程度進行すると（9〜24カ月），より柔軟にアジェンダを設定できるようになる。たとえば，そのときに当事者が体験している主なモードや，グループ全体に影響を与えている何からのモードについて，皆で話し合うことができるだろう。

セッション後半のワーク

セッションも後半に入ると，体験的なエクササイズを行うことになる。それはたとえばモードを用いたロールプレイや，そのセッションで焦点を当てるモードに関わる認知的なエクササイズなどである。体験的なエクササイズにおいては，それらのエクササイズや話し合いが，それぞれ異なる個性をもつグループメンバーに対して，適切に説明や適用がなされているかどうかについて，我々はつねに気を配る必要がある。すべてのグループ

メンバーがエクササイズや話し合いに参加していること，そしてそれらのエクササイズや話し合いが個々のメンバーやグループのサブグループにどのような影響を与えているかについて，我々は確認しつづけなければならない。

　体験的エクササイズは，体験的ワークそのものと，ワークを通して得られる気づきや洞察といった認知的処理から成る。セラピストはその2つ(体験的ワーク／認知的処理)のバランスをほどよく取る必要がある。スキーマ療法では，それが個人対象であれグループ形態であれ，この2つのバランスを取ることが不可欠である。治療的変化を起こすには，「心の底から感じること」と「頭で理解すること」の両方が重要なのである。

「まとめ」と「ホームワーク」

　我々はセッションを終えるにあたって，当事者たちからそのセッションで学んだことを報告してもらうようにしている。また，次のセッションまでに読んでおいてもらいたい資料やホームワークで用いるツールを渡したりもする。このように資料やツールを渡してホームワークの課題を提示することには，いくつかの重要な目的が含まれる。たとえば，「不信／虐待スキーマ」を有する当事者にとっては，次回に用いる資料を渡されることで，次回のセッションが予測できるものとなり，それが安心感を増し，不安感を軽減することにつながるだろう。また資料やツールを渡すことによって当事者に情報提供を行う方法は，当事者への敬意を示し，当事者自身の能力を承認することにつながる。それはBPDについてすべてを知るエキスパート（すなわちセラピスト）が何でも「教えてあげる」というやり方に比べると，はるかに協同的である。また，セラピストが次に何をしようとしているかを事前に伝えることは，当事者のグループへの参加を促す方法となりうる。さらにホームワークの存在は，当事者間の結びつきやグループの凝集性を高めることにもつながる。当事者は，次のセッションまでの間にホームワークに取り組みながら，他のメンバーも同時に同じ課題に取り組んでいることを知っているからである。

我々はできるだけ柔軟にホームワークを扱うようにしている。ホームワークは，ただ課題を完成させることだけが目的ではない。たとえば，「課題について考える」こともホームワークに取り組んだとみなせるし，課題を行うにあたっての何らかの障壁（例：課題に取り組もうとすると「遮断・防衛モード」や他のモードが活性化される）に気づくことも，立派なホームワークの取り組みである。「失敗スキーマ」や「欠陥／恥スキーマ」をもつ当事者に対しては，ホームワークの課題に取り組むことを促すこと自体が，治療的に非常に重要である。そのような当事者が課題に取り組めなかった場合，それをことさらに言い立てることなく，「よくあること」としてさらっと扱うとよいだろう。そしてグループのなかで当事者同士が支持的な雰囲気のもとで，彼／彼女ら自身の経験に基づき，ホームワークの課題に取り組むことがどうして難しいのか，それを乗り越えるためにはどうすればよいのか，といったことについて話し合うとよいだろう。特に「不信／虐待スキーマ」をもつ人や，「懲罰的ペアレントモード」からの批判に悩む人にとっては，自分が困難に直面しているときにセラピストや仲間から助けられた経験は，それらのスキーマやモードの緩衝材となるだろう。これはスキーマ療法の内容だけでなく，グループそれ自体のプロセスや体験を活用できることを示した一例である。

　セッションを終える
　我々はセッションを終える際には，「安全な場所」あるいは「安全なシャボン玉（グループ全体ではなくメンバーが個々にシャボン玉に入るほうのイメージ）」のエクササイズを行うようにしている。これには2つの目的がある。1つは，このエクササイズをセッションが終わる合図にすること，もう1つは，セッション後も当事者が「ヘルシーアダルトモード」のままでいられるようにすることである。我々はセッションを終えるにあたって，当事者に対し，グループで扱った難しい話題や問題からあえて離れるようにアドバイスしている。当事者たちの感情調節スキルやストレス耐性スキルには限りがある。セッションの初期段階であれば，抑えられていた当事

者の感情が爆発しても，それをグループのなかで扱い，我々が当事者を積極的にサポートすることができるが，セッションを終える段階でそれを行うのは難しい。セッションを終える際のイメージエクササイズには，現在のグループのテーマに基づいて，セラピストからの「よい親」からのメッセージを加えるようにしている。それはたとえば，「『自分はこのグループにおいて価値のある大事な一員だ』ということを覚えておいてくださいね」「あなたは今日，皆からたくさんのぬくもりやサポートを受けました。次のセッションまでにこのことを何度も思い出して，その感覚を確かなものにしてください」といったメッセージである。これも治療的再養育法の一環である。

表5.4に，GSTのセッションの構造について示す。各セッションの構造は，グループの各段階によって異なり，それはある程度柔軟に扱うべきである。この表は外来でのグループを想定しており，全体の流れは週単位で示してある。我々の行うGSTは，たいていは週に1〜2回のグループセッションと週に1回の個人セッションから構成されており，年間でおよそ45回のセッションを実施する（もちろん休暇も取る）。ただしこれはあくまでも概算であり，個々のグループにおいて，当事者が回復し自律性を獲得するにあたってのペースは，あくまでケースバイケースであることに留意されたい。

なおこの表は，GSTにおけるさまざまな治療的介入のタイミングの概略を示すもので，厳密なプロトコルではない。当事者のさまざまな欲求を扱う際，特にその欲求がそのワークにおいて新奇なものである場合，セラピストにとって課題になるのはセッションのタイムマネジメントである。その際に鍵となるのが，表5.4に示したセッションの5つの段階に注意を向けることである。しかしながら，セッションのどの段階であっても，そしてグループ自体の発達がその段階であっても，スキーマ療法のセラピストは（個人療法であれGSTであれ）柔軟であることが非常に重要である。我々は通常，セッションのアジェンダを当事者と共有する。それによって当事者はセッションに対する見通しや安心感を得ることができる。「これ

表5.4　1年間の流れにおける各セッションの構造

セッションの段階	セッションの回数	何をするか
セッションの冒頭	1-12	・「安全なシャボン玉」や他の「安全な場」のイメージを使用し，安全や安心に焦点を当てる。 ・セッションのアジェンダを共有する。 ・スキーマ療法について学び，モードをチェックする。
	13-24	・当事者に個別の「安全な場」あるいは「よい親」のイメージをもってもらう。 ・モードをチェックする。
	25-36	・モードをチェックする。 ・その時点で行っているワークに合った「安全な場」のイメージを必要に応じてもってもらう。あるいは，チェックされたモードに応じて，それに関わる「安全な場」のイメージを個々の当事者にもってもらう。
	37-45	・モードをチェックする。 ・セラピストの誘導なしに，個々の当事者にその時々のモードに合った「安全な場」のイメージを体験的ワークを通じて抱いてもらう。
セッション前半のワーク	1-10	・ホームワークについて話し合う。同時に当事者のモードを扱う。 ・新たな教材を通じて学ぶ。認知的ワークを行う。
	11-23	・必要に応じてホームワークについて話し合う（※ホームワークの課題，当事者の反応やモードによる）。 ・必要に応じて教材を通じて学ぶ。 ・スキーマを変容するための認知的ワークを行う（例：「遮断・防衛モード」のメリット・デメリット分析を行う）。 ・体験的ワークを行う（例：「親のイメージ」に立ち向かう。「怒れるチャイルドモード」のワークを行う）。 ・記憶を用いた脚本の書き換えを開始する。
	24-36	・イメージを用いた脚本の書き換えを行う。あるいはモードに基づくロールプレイを行う。
	37-45	・より深いトラウマに対してイメージを用いた脚本の書き換えか，モードに基づくロールプレイを行う。
セッション後半のワーク	1-10	・モードに対する気づきを促すエクササイズを行う。 ・当事者が「脆弱なチャイルドモード」になり，セラピストが「よい親」になるイメージワークをグループ全体で行う。 ・「今・ここ」でのモードを用いてロールプレイを行う。その際，たとえば音楽を用いるなどしてグループ全体を落ち着かせつつ，他の当事者は観察者となり代理学習を行う。
	11-23	・不適応的なコーピングモードを適応的に変容させるためのエクササイズ（安心感を得る，グラウンディングを行うなど）。 ・「よい親」のイメージワークを行う。

セッション後半のワーク	11-23	・より主体的に感情移入しながらモードに基づくロールプレイを行う（例：「懲罰的ペアレントモードに」本気で追い払う）。
	24-36	・認知的ワークをごく短時間で行い，その分体験的ワークに時間をかける。
	37-80	・認知的ワークをごく短時間で行い，その分体験的ワークに時間をかける。 ・グループの内外で行う「行動パターンの変容」について計画を立てる。
「まとめ」と「ホームワーク」	1-10	・認知的ワークを行うか，新たなラベルを作り出すワークを行う。あるいは，セッションでの体験的ワークをしっかりと定着させる。 ・気づきを深めるためのホームワークを出す。
	11-23	・認知的ワークを行うか，新たなラベルを作り出すワークを行う。あるいは，セッションでの体験的ワークをしっかりと定着させる。 ・モードに対する気づきをさらに深めるようなホームワークを出す。それによってコーピングモードによる反応や他のモードに影響を与え，欲求を満たせるようになる。
	24-36	・認知的ワークを行うか，新たなラベルを作り出すワークを行う。あるいは，セッションでの体験的ワークをしっかりと定着させる。 ・モードをマネジメントできるようになるためのホームワークを出す。
	37-45	・「行動パターンの変容」に焦点を当てたホームワークを出す。
セッションを終える	1-10	・「安全なシャボン玉」のワークを行う。グループルームそれ自体が安全な場であり，そこに「よい親」としてのセラピストと，「安心できる家族」としてのグループメンバーがいることを実感してもらう。
	11-23	・各当事者に自分なりの「安全な場」のイメージをもってもらう。その際，当事者の「脆弱なチャイルドモード」がセラピストやグループの「ヘルシーアダルトモード」とつながっていることを実感してもらう（例：「私たちは皆で『ヘルシーアダルトモード』の輪のなかに入っており，その輪が皆さんのなかにある『脆弱なチャイルドモード』を守ってくれます。そして皆さんのなかに『ヘルシーアダルトモード』が少しずつ育っていくのです」）。
	24-36	・自らの「脆弱なチャイルドモード」を当事者の内なる「ヘルシーアダルトモード」につなげるイメージワークを行う。
	37-48	・「ヘルシーアダルトモード」が強まっていくイメージをもってもらう。「脆弱なチャイルドモード」の欲求を満たしつづけることの必要性を忘れないようにしてもらう。

からこのグループセッションで何が行われるか」を知ることは，BPD 当事者にとって助けになるし，心地良い体験にもなる。というのも，ほとんどの BPD 当事者は，「先の見通しがもてない」という体験をしていることが多く，そのせいで「不信／虐待スキーマ」をもつに至っているからである。「情報がある」というのは，何らかの安心感につながる。たとえがっかりするような情報であっても，何も情報がないよりはマシなのである。特に BPD 当事者の場合，何も情報がないと，その「情報がない」という状況を過剰にネガティブに解釈し，現実に起こりうるよりもっと悪い方向に物事を考えてしまいがちである。我々セラピストは，彼／彼女らがそのような状態に陥るのを避けるべきであろう。

「その瞬間を捉える」——GST における「機会を捉えたワーク」について

　グループでスキーマモードを変容させるワークには，2 つの基本的なタイプがある。1 つは「機会を捉えたワーク」である。それは，グループの対人関係のプロセスにおいて，その時々の当事者のモードによって行われるワークである。もう 1 つは「計画されたワーク」である。これは，セラピストによって導入されるエクササイズやホームワークのことである。本章ではこれまで，グループの初期段階における「計画されたワーク」について主に述べてきたが，ここからは「機会を捉えたワーク」について述べてみたい。「機会を捉えたワーク」は，セラピストにとって「計画されたワーク」とはまた別の新たなチャレンジとなるだろう。GST のセラピストになるには，この 2 種類のワークを行う能力が等しく重要となる。

　認知的ワークや行動的ワークは，我々セラピストがそれを準備したり，保留にしたり，あるいはまたそこに戻ったりすることが比較的可能である。一方，セッションにおいて体験的ワークの素材となる「その瞬間」は，計画して作り出すことができない。我々セラピストができるのは，せいぜい「その瞬間」が生じやすくなるようなお膳立てだけである。体験的なエクササイズによってどのような感情が誘発されるかということを，セラピストが正確に予見することは不可能である。したがって，セラピストが誘発

したいと考えている感情やモード（例：「脆弱なチャイルドモード」）がたまたま生じたら，すかさずその瞬間を捉えることが重要である。セッション中に当事者が「脆弱なチャイルドモード」に入ったら，セラピストはそれを治療的再養育法のチャンスとみなし，治療的再養育法を通じてそのモードを癒すのである。これはスキーマ療法の中核的な介入でもある。第7章で紹介するカレンの例がこれに該当する。継父に性的虐待を受けていたカレンという当事者は，「よい親の脚本を書く」というエクササイズにおいて，突然ネガティブな反応を示した。セラピストはその機会を捉えて治療的再養育法を行い，カレンは自らの体験に対して自分を責めなくてもよいのだということを実感できるようになった。このエクササイズに対してグループメンバーがポジティブな反応を示すだろうということは，我々も予測していたが，カレンのエクササイズに対しては，グループが一丸となって彼女の変化を心底喜んだ。カレンの事例を通じて，同じく虐待を受けていた他の当事者たちも，悪いのは自分ではなく，虐待をした大人であるということを，理解できるようになっていった。

　セラピストにとって重要なのは，スキーマ療法の変化に向けた理論と，実際に自分が担当するグループとの間には，希望に満ちた相互作用が起こるだろうということを心に留めて，毎回のセッションに臨むことである。「計画されたワーク」については，あまり欲張らず，年単位で前に進められればよいというぐらいに考えるとよいだろう。重要なのは，スキーマ療法の治療目標にかなった体験的ワークを行える「その瞬間」が来たら，「計画されたワーク」を中断してでも，「機会を捉えたワーク」を行うべきであるということである。とはいえ，何かが起きたらそれを何が何でも「機会を捉えたワーク」につなげなければならない，というわけではない。「機会を捉えたワーク」は，スキーマ療法の目法と，グループの発達段階や当事者の欲求とを擦り合わせて，戦略的に行う必要がある。治療的再養育法の中心にあるのは，当事者の感情レベルに合わせてセラピストが対応することである。そうすることによって，感情は非常に重要であること，そしてセラピストは当事者の感情につねに気を配っているということを伝えること

ができる。我々のこのような対応は，幼少期における養育者の「無視する」「罰を与える」といった対応とは真逆である。我々は当事者に対し，感情には価値があること，だからこそ我々は当事者の感情を理解したいし，彼／彼女らの感情と交流をもちたいと思っていることを伝える。このようなアプローチは，スキルの習得に焦点を当てたCBTやDBTとはかなり異なるものである。「その瞬間」を捉えた体験的ワーク，すなわち「機会を捉えたワーク」は，それがうまくいくと，かなりのインパクトを当事者に与える。というのも「機会を捉えたワーク」のほうが，その時々のグループの感情レベルにぴったりと合っているからなのであろう。

　GSTではこのように2種類のワークがあることを，セラピストがあらかじめ当事者に知らせておくことが重要である。というのも，アジェンダ通りにセッションを進めなかったり，話が横道に逸れたりしたときに，当事者の内なる「懲罰的ペアレントモード」や「要求的ペアレントモード」が，自分自身（およびセラピスト）に向けて，活性化されることが少なくないからである。GSTでは「何をするか」があらかじめ明確になっている「計画されたワーク」と，グループの感情レベルに沿って偶発的に行われる「機会を捉えたワーク」の2種類があり，両者を行ったり来たりすることが重要である。当事者がそのことを知らされていないと，「機会を捉えたワーク」を行ったためにアジェンダから話が逸れたときに，不適応的なペアレントモードが誘発されて（セラピストのなかにも同様のモードが誘発されるかもしれない），「話が脱線した」「適切に進行できていない」「コントロールできていない」などといった批判が，セラピストに向けられることになる。

　我々がスーパービジョンを通して気づいたのは，セラピスト側も，計画したセッションの課題をすべて遂行できないと，「セッションがうまくいかなかった」とどうしても感じてしまう，ということである。そのようなときは，計画をあきらめることがむしろ治療的な場合もあるということを，セラピストに強調するようにしている。「その瞬間」を捉えて体験的ワークを行うこと，そのワークに基づき気づきや洞察を深める認知的ワークを行うこと，そして両者バランスを取ることは，セラピストにとってはつね

に重要な課題となる。これは個人のスキーマ療法であってもGSTであっても同様である。

　特にグループ療法におけるセラピストの課題の大きさと複雑さを勘案すれば，計画されたセッションを進めていくにあたって，仮にそれが計画通りに行っても行かなくても，セラピストはそれにとらわれすぎず，どっしりと構えていればよい。Joanはグループセッションを開始するにあたって，つねにセッションの目標と計画を設定する。Joanによれば，「計画されたワーク」のために使う時間はセッションの50%，セッションの目標を達成するために使う時間はセッションの90%ということである。セラピストはセッションの目標と計画が異なるものであることを，心に留めておく必要がある。そもそも心理療法の流れというのは，それがどのようなケースであっても，一直線で進むものではない。それは浮いたり沈んだり，きれいなカーブを描いたり，予期せぬカーブにぶつかったり，実にさまざまな流れとなる。セラピストがスキーマ療法それ自体の目標を理解し，それに向かって治療を進めているのであれば，正しい道を歩んでいるということになる。

　セラピストが柔軟であることは，個人のスキーマ療法でも重要だが，GSTにおいてはさらに重要である。というのも，グループでは扱うべきモードが個人療法に比べてさらに幅広く，またメンバー同士の相互作用によってそれらのモードの強度がさらに増強されることが多いからである。我々はセッションで生じるすべてのモードを扱わなければならない。たとえば，「脆弱なチャイルドモード」に向けて計画されたワークであっても，多くの当事者が「怒れるチャイルドモード」に入ってしまった場合，それは感情的に非常にインパクトがあり，我々はそのすべてを扱う必要がある。このようにGSTでは「機会を捉えたワーク」を優先的に扱う。GSTのこのような特徴は，構造化やスキル習得を重視する他のCBTやDBTと大きく異なる点である。GSTは，CBTやDBTに比べて，グループのプロセスそれ自体や，当事者やグループの個性化に，より大きな関心を向けるのである。

第 6 章

グループスキーマ療法の流れ [第 1 段階]
絆と感情調節の段階

Joan M. Farrell and Ida A. Shaw

　グループスキーマ療法（GST）の第 1 段階で目指すのは，他者との絆を感じること，グループの凝集性を高めること，そして感情調節ができるようになることである。グループの長い歩みのなかにおけるこの最初の段階では，さまざまな混乱が起こりつつも，グループの規範が共有され，少しずつグループそれ自体が形成されることになる。この段階は，次の段階で「モードを変化させるワーク」を行うための準備段階でもある。個人スキーマ療法における第 1 段階でも，絆をつくることが目標となるが，GST の場合，グループの凝集性を高めるという目標が追加され，それも重要な治療的要因となる。さらにこの第 1 段階では，GST の効果について，そして境界性パーソナリティ障害（BPD）について，さらにスキーマ療法のモデルについて心理教育を行う。これらの心理教育はすべて，当事者が積極的に治療に参加できるようになるための準備でもある。協同的なアプローチを取ることによって，セラピストと当事者，そして当事者同士の絆が生まれる。それはあたかも教室の「生徒たち」のような立場で，当事者が自分自身について学んでいくようなものであり，このような過程がグループの凝集性を高める。
　絆をつくり，しっかりとしたアタッチメントを形成することの重要性は，スキーマ療法のみならず，多くの心理療法のアプローチで強調されており，当事者の感情調節のためにも不可欠である。ところで BPD 当事者においては，感情調節のスキルと感情的な発達に関してかなりの欠落が見られる。

それらをカバーするために，我々は「感情の気づきのワーク」と「安全なイメージ」をGSTのプログラムに加えることにした。「自分が今どのモードにいるのか」ということにその場で気づき，自らのモードに触れられるようになることは，グループの第2段階である「モードを変化させるワーク」に進むにあたって大変重要である。さらに，BPD当事者は時に，自らの生命を脅かすような行動を取る場合がある。グループの第1段階で「安全なイメージ」や「安全計画」によってそのような行動に対応することで，それがたとえ一時しのぎであっても，グループ全体の安全性を高めることができるだろう。

6-1　絆と凝集性

　治療的再養育法によって，グループにおける絆と凝集性が徐々に高まり，健全な「家族」としてのグループが形成される（第4章参照）。その際に行われる心理教育が，グループのつながりを深め，「普遍性」という治療的要因をグループにもたらす。当事者たちは，医学的診断や抱えている問題が互いに共通していること，そしてこれまでの人生経験にも多くの共通点があることに気づきはじめる。その気づきが「何かに所属している感覚」を当事者のなかに育む。続いて，幼少期の体験においても多くの共通点があることに当事者たちは気づくだろう。このような共通点は，最初はセラピストが指摘する必要がある。それが当事者における普遍性の感覚につながり，当事者同士の結びつきの基盤となる。当事者同士が，あるいは当事者とセラピストが関わるなかで，さまざまなスキーマが活性化され，影響を及ぼす。それはポジティブな場合もネガティブな場合もあるが，後に当事者はスキーマモードの観点からスキーマの影響を検証したり，そのような経験を通じて人との関わりについて理解したりすることができるようになる。

　グループが進行し，感情的な分かち合いが行われたり，過去の体験が共

有されたりすると，グループの絆はさらに深まっていく。我々セラピストも当事者との絆を徐々に深めることを通じて，自分たちを「親」とする小さな家族を当事者とともに作り上げようとする。これはある意味とてもシンプルなことで，グループのなかで互いに関心をもち，当事者に共通する興味や経験（例：最近の美術展，本，映画，あるいは「ここだけの秘密の話」）を話し合うことが非常に役に立つ。ただし実際にこのようなアプローチを取るにしても，さまざまな方法がある。

グループがさらに進むと，セラピストは，当事者の許可を得たうえで，より深い感情について共有したり，彼／彼女らに共通するトラウマについて語り合ったりすることを促すようになる。セラピストは当事者に対し，我々は「ひとつにまとまったグループ」であることを伝える。そしてグループのつながりを深めるための体験的なエクササイズを行う。そのひとつが「クモの巣のようにつながろう」エクササイズである。

> **「クモの巣のようにつながろう」エクササイズ**
>
> 　セラピストと当事者は，毛糸玉を投げ合う。すなわち玉が自分のところに来たらそれを受け取って，別の人に投げるのである。それを繰り返すうちに，クモの巣のような毛糸のつながりがグループ全体にできあがる。なお，毛糸玉を投げる際には，投げる相手の目をしっかりと見つめるよう，我々は当事者に教示している。
> 　「クモの巣のようにつながろう」エクササイズは，グループの初期段階では，絆を深めることだけを目的として行われる。我々は当事者に次のように語りかける。「私たちのグループにあるすべての絆に気づいてください。そして私たちの絆がいかに深いものであるか，そのことを感じましょう。グループのなかに自分の居場所があることをしっかりと思い出せるよう，心のなかでスナップ写真を撮って，それを残しておきましょう。もちろん本当に写真を撮ってもらっても構いません。すべてのつながりを見て，私たちが一体になっていることを

改めて感じましょう。皆さん一人ひとりが，このグループでは大切な存在です。皆さんの誰もが，このグループにおいて重要で，今後，このグループを進めていくうえで必要な存在なのです」。

- バリエーションその1——「クモの巣のようにつながろう」エクササイズで用いた毛糸を切って，1本ずつにする。そしてそれを「グループのつながり」を象徴するものとして，当事者に手渡す。オランダでは，この1本の毛糸をブレスレットのようにして，手首に巻きつけてもらう，という方法を取っているとのことである。あるとき，オランダのセラピストは，アジアでは寺院から授かったひもをブレスレットにして，それが自然に切れるまでずっと身につける習慣があるということを，当事者たちに話したらしい。すると当事者たちはその話を気に入り，彼／彼女らも自然に切れるまで毛糸のブレスレットを手首に巻きつけたままにし，切れたら再度「クモの巣のようにつながろう」エクササイズを行い，絆を再生するという新たなバリエーションを，このエクササイズに加えたということである。

ところでこのエクササイズを行った次のセッションで，セラピストたちがその毛糸のブレスレットを身につけているのを見て，当事者たちはひどく驚いた。当事者のみならず，セラピスト自身がこのグループとの絆を大事にしようとする姿勢を目の当たりにしたからである。このエピソードからわかるのは，ブレスレットのエクササイズが，当事者とセラピスト間の絆の感情を強めたり深めたりする可能性を秘めているということである。

- バリエーションその2——当事者に輪になってもらい，グループを象徴するものとしてガラスのビーズを配り，各自そのビーズをひもに通してもらう。それを隣に座っている者同士で，手首に結

んでブレスレットにしてもらう。その後，グループで何か出来事があったり，皆で何かを体験したりするたびに，ビーズを追加していく。たとえば，「安全な場所」を象徴するビーズ，「脆弱なチャイルドモード」を思い出すためのビーズ，などである。
- この「クモの巣のようにつながろう」エクササイズは，アートセラピストと一緒に行うこともできる。アートセラピストのもとで，当事者はグループの絆をアートにする。それはたとえば，グループがつながっている様子を絵に描いたり，写真に撮ったりすることである。あるいはセッション中に毛糸で作ったクモの巣を絵に描いたり，大きな紙に毛糸のクモの巣それ自体を貼り付けたりして，グループの絆の象徴とするといったやり方もある。

心理教育

　我々は，治療ノートをファイリングするためのバインダーと，心理教育用の資料をコピーしたものを，最初に当事者に渡すようにしている。当事者は治療の初期段階では特に，セッション中にストレスが高まって，それが注意力や集中力の妨げになる場合がある。教材やバインダーが手元にあれば，そういうときでも後から正しい情報に接することができる。我々は毎回のセッションで，治療ノートを持ってきているか当事者に確認するようにしている。セッション中に我々は，これまでに配った資料のおさらいをするほかに，新たなエクササイズやホームワークの課題についての資料を追加していき，それらを当事者にファイリングしてもらう。治療を通して作成されるバインダーはグループ毎に異なるが，当事者用のワークブックそれ自体はオンラインで入手できる（第9章参照）。

　多くの当事者は，これらの治療ノートを何年にもわたって保管し，必要に応じて読み返しているようである。スキーマ療法ではない個人心理療法のセッションに治療ノートを持参し，スキーマ療法の何が自分の助けになっているのかをセラピストに説明する当事者も少なくない。彼／彼女らによると，治療ノートを見せることで自分に何が必要かをセラピストに「教

えてあげている」のだそうである。治療ノートはまた,「移行対象」としても機能する。治療ノートは,これまでにグループが取り組んできたさまざまなワークや「家族」としてのグループの象徴であり,実際に手に取って眺めることのできる物体でもある。当事者は,治療が進み「自律性を獲得する段階」に入ったときや,治療が終結した後も,移行対象としてこのノートを持ち歩くことができる。

グループ療法についての情報提供

我々はまず,グループを開始する前の個別セッションで,GST についての情報提供を行い,グループが開始したら,さらなる情報提供を行う。その際,GST の治療効果の高さを示す諸研究についても紹介するようにしている（Farrell et al., 2009；Dickhaut & Arntz, 2010）。

> **GST のワークについてどのように伝えるか**
> - セラピストは,グループを運営していくにあたって当事者の役割が重大であること,セラピストとグループにとって当事者の存在がいかに重要であるかということを,彼／彼女らに話す。さらに,セラピストはグループメンバー全員のことを気にかけていること,グループは「家族」のようなものであり,皆にその一員となってほしいと思っていることを伝える。
> - セラピストは,「あなたと似たような問題を抱える当事者が,グループを体験すると次のように話してくれるようになることが多い。それはすなわち,『何かに所属している感じがもてた』『理解し受け入れてもらえたと感じられる』『自分と似たような人に初めて出会った』といったことである」といったことを当事者に伝える。ただし,このようなポジティブな感覚が出てくるのにはある程度時間がかかること,グループの初期には防衛的なコーピングモードのせいでむしろネガティブな反応が出てくるかもしれないことも伝える。

- セラピストは支持的な態度で，グループの基本ルールを当事者に繰り返し伝える。さらに，グループの環境をポジティブなものにするために，グループメンバー全員がルールを守れるよう，セラピストが手助けするということも伝える。
- セラピストは，治療的再養育法というスキーマ療法における重要な概念について，当事者に説明する。具体的には，治療的再養育法を通じてセラピストは皆の安全を守ること，必要に応じて限界設定を行うこと，いかなる言語的・身体的攻撃からもメンバーを守ることについて伝える。
- セラピストは，グループにおけるセラピスト自身の役割について，それはあるときにはオーケストラの指揮者，別のあるときには試合の審判のようなものであると，当事者に伝える。
- セラピストは，グループや他のメンバーを尊重し，主体的にグループに参加する当事者自身のあり方が重要であることを，当事者に対して強調する。具体的には，秘密を守ること，時間を守ること，人の話を遮らないこと，悪口を言わないこと，よいコミュニケーションを基本とすること，などである。

BPDに関する心理教育

　我々が当事者に対して願うのは，BPDについて，そして彼／彼女らがBPDの診断を受けた理由について，アップデートされた正確な情報を入手してほしいということである。したがって我々がBPDに関する心理教育を行う際には，差別的な表現を用いず，BPDという診断自体の説明から始めるようにしている。BPDの症状の説明には，『精神障害の診断・統計マニュアル（DSM-IV-TR）』に記載されている表現を用いる。今後，DSM-5が広く使われるようになれば，我々もそれに合わせて症状の説明を変更していくことになるだろう。第5章でも述べたが，我々はBPDの症状を1つひとつ挙げながら，その症状を経験したことがあるかどうかを尋ね，ある場合は手を挙げてもらうようにしている。ほとんどの当事者が，

5つ以上の症状に挙手する。このようなやりとりをきっかけとして，当事者間の絆が深まり，当事者のグループへの所属感も強まる。またこのことが，当事者の「遮断・防衛モード」に風穴を開け，その背後にある「脆弱なチャイルドモード」にアクセスするきっかけともなる。またこのような説明を通じて，「セラピストに理解されている」という感覚が当事者のなかに育まれ，それがセラピストに対する信頼感につながる。

　次に，スキーマ療法の理論を通じてBPDの病因について当事者と話し合う。そして，幼少期や思春期に欲求が満たされなかったことやトラウマを体験したことが，BPD特有のスキーマモードにどのように結びついているか，ということを検討する。ここで当事者は，性的・身体的・情緒的虐待や情緒的剥奪を受けながら育てられてきた経験を共有し，互いの類似点を見出していく。多くの当事者が，親の死や離婚を経験したり，子どもの感情欲求を満たすことのできない親のもとで育ったりしている。そのような経験を共有することで，当事者たちはつながりを深めていく。誰かの養子になるという体験も，生物学的な親からの「見捨てられ体験」となりうる。

　我々は当事者に対し，気質と環境の相互作用に関する神経生理学的な情報を提供する。すなわち，当事者が健全なアタッチメントを得られなかったり，適切な限界を設定できなかったり，自己感覚が損なわれたり，対人関係がうまくいかなかったり，衝動制御ができなかったりするのは，気質と環境の相互作用によるものであることを説明する。いささか知的なこのような話し合いをすることは，当事者のヘルシーアダルトモードの知的側面（残念ながら現時点では未発達であり，今後の発達が望まれる側面）への働きかけとなる。多くの当事者は，家族のなかで，そしてこれまで治療を受けるなかでも，「ボーダー」などと呼ばれ，スティグマを押しつけられてきた。我々はそのことについても当事者と話し合い，共有する。セラピストが当事者のさまざまな感情を受容し，思いやりを示すことは，当事者の内なる「無邪気な子ども」を強化し，当事者とセラピストの絆を深めてくれる。共通の体験を語り合うことで，グループの凝集性が高まり，当

事者間の絆も深まる。絆と凝集性は希望をもたらし，治療への動機づけにもつながる。

BPD についての情報を共有する際も，「対話型」のコミュニケーションが望ましい。セラピストは当事者と対話をしながら，BPD に関する情報を当事者に当てはめてみたり，当事者間の共通点や相違点を指摘してみたりするとよいだろう。

> **BPD に関する心理教育**
> ・自分自身を理解してみよう。
> ・BPD の診断と症状（心理教育 – BPD-1）。
> ・BPD の診断基準についての話し合い——BPD の諸症状をどれだけ経験したことがあるか（心理教育 – BPD-2）。
> ・人はなぜ BPD になるのか？——スキーマ療法の理論を含む発達モデルの紹介。生得的気質と人生早期の環境の相互作用に関する情報を含む。
> ・スキーマ療法のエビデンスの紹介。スキーマ療法が BPD の回復と QOL の向上に効果が示されていることについて。

これらの情報を当事者と共有すること自体が，これまでの生活歴や現在の体験に関する当事者の認知の再構成につながる（例：「私は医学的にきちんと定義された病気にかかっている。私が悪い人間だ，ということではなかったのだ」）。我々はこれらの情報が記載された資料を当事者に渡し，ファイリングしてもらうようにしている。当事者が望めば，これらの情報を友人や家族と共有することもできる。

以下に，BPD の症状リストに関するホームワークの課題の一部を紹介する。課題では，自らの行動と感情に関する質問に回答することによって，BPD の諸症状（行動，感情，対人関係，自己，現実検討など）について思いをめぐらせることになる（心理教育 – BPD-2 にすべての課題が提示されている）。

> 感情について——あなたの体験をふりかえってみよう
> - 反応のしやすさ——気分や感情が，急に，そして／あるいは，頻繁に変化することがありますか？　その反応は強烈ですか？
> - 怒り——怒りをコントロールするのは難しいですか？　激しい怒りが生じますか？

　グループの初期段階では，当事者が自己開示しすぎないよう，我々セラピストが調整をする必要がある。症状や体験の有無についても，最初は皆の前で挙手するのではなく，まずは資料にチェックを入れる形で当事者に示してもらうようにしている。

> **セラピストへの助言**
> 　セラピストは，グループにおいて当事者同士が話し合えるよう，できる限り配慮する必要がある。たとえば，BPDの各診断基準やモードの具体例をそれぞれの当事者に話してもらうことで，当事者同士の話し合いに持ち込むことができる。あるいは，各診断基準やモードについて，それが自分に当てはまるかどうか，当事者に挙手してもらい，アンダーラインを引いていく，という方法でもよい（ただし，違いがあってよいことを同時に強調すること）。このような心理教育の過程を通じて，グループが凝集性をもちはじめる。我々はこのような心理教育を，個人セッションよりもグループセッションで積極的に行うようにしている。というのも，グループであれば，表面的な状態（年齢，教育，婚姻など）がたとえ違っていても，当事者たちの根底にあるものがいかに似ているか，ということを容易に示せるからである。

スキーマ療法のモデルに関する情報提供

　スキーマ療法におけるさまざまな概念は非常にわかりやすいので，ほとんどの当事者は，それらの概念にすぐに馴染み，早々に活用できるようになる。スキーマ療法のモデルは，当事者が自嘲することなしに，自らの経

験を述べ，説明するための言葉を与えてくれる。「欠陥スキーマ」や「失敗スキーマ」をもつ人は，まさにそれらのスキーマによって概念の理解が妨げられてしまったり，「遮断・防衛モード」に入ることで思考が止まってしまったりすることがある。そのような場合セラピストは，当事者は決して「愚かな人」ではなく，今まさに「学びつつある人」であること，そして「学びつつある人」は誰でも間違いをすることがあることを伝えるとよいだろう。治療が始まったばかりの当事者にとって，このような考え方はしっくりこないかもしれないが，この後「非機能的ペアレントモード」と戦う際に，助けになる考え方である。もし先輩格の当事者にグループに入ってもらえれば，彼／彼女らがどのようにスキーマ療法を学んだか，その体験談を話してもらうことで，自分たちが今抱えている苦労がノーマライズされるだろう。我々はスキーマ療法の概要を記した資料を当事者に渡し，適宜参照してもらうようにしている。資料のなかには，数々の「スキーマ用語」の定義が書かれており，当事者はたとえばホームワークの課題としてそれらに目を通すなかで，次第にそれらに慣れていくことになる（心理教育 スキーマ療法－1～11）。スキーマ療法を学びはじめた当事者の多くが，まずは自らの「スキーマモード」について語りはじめることがわかっている。グループが進むと，これらの「スキーマ用語」はあたかも「家族の用語」のようになり，グループの凝集性を高めるのに役立ってくれる。

スキーマ療法のモデルについての心理教育
- 幼少期に満たされるべき中核欲求／子どもの健全な発達について（心理教育 スキーマ療法－5）
- スキーマ療法のモデルに基づき，BPDの発症について理解する（心理教育 スキーマ療法－4, 11）
- スキーマにはどのようなものがあるか（BPDによく見られるスキーマに限定して紹介。またそれらのスキーマがいかにしてモードを引き起こすかについて説明）
- スキーマモードとは何か。スキーマモードが当事者が大人になっ

> た後に，いかに影響を与えるか，ということについて説明（心理教育 スキーマ療法 - 1）

幼少期に満たされるべき中核欲求／子どもの健全な発達について

セラピストは，以下に示す中核欲求のリストを当事者に紹介し，それらの欲求が過去および現在において満たされているか否かについて当事者に問う。

> **幼少期に満たされるべき中核欲求／子どもの健全な発達について**
> ・他者との間に安定したアタッチメントがあること（安心感，安定感，養育されているという感覚，受け入れられたという感覚）
> ・自律性，有能感，アイデンティティ感覚があること
> ・欲求や感情を自由に表出できること
> ・自発的にふるまうこと，遊び心があること
> ・現実的な制約を設けること，自己制御できること
>
> これらの欲求について以下の質問に答えてみよう。
> 1. この欲求は，小さい頃，どれだけ満たされましたか？（あるいは満たされませんでしたか？）それは誰との間のことでしたか？
> 2. 今のあなたは，自らの内なるこれらの欲求に気づくことができますか？ これらの欲求をどのように満たしていますか？

BPD当事者の多くは，幼少期においても現在においても，これらの中核欲求が満たされていない。我々は最初にBPDのグループを始めたとき，「欲求」という言葉や，欲求に関わる体験それ自体が，当事者をひどく不安にさせることに気づいた。その後，このような当事者の反応は，彼／彼女らが育ってきた過程で学習されたものであること，なかでも「懲罰的ペアレントモード」と深く関係していることがわかってきた。BPD当事者が欲求についてよく言うのは，「欲求それ自体が悪だ」「私は悪い人間だか

ら何かを望んではいけない」「私は要求がましい」といったフレーズである。そこで我々は「すべての子どもがもつ基本的欲求」について当事者と時間をかけて話し合う。その際強調するのは，「すべての子ども」ということである。当事者は，自分が他の子どもとは異なる存在であったと考えていることが多い。そこであえて「すべての子ども」と強調し，皆同じであるということを伝えるのである。我々は子どもの健全な発達について書かれた資料を当事者に渡し，ホームワークやエクササイズを通じて，幼少期において欲求が満たされるとどうなるか，欲求が満たされた子どもはどのようなことを学習するか，といったことについて当事者に考えてもらう。ただし，幼少期の中核欲求についてさらに深く話し合うのは，さらにグループが進み，「脆弱なチャイルドモード」のためのイメージ変容ワークに入ってからにするようにしている。

　グループセッションでは，満たされない幼少期を過ごした体験を，誰か1人が時間を長く使って話すのではなく，各当事者が少しずつ皆に話すという形式を取る。このようにして徐々に，時間をかけて，各当事者の「人生の物語」が皆で共有されることになる。このようなやり方は，1人の当事者のためだけにセッションのすべての時間を費やす個人心理療法とは対照的である。またこのようなやり方は，来談者中心療法に基づくグループ療法とも異なる。とはいえGSTでも，当事者が自らの体験を皆で共有したいと強く望む場合がある。その場合，「子どもの受けた虐待は絶対にその子のせいではない」ということを共有したうえで，あまり細かくなりすぎない程度で話してもらうようにしている。次に示すアンの事例がその好例である。

> **事例**
> 　アンはグループで，幼少期に自分が子どもとして守ってもらえなかった体験について，以下のように話をした。「毎週日曜日になると，私の家に，おばさんやおじさんが子ども連れで来ていたの。大人たちが部屋でお酒を飲んでいる間，私たち子どもは地下室に追いやられ，

そこで遊んでいるように言われていた。私には年上の男のいとこが何人かいたんだけれども，彼らは私に『お医者さんごっこ』を無理やりさせた。そのうちに，彼らの身体を触らせられたり，彼らに自分の身体を触られたりするようになってしまった。私はそれがとても嫌だった。だけど，大人たちのいる部屋に上がっていくのは，もっと怖かった。だって，大人たちは私たちのことをちっとも気にかけていなかったし，『子どもは子ども同士で過ごし，大人の邪魔をしてはいけない』という空気があったから。でもある日とうとう私は，『お兄ちゃんたちと地下室に行きたくない』と両親に訴えたの。ところが両親には『たとえ養女であってもあなたは家族の一員でしょう？ だったらほかの子と同じように地下室に行きなさい』と言われてしまい，行かざるをえなかった。いとこのお兄ちゃんたちには，『長い間こんなことを続けているのには，お前にだって責任がある。だから今さらこのことを親には言わないほうがいいぞ』と脅されていた。11歳のとき，私は学校に馴染めなくなり，カウンセラーのもとに行かされた。そこでその男性カウンセラーにこのことを話したら，『それは普通じゃない。そんな体験をした君はいけない子だ。君がいい子だったら，そんなことは起こらなかっただろう』と言われてしまったの。それ以来，私はこのことを誰にも話していないわ」。

アンの話は，長さも詳細さもグループで治療的に扱ううえでちょうどよかった。グループメンバーは皆，アンに対しては同情を，カウンセラーの発言に対しては激しい怒りを示した。仲間のそのような反応を見て，アンはこの体験について，それまでは「自分に欠陥があったからこのようなことが起きたのだ」と思っていたが（この体験が彼女の「欠陥スキーマ」の起源だった），そのような見方に疑問を抱きはじめるようになった。

初期段階のグループセッションでは，我々セラピストは，以下の2つの目標のバランスを取るようにしている。①当事者の個人的な体験を皆で共有することで，グループの凝集性を高め，当事者に自らの「普遍性（そん

な体験をしたのは自分だけじゃない，皆同じだ)」を実感してもらう。②当事者が自らのトラウマについて話したり，他の人のトラウマについて聞いたりすることによって生じる「再体験」の量を調整する。この時期は当事者の感情調整スキルがまだ育っていないため，セラピストは，当事者がネガティブな感情に圧倒されてしまわないよう，注意しなければならない。そのためには，虐待の体験をあまり詳しく聞き出さず，当時子どもだった自分がどういう思いでいたか，そして本当はどうしてほしかったか，ということを話してもらうようにするとよい。その際，話をした当事者が「(話したことで)切り捨てられた」「(話したことで)皆に批判された」と感じることが決してないように，セラピストは細心の注意を払う必要がある。

　セラピストは，あまりにも詳細に語ろうとする当事者に対して，あくまでも優しい態度で，詳しく語りすぎることによる苦痛や再体験から皆を守る必要があることを説明し，ある程度の制約を設けるとよい。このようなセラピストの保護的な態度は，「よい親であること」の一例でもある。「脆弱なチャイルドモード」を癒すのに，トラウマをわざわざ詳細に再体験する必要はない。我々は，当事者がトラウマ体験の結末を書き換えるための手助けをしたいと考えている。そうすることで，当事者の「脆弱なチャイルドモード」は「何か悪いことが起きる前」に救い出され，保護されることが可能になる。これらのことを繰り返し伝えることで，当事者は安心し，その後，イメージ変容のワークに取り組む際にも，このことを思い出すことができるようになる。もし自らのトラウマについて，より詳細に語ることを当事者が望む場合は，グループではなく，個人セッションでそのニーズを満たすよう提案するとよいだろう。

セラピストへの助言

　最初のうちは，自らの体験の内容を言葉にして語るのを躊躇する当事者がいるかもしれない。しかしそのような当事者でも，たとえば何かに対して「うなずく」(本当にかすかだが，確かに「うなずいた」と外からわかる仕草)といった反応を示すかもしれない。あるいは「誰

かに見捨てられたことがあるか」「見捨てられる恐怖を感じたことがあるか」といった問いをセラピストが皆に投げかけ，手を挙げてもらうといったやり方もある。こういったことについて話し合う際は，グループのコミュニケーションをできるだけ相互作用的に進める必要がある。個々の当事者の個別の体験について話し合いをする際は，皆がその当事者に関心を払い，当事者自身がグループの一員であると感じられるよう，配慮しなければならない。また当事者たちの体験には共通点もあれば相違点もある。その両方（共通点と相違点）があってよいのだということをセラピストは皆に明確に伝えるとよいだろう。そのようなセラピストの言動が当事者にとってひとつのモデルとなる。

　特にグループ初期のセッションでは，すべての課題を時間内に終わらせなくてもよい。初期段階で最も重要なのは，治療の内容ではなく，安全を確立し，グループの絆と凝集性を高めることである。それができて初めて，我々は治療の内容に入っていくことができる。安全を確立し，養育的な環境を整えることが最優先課題である。また，本書で提示した方法に沿って当事者に情報提供を行うことも，グループの絆を深める一助となるだろう。セラピストが心に留めておきたいのは，「目の前のグループのモードに合わせよ」ということである。それさえすれば，セラピストは「よい仕事」ができたということになる。

スキーマ療法のモデル

　幼少期の欲求について当事者に対する情報提供が済んだら，今度は話題を BPD の病因についてのスキーマ療法のモデルに移していく。我々は，図 2.1 で示したような視覚的モデルを当事者に示す（「スキーマ療法の心理教育 – 11」）。セラピストはこのモデルを用いて，生得的な気質と幼少期の体験がいかにして BPD の症状を形成するかを当事者に説明する。スキーマ療法のモデルは，BPD の症状形成に関する表面的妥当性を有する，と我々は考えている。モデルを示すことは，スキーマやモードといった概念の心理教育にもなるし，スキーマ療法の全体像を示すことにもなる。モデ

ルやモデルにおける諸概念を示すことを通じて，我々は当事者と積極的かつ協同的に関わっていく。このような関わり方は，スキーマ療法の哲学そのものである。

その際我々は，スキーマやモードについて書かれた資料を当事者に渡し，折に触れて資料に目を通すよう伝える。以下はその資料からの抜粋である。

配布資料より――スキーマ療法のモデルについて
- モードについて――モードとは，私たちが体験している，刻一刻と変化する感情やコーピング反応のことです。私たちは，過去の経験が原因で，何かに対してひどく敏感に反応してしまうことがあります。それが「感情のボタン」です。日々の生活のなかでこのようなボタンが押されてしまうと，問題のあるモードが活性化されてしまいます。問題のあるモードのなかでも最も極端なものが，「解離」と「一過性の精神病エピソード」です。そこまで極端ではないけれども問題のあるモードとしては，たとえば，さびしい気持ちや怒りの感情などが挙げられます。モードは私たちの「一部」であり，私たちは皆，さまざまなモードをもち，その表れ方もさまざまです。ここでいう「一部」とは，解離性同一性障害の「解離状態」を意味するわけではありませんが，自分にとって受け入れ難いモードが活性化したり，あまりにも強烈な感情が生じたりした場合，私たちはそのときの記憶を失うことがあります。頻繁に活性化されるモードもあれば，ごくまれにしか活性化されないモードもあります。後者の場合，何年も休眠状態にあるもの，何らかの人生の節目にあたって（例：離婚，誕生，死），急に活性化される場合もあります。自らのモードを理解すればするほど，私たちは自分自身をより深く理解できるようになり，健康で幸せな，そして満たされた人生を送るために必要な行動を選択できるようになります。BPDをもつ人は，自分でも触れることのできない「一部」すなわちモードをたくさん有しており，それ

> らのモードが頻繁に，瞬時に切り替わります。そのせいで，当事者の皆さんがよく経験する「激しい気分の変化」や「感情反応の激しさ」といった現象が起こるのです。こういった不健康なモードを減らし，より健康的なモードを強めていくことが，スキーマ療法の目標です。

「モード」「欲求」「BPD」の視点からスキーマ療法を理解する

　当事者は，「幼少期の欲求が満たされなかったこと」がモードの形成に関連していることを理解する必要がある。当事者はまた，自らのモードが活性化するとどうなるのか，モードとBPDがいかに関連しているのか，現在抱えている問題にモードがどのように影響しているのか，といったことも理解する必要がある。これらの理解によって，当事者の認知が再構成され，その結果，彼／彼女らの自己批判や恥の感覚が和らぐことだろう。またこれらの理解は，当事者の内なる「脆弱なチャイルドモード」を癒すうえで非常に重要な一歩となる。さらにこれらの理解を通じて，当事者の「欠陥／恥スキーマ」が緩和され，自己理解や自己受容が促進されるだろう。GSTで行われる「モードの起源を探る」というエクササイズは，当事者の自己理解を促進するためのアプローチである。このエクササイズにおいても，グループ初期のセッションでは，BPDの症状の心理教育のときと同じように，当事者に挙手してもらうというスタイルを取る。そのほうが当事者の不安が和らぎ，グループの凝集性が高まるからである。

> **モードの起源を探る——自分のモードがどのようにして形成されたのかを理解しよう（スキーマ療法の心理教育－4）**
>
> 「脆弱なチャイルドモード」には，苦痛や恐怖に関する強烈な感情が含まれます。これらの感情は，幼少期に中核的欲求が満たされなかったため生じました。これらの感情は耐え難いものです。幼少期に命の危機にさらされると，危険に対し，「戦うか，逃げるか，その場で固まるか」といった反応が脳に組み込まれます。そして大人になった今

でも，幼少期の体験を呼び起こすような出来事が起き，同じように中核的欲求が満たされないと，まるで子どもだった頃に戻ってしまったかのような，命の危機にさらされたときの反応が脳に生じてしまうのです。「モードの定義シート」を見てみましょう。そこには，「戦う（過剰補償）」「逃げる（回避）」「その場で固まる（服従）」といった，健康的でないコーピングモードが記載されています。

　幼少期の満たされなかった感情や欲求を理解することは，あなたのなかの「小さな子ども」の部分（それを「脆弱なチャイルドモード」と呼びます）を理解し，その子どもの欲求を深く知ることにつながります。さらに，これまでたった一人でさまざまな苦労を乗り越えてきたあなたのなかの小さな子どもに対し，思いやりの気持ちがもてるようになるとよいでしょう。

　1の文章の最初の空欄に，あなた自身の「欲求（どうしてほしかったか）」を記入しましょう（例：守ってほしかった，認めてほしかった，愛してほしかった，慰めてほしかった）。

　次に，1の文章の2番目の空欄に，あなた自身の「感情（どんなことを感じたか）」を記入しましょう（例：不安，悲しい，傷ついた）。さらに次の空欄には，あなたの両親が，あなたに対してどのような反応を示したのかを記入しましょう。

1. 私は＿＿＿＿＿＿ほしかった。なぜならば，＿＿＿＿＿＿と感じたからだ。それに対し，お父さん・お母さんは私に対して＿＿＿＿＿＿＿＿＿した。
2. ご両親のそのような反応によって，あなたは自分の欲求や感情について，どのようなことを学びましたか？
3. 大人になった今，これらの感情や欲求が生じたことに気づくと，私はいつも＿＿＿＿＿＿する。

以下に，記入例を示します。

1. 私はお母さんに　慰めて　ほしかった。なぜならば，私には友だちが一人もいなかったから　とてもさびしく，自分が孤独だと感じたからだ。それに対し，お母さんは私に対して　「ぐずぐず言うのはやめなさい。お母さんはやることがいっぱいあるんだから，邪魔しないでよ」と言った　。
2. ご両親のそのような反応によって，あなたは自分の欲求や感情について，どのようなことを学びましたか？……　自分の欲求や感情は大して重要じゃない　。
3. 大人になった今，これらの感情や欲求が生じたことに気づくと，私はいつも　それらを切り捨てる。それらの感情や欲求から気をそらして，別のことをする　。

　我々はグループでこのワークをする際，各当事者が，特に3の設問（大人になった今，これらの感情や欲求が生じたことに気づくと，私はいつも　　　　　する）にどう答えるかということに着目することによって，それぞれの当事者がどのモードに入りやすいか，ということを想定するようにしている。また2の設問（ご両親のそのような反応によって，あなたは自分の欲求や感情について，どのようなことを学びましたか？）に対する回答から，非機能的ペアレントモードに関する当事者の思いをうかがい知ることができる。その後我々は，満たされなかった幼少期の欲求とスキーマモードを関連づけた表（表6.1「スキーマ療法の心理教育-6」）を当事者に手渡し，それらがいかにBPDを形成し，いかにBPDの症状と関連しているか，といったことについて解説する。当事者はこれらの作業を通じて，現在抱えている困りごとや症状が，スキーマ療法の概念で説明できることを理解するようになる。

表 6.1　満たされなかった幼少期の欲求とスキーマモード、境界性パーソナリティ障害との関連

満たされなかった幼少期の欲求	形成されたスキーマモード	BPDでの役割	関連するBPD症状
安定したアタッチメント ・安全であること ・見通しがもてること ・生活が安定していること ・愛されること ・育まれること ・注目されること ・受容されること ・褒められること ・共感されること ・導かれること ・保護されること ・承認されること	「脆弱なチャイルドモード」 ・強烈な感情、感情的苦痛と恐怖を体験する。それらが圧倒し、BPDのその他の症状とされている不適応的なコーピングモードへと行動化する	強烈で不快な感情、感情的苦痛、恐怖が当事者を圧倒し、BPDのその他の症状として固定されている不適応的なコーピングモードへの切り替わりにつながる	見捨てられることへの恐怖（現実に、または想像のなかで）
・導かれること ・感情や欲求を承認されること ・現実的な限界設定や自己制御を教えられること ・表現の自由があること	「怒れるチャイルドモード」 ・欲求が満たされないときに、または不公平な扱いをうけたと感じたときに、そのままの形で怒りを爆発させる	・他者に対する怒りが「今・ここ」でのきっかけ以上のものに起因しているため、その怒りは不適切で誤解されているように思われる	・不適切で激しい怒り ・不安定で激しい対人様式 ・感情不安定性
・導かれること ・感情や欲求を承認されること ・現実的な限界設定や自己制御を教えられること	「衝動的・非自律的チャイルドモード」 ・楽しみたいという欲求をすぐに満たすために、制約や他者の欲求を一切配慮せず、衝動的に行動する（それらは中核的な感情的欲求とは関係のない感情的欲求である）	対人関係上の問題、仕事上の問題、法的な問題の原因になる。その行動はつねに自滅的であるか自滅への可能性に富んでいる	・怒りの制御困難 ・自傷行為 ・自殺企図 ・不安定な自己同一性 ・対人関係が極めて不安定であること
・自発性があり遊びがあること ・ただし、愛情、養育、注目、承認、受容、安全が欠如しており、「ハッピーチャイルドモード」の発達につながらない	「幸せなチャイルドモード」（未発達状態） ・愛情、他者とのつながり、満足を感じる	・自分の好き嫌いを理解し、好きなものを増やす、嫌いなものを遠ざけるように環境を整える経験を通して、自己同一性（アイデンティティ）を発達させること	・空虚感 ・不安定な自己同一性
・「ペアレントモード」が「チャイルドモード」のいかなる欲求（愛情、養育、賞賛、受容、承認）をも、それを満たすことを拒否する	「懲罰的ペアレントモード」 ・自己や他者に対し、厳しい制約を設け、批判し、罰する	・非常によく見られるモードである ・自傷行為や自殺企図につながりやすい	・自傷行為 ・頻繁な自殺企図

第6章　グループスキーマ療法の流れ［第1段階］

表 6.1 満たされなかった幼少期の欲求とスキーマモード、境界性パーソナリティ障害との関連性（続き）

満たされなかった幼少期の欲求	形成されたスキーマモード	BPDでの役割	関連するBPD症状
・［ペアレントモード］が［チャイルドモード］を抑圧し、［チャイルド］のいかなる欲求（愛情、養育、賞賛、受容、導き、承認）も、それを満たすことを拒否する	［要求的ペアレントモード］：自己や他者に対し、多大な期待や責任を課し、それらを達成するようプレッシャーをかける	・このモードも BPD によく見られる ・欠陥スキーマの源である	・自傷行為（ただし［懲罰的ペアレントモード］より頻度が少ない）
幼少期に満たされなかったあらゆる欲求が、［不適応的コーピングモード］を形成しうる。コーピングモードは、スキーマと闘う［過剰補償モード］、スキーマから逃走する［回避モード］、スキーマを目の前にして固まってしまう［服従モード］がある。これらは幼少期に端を発し、次第に心理学的な脅威に対して作られていく。これらのコーピングモードは無自覚に自動的に生じる。当事者は今後の人生をよりよく過ごすために、そのようなコーピングモードに気づき、より適応的なコーピングを学びなおすことができる。	［回避モード］： ・他者を排除する ・人間関係を失う ・衝動的に引きこもる ・孤立する ・回避する	・軽い場合は「ボーッとする」状態で、最も重い場合は深刻な解離状態に陥ったり完全に引きこもりするというように、そのあり様は連続体として見ることができる ・怒りのせいで他者を追いやる場合は、［怒れる防衛モード］と呼ぶこともできる	・解離 ・ストレスに関連する一過性の妄想性エピソード ・不安定な自己同一性 ・空虚感
	［過剰補償モード］：スキーマに対して反撃をしたりコントロールしようとしたりする時として半適応的である	・このモードは BPD によく見られる［いじめ－攻撃モード］となる	・不適切で激しい怒り ・感情的に反応しやすい
	［服従・服従モード］：従順で依存中心にあるモード・他者を満足させるために、自らの欲求を満たすことをあきらめる	・よく見られるモードだが、過剰補償モードへと素早く切り替わってしまうことが多く、その場合は見逃されやすい	・不安定な自己像または自己感 ・空虚感
・自律的であること ・有能であること ・アイデンティティの感覚があること ただし、幼少期の欲求が十分には満たされておらず、未だ［ヘルシーアダルトモード］が未発達である。満たされない欲求が多ければ、［ヘルシーアダルトモード］は発達することができない	［ヘルシーアダルトモード］（未発達状態）：健全な仕方で自らの欲求を満たすことができる	・［ヘルシーアダルトモード］の不足により、自己像が不安定になりうる ・［ヘルシーアダルトモード］の不足により、一過性の精神病状態に陥りうる	・BPDの診断基準はすべて、［ヘルシーアダルトモード］が不足していることと関連していると思われる

セラピストから当事者へのメッセージ――「BPDからの回復の道のりについて」

　あなたの人生を改善させるために踏み出すべき第一歩は，あなた自身のモードやそこに秘められた欲求を理解することです。幼少期において中核的欲求が満たされなかった場合，それを補うために形成されたのがモードです。つまりモードは生き延びるためのある種の反応です。これらのモードのおかげで，中核的欲求が満たされなかったにもかかわらず，あなたは生き延びることができたのです。しかしながら，モードのなかにはあまりにも極端だったり，危険を伴ったりするものもあり，それらは普段使いには向かず，あなたにとってかえって「高くつく」ことになります。例を挙げましょう。たとえば，運転中にふと「遮断・防衛モード」に入ったとします。あなたは，自分がそのモードに入ったことに気づいていません。「遮断・防衛モード」ですから，しばらくの間，意識が空白になります。あなたはそのまま電柱に激突してしまいます。あなた自身，どうしてそうなったのか，わからないままです。

　このように，幼少期の欲求が適切に満たされなかったことによって形成されたコーピングモードは，あまり健康的とは言えません。そしてあなたにダメージを与えます。あなたは生き延びてきましたが，同時にこのようなモードを身につけてしまいました。これらのモードはあなたに大きな問題をもたらすことがあります。そしてあなたが真に欲し，価値があると思う人生から，あなたを遠ざけてしまいます。

　しかしながら，幸いなことに，あなたはこれらの不健康なモードを弱めたり制御したりできるようになります。仮にそれらのモードが活性化されても，あなたはそれに振り回されなくてもすむようになります。あなたは自分の行動を自由に選ぶことができるようになります。先ほどの例だと，運転しているときに「遮断・防衛モード」に入りかけても，すぐにそれに気づいて，運転に再び注意を向けられるようになる，ということです。モードを変えていくことはそれほど簡単なこ

とではありません。嘘は言いたくないので正直にお伝えします。モードを変化させることは，治療においても人生においても，あなたにとって最も難しい作業となるでしょう。しかしそれをすることで，あなたの人生は大幅に改善されます。このことを信じるかどうかはあなた次第です。ただ，スキーマ療法の効果研究が私たちの主張を裏づけてくれますし，私たちはこれまで，あなたと同じような問題を抱えた当事者が見事に回復したという，多くの成功例を見聞きしてきています。

　私たちはあなたがスキーマ療法をやり遂げる力があることを信じています。だからこそこのグループにあなたをお招きしたのです。私たちはあなたが回復することに大きな希望をもっています。さまざまな変化が起こり，あなた自身が希望をもてるようになるまでは，私たちのこの希望をあなた自身の希望にしてください。あなたの「コーピングモード」は，幼少期を通じてあまりにも強化されており（だからこそあなたは生き延びてきたのですが），今となっては特に意識せずにそれらのコーピングモードを多用しています。先ほどの運転の例のように，あなたは自覚的に選ぶことなく，それらのコーピングモードを使っています。これが現在，私たちが直面している問題です。この問題を解決するための第一歩は，「モードによる体験」を理解し，そのきっかけを知ることです。今後，何回かのセッションを使って，一緒にその練習をし，さらにホームワークで課題に取り組んでいただけたら，あなた自身，自分のモードを理解し，きっかけをつかめるようになるでしょう。

　このように説明した後で，各モードについての説明が書かれた資料を当事者に渡す。そして，「モードによる体験」について考え，記録をしてくるというホームワークの課題を出す。これらの資料は当事者用ワークブックに収められているが，以下にその一部を引用する。このようにモードについてグループで共に学び，互いの気づきを共有することは，グループの凝集性を高めることにもつながるだろう。

「不適応的コーピングモード」について——当事者用資料から抜粋
(「不適応的コーピングモード」1からの抜粋)

　生き延びるための戦略として「不適応的コーピングモード」というモードがあります。このモードは使えば使うほど，あなた自身がくたくたになっていきます。生活のなかでこのモードを使い尽くすことは，あなたの人生を生きるためではなく，自分を守ることだけのためにエネルギーを使うことを意味します。この戦略は，大人としてのあなたの生活や仕事や友人関係を満たしてはくれません。むしろあなたが「不適応的コーピングモード」を使いつづけることで，周囲の人は，あなたのことを，「大げさに反応している」「あまりにも否定的だ」と感じるようになるでしょう。あるいは「オオカミ少年」のようにほら吹きだと思われ，あなたが本当に危機的な状況に陥っても，取り合ってもらえなくなってしまう可能性があります。

　しかし，あきらめる必要はまったくありません。今，あなたの生活のなかで自動的に湧き上がってしまう，この生き延びるための戦略（すなわち「不適応的コーピングモード」）は，あなた自身で克服することができます。その第一歩は，自動的に起こるコーピングモードに，その場で気づけるようになることです。コーピングモードが引き金になってあなたのなかに起こる「自動的ないつもの反応」に気づくことができれば，あなたは自らの内なる「ヘルシーアダルトモード」にアクセスし，「自動的ないつもの反応」以外の他の反応を検討できるようになります。そのうちに，「不適応的コーピングモード」のきっかけとなる状況に対して予め対策を立て，次に備えることができるようになります。新たなコーピングを計画し，それを試し，結果を記録するといったやり方もよいでしょう。より健全なコーピングを使ったことによってもたらされるよい結果を記録しつづけることで，あなたの内なる「ヘルシーアダルトモード」は，より有能に，そしてより確かなものになっていきます。

　友人関係や他の人間関係において，感情を傷つけられたり拒絶され

たりするのは，誰にとってもつらい体験です。しかし BPD をもつ人は，それらの体験に対して特に敏感です。その結果，以下に示す，決して健康的とは言えない「生き延びるための戦略」を使う羽目に陥ってしまうのです。

- 自分を傷つける人に対して怒りを爆発させ，関係を断ち切ること（スキーマの回避モード：怒り・防衛モード）。
- 自分を拒絶するかもしれない人を自分から見下すこと（スキーマの過剰補償モード）。
- 引きこもること，自分を拒絶するかもしれない人を避けること（スキーマの回避モード）。
- その場に留まり，ただ傷つき，固まりつづけること（従順・服従モード）。
- ひたすら自己批判しつづけること（従順・服従モード）。

では，「ヘルシーアダルトモード」であれば，どのような反応を示すでしょうか。「ヘルシーアダルトモード」であれば，たとえば「私は傷ついた」と相手に伝えるかもしれません。このように伝えてみて，相手が健全な仕方で対応してくれれば，その人は「仲良くなっても大丈夫な人」であることがわかります。一方，相手が不健全なやり方で対応してくるのであれば，その人は「あまり仲良くならないほうがよい人」であることがわかります。このように，自分の欲求や気持ちを相手に示すことで，その人との人間関係を築くか否かを，あなた自身が評価し，選択することができるようになります。幼少期の家族関係を私たちは選ぶことができませんが，大人になってからの友人や恋人は，私たち自身が選ぶことができるのです。

我々はこのように「不適応的コーピングモード」の紹介をしながら，より効果的な行動のアイディアを当事者に示し，それらの行動に対して「ヘ

ルシーアダルトモード」という名前があることを紹介するようにしている。

「脆弱なチャイルドモード」について——当事者用資料からの抜粋
（「脆弱なチャイルドモード」1からの抜粋）

　「脆弱なチャイルドモード」にいる人は，自分のことを「世界から放り出された小さな子ども」のように感じています。そのような子どもは，自分が生き延びるために大人から庇護されることを死にもの狂いで求めますが，残念ながらその欲求は満たされていません（Young et al., 2003）。「脆弱なチャイルドモード」にいる人は，大人からの庇護を受けるためにはどんなことでもします。庇護を受けるためだけに生きているような感覚にとらわれることさえあるかもしれません。このような体験をしたことがない人や，BPDに対する治療の訓練を受けたことのない人にとって，あなたが「脆弱なチャイルドモード」にいるとき，どれほど深い絶望を感じているか，ということを理解するのはかなり難しいことです。

　「脆弱なチャイルドモード」にいる人はまた，自らの激しい感情に戸惑い，そのような感情を自分自身で拒否することがよくあります。あるいは，このモードを「恥ずかしいもの」「自分の弱さの表れ」と感じている人もいます。そういう人はおそらく，親などの養育者からそのように言われつづけてきたのかもしれません。あるいは，自分の欲求や感情を表現することに対して，養育者から罰を受けてきたのかもしれません。メンタルヘルスの専門家からも，このモードに対して「わがままだ」などと言われてきたかもしれません。

　それではなぜ，あなたはこのような「脆弱なチャイルドモード」に入ってしまいやすいのでしょう。それは，あなたの中核的欲求が満たされてこなかったからです。普通の子どもが普通に抱くごく普通の中核的欲求が，あなたの場合，幼少期において満たされることがなかったからです。そして重要なのは，これはあなたの落ち度ではない，ということです。ごく普通の欲求が満たされなかった子どもに対して，

大人がそれを責めることはできません。あなたのなかにはまた，空虚感という感情もあるかもしれません。

スキーマ療法における重要な第一歩は，自分の内なる「脆弱なチャイルドモード」を認め，受け入れることです。最終的には，あなた自身が，自らの内なる脆弱な小さな子どもに対し，肯定的かつ養育的に受け止めてあげられるようになることでしょう。

「怒れるチャイルドモード」について——当事者用資料からの抜粋（「怒れるチャイルドモード」1 からの抜粋）

「怒れるチャイルドモード」は，中核的欲求が満たされなかった場合のごく当然の反応として形成されます。例を挙げましょう。とても小さな子どもは，何かに恐怖を感じたときやお腹が空いたとき，まずは泣いてそのことを訴えます。しかしその後，誰もそれに反応してくれなければ，子どもは怒りを爆発させます。これが「怒れるチャイルドモード」です。大人のあなたが「怒れるチャイルドモード」に入ると，怒りを極端かつ不適切な形で爆発させることになります。そのようなときのあなたは，他者に対して激怒したり，激しく何かを要求したり，支配的に振る舞ったり，攻撃を向けたり，あるいは他者を軽んじる行動を取ったりするかもしれません。あなたは瞬間的に「怒れるチャイルドモード」に入っており，自分の欲求を満たすために衝動的かつ利己的に振る舞ってしまうのです。このモードに入ると，衝動的に自殺行動に走ったり，自殺をすると他者を脅したり，あるいは自傷行為をしたりする場合もあります。周囲から見ると，そのようなときのあなたは，「無軌道だ」「周囲を操作しようとしている」などと思われてしまうかもしれません。大人のあなたが「怒れるチャイルドモード」に入った場合，周囲はその人が何を求めているのか，理解できなくなってしまいます。あなたのセラピストでさえ，理解が難しいでしょう。あなたの「怒れるチャイルドモード」によるふるまいが，セラピスト自身のスキーマを刺激する可能性もあります。しかし，この

グループスキーマ療法において，セラピストの私たちは，たとえあなたが「怒れるチャイルドモード」に入ったとしても，その言葉に耳を傾けたいと思っています。ただし，もし私たちに攻撃の矛先が向けられたら，あなたの言動をある程度制限せざるをえません。あなたが「怒れるチャイルドモード」に入った場合には，タイムアウトの時間を設けて，あなたをそのモードから助け出すこともできます。

「懲罰的ペアレントモード」について――当事者用資料からの抜粋（「懲罰的ペアレントモード」1からの抜粋）

　「懲罰的ペアレントモード」にいると，あなたは自分の否定的な中核信念に照らして，自分の感情や欲求を表に出すような「間違ったこと」をしたときに，自分自身を批判し罰するような行動を取ります。あなたは幼少期に，両親のどちらか，または両方から，あるいは他の養育者から，怒りや憎しみを向けられ，虐待されていたかもしれません。それらがあなたのなかに内在化されて「懲罰的ペアレントモード」となりました。このモードはあなたに対し，自己嫌悪，自己批判，自傷行為，自殺念慮，自己破壊行動を起こそうとします。今やあなた自身が「懲罰的な親」となり，人として当然の欲求を感じそれを口にした自分自身を，あなたの親と同じように罰します。あなたは自分自身を「悪い」と表現します。このモードは，あなたの幼少期の否定的な側面だけを象徴しています。「ペアレントモード」は，あなたの両親によい面がまったくなかったということを示しているわけではありません。またあなたが両親を愛するのが間違っているということでもありません。「懲罰的ペアレントモード」は，欲求が満たされなかったという幼少期の体験だけに基づいて形成された極端に否定的なモードなのです。

　モードを扱う最初のグループセッションの後，我々は以下に示す質問集をホームワークの課題として当事者に渡し，考えてきてもらう。その結果

を次のセッションにおいて皆で共有する。このような作業は，当事者の普遍性の感覚とグループの凝集性を高めてくれる。同時に，このような作業を通じて，当事者はそれぞれ個別の存在であること，そしてだからこそ互いにサポートし合う必要があることも理解できるようになる。

> 自分自身のモードを理解しましょう。空欄に記入してください。（「スキーマ療法の心理教育」7からの抜粋）
> ＊グループディスカッションのための質問集
> ・このモードになるきっかけは何ですか？（例：状況，人，記憶）
> ・＿＿＿＿＿モードでいるときは，どのような気分・感情が生じますか？
> ・＿＿＿＿＿モードでいるときは，どのような考えが浮かびますか？
> ・＿＿＿＿＿モードでいるときは，どのような行動を取りますか？
> ・＿＿＿＿＿モードに関連する幼少期の記憶には，どのようなものがありますか？
> ・＿＿＿＿＿モードでいるときのあなたの欲求は何でしょうか？
> ・大人になった現在，＿＿＿＿＿モードでいるときに取るあなたの行動は，あなたの欲求を満たしてくれますか？
> ・大人になった現在，＿＿＿＿＿モードでいるときに取るあなたの行動に対して，周囲の人からはどのような反応がありますか？

感情を理解して名前をつける

　GSTの第3段階では，気づきのワークを行う。この段階では，モードが今まさに生じていることに気づけなければならない。BPD当事者がモードに気づけるようになるためには，第5章で述べたように，そもそも自分が感情そのものに気づきにくいということを自覚する必要がある。感情への気づきのワークの初期段階では，当事者は感情の強さや程度を自覚することが難しい。だからこそ当事者は，感情が爆発する一歩手前の状態にも気づくことができない。そこで我々はまず，体験的エクササイズやセルフ

モニタリングを段階的に用いて，当事者の感情に対する気づきを高めていく。感情や欲求に対する我々のアプローチは，当事者の発達段階を考慮している。すなわち，発達段階におけるある時点で，当事者は自らのユニークな感情体験に気づき，理解し，名前をつけるということを妨げられてしまっている。その時点まで当事者にさかのぼってもらうのである。その際我々は，健康的に発達している子どもが，どのようにして自らの感情体験に気づき，名前をつけられるようになっていくのか，ということについて情報提供を行う。そしてそのような学習経験を得られなかったのが，BPD当事者なのだと説明する。

　セラピストと当事者は，彼／彼女らの生育歴において身につけた感情と身につけなかった感情が何であるかを話し合う。そして，今現在，どのような感情が生じやすく，どのような感情が生じにくいのか，ということについても話し合う。グループセッションでは，感情への気づきを高めるための体験的なエクササイズを行う。同時に，いくつかのゲームを行って，感情に名前をつけたり感情について話し合ったりする。ゲームの内容はできるだけ当事者にとって脅威とならないよう注意しなければならない。当事者はこれらの体験を通じて，自分のなかにさまざまな感情が生じたり消えたりするのを許容できるようになる必要がある。これまで当事者は感情に対して，それに圧倒されるか，または感情を締め出すかという，極端な2つの対応しかしてこなかった。そしてそれらの対応が間に合わないほど感情が強まると，極端な行動を起こさざるをえなくなり，悪循環が続いてしまうのである（「心理教育」F1, 3）。

　感情への気づきを高めるワークは，運動感覚エクササイズから始まる。感情への大まかな気づきは運動感覚と大いに関係があるからである（Lane & Schwartz,1987；Farrell & Shaw,1994）。「感情への気づきのレベル（the Level of Emotional Awareness：LEA）」に対するエクササイズというのがある。これは，自分から約12フィート（3.6メートル）離れた人に向かってゆっくりと歩いていく際に，どのような身体感覚，感情，思考が生じたかを当事者に尋ねるエクササイズである。相手はセラピストでも他の当事者でも

よい。我々は感情について学ぶためのツールとしてこのエクササイズを用いるが，ほかにもさまざまな方法がありうるだろう。どの方法であれ，この種のエクササイズは，BPD 当事者が自らの感情体験をよりよく理解し，それに名前をつけるのに役立つ。このようなエクササイズは，心理療法における感情焦点化ワークにおいて必須である（Farrell & Shaw, 1994）。このエクササイズは，多くの不適応的スキーマに関連する感情を強く喚起する（例：「見捨てられスキーマ」「不信／虐待スキーマ」「情緒的剥奪スキーマ」「欠陥／恥スキーマ」「依存／無能スキーマ」「社会的孤立／疎外スキーマ」「評価と承認の希求スキーマ」）。また，このエクササイズによって，当事者がよく用いるコーピングモード（その多くが「遮断・防衛モード」である）が生じることもしばしばである。この LEA エクササイズは，「遮断・防衛モード」を突破するという効果も期待できる。なぜなら，感情に気づくことそれ自体が，「遮断・防衛モード」と正反対の機能をもつからである。このエクササイズを通じて，当事者の「遮断・防衛モード」が活性化する機会が増えるが，だからこそそのモードを「ヘルシーアダルトモード」に置き換え，その場の対人関係に遮断せずにいられるようになっていく。具体例を以下に挙げる。

> **当事者の例——感情への気づきのレベル（LEA）**
>
> 　カットは個人スキーマ療法において，自分の感情はすべてにおいて「最悪」で，変わりようがないのだと主張した。そこで Joan（セラピスト）はカットに対しグループでの LEA エクササイズを行い，彼女が感情をよりきめ細かく体験できるためには何が必要なのかを見極めることにした。カットは相手に向かって一歩進むと，もうそこで「最悪中の最悪よ！」と言って倒れこんでしまった。Joan は（カットのこのような変化に対する喜びは出さないようにして），「では，一歩下がってみましょう」とカットに言った。カットが言われた通り一歩下がると，彼女の感情はもとの「最悪」のレベルに戻った。

カットはこのエクササイズを通じて，何か行動を起こすと感情が変化する，ということに気づいた。そして行動をまったく取らず，動かないままでいると，感情的にも行き詰まり，どんどんみじめになっていくことを理解するようになった。このように一歩下がるだけでも悪い感情が変化するということを学んだカットは，次第に治療外の日常生活でもこのことを応用できるようになった。カットにとって GST のセッションは，彼女が新たに手に入れたスキルを試す理想的な実験の場となっていった。

　グループの初回セッションで，カットは当事者とセラピストがいる輪に入ることができなかった。その数セッション後には輪に近づくことができるようになり，最終的にはグループの輪に加わることができた。カットはグループのなかで自分の感情が高ぶってきたことに気がつくと，椅子の背に深くもたれかかって，グループから若干距離を取るようにした。その後，そのような物理的距離を取らなくても，頭のなかで「では，一歩下がってみよう」とつぶやくだけですませることができるようになったと，カットはうれしそうに我々に話してくれた。

　カットのこのような体験は，体験的エクササイズとグループ様式が，いかにして感情学習の機会を与えてくれるか，ということを示している。これは個人の認知療法ではなかなかできないことである。LEA エクササイズのような介入は，他者のいる広いスペースでの施行が適している。BPD 当事者は，自らの感情レベルを調整するために，スペースを利用しようとすることが少なくない。グループのなかでスペースを使って他者との身体的接近を体験することで，当事者は，カットのように回避の度合いを調整することができるようになり，「遮断・防衛モード」の生起頻度やその強度を減らしていくことが可能になる。

　私たちが開発したもう 1 つのエクササイズは，「カラーゲーム」と呼ばれるものである。BPD 当事者は，自らの感情に名前をつけ，コミュニケーションをするという課題に取り組む必要があるが，これは当事者にとって大変難しい課題でもある。「カラーゲーム」は，そのような難しい課題に安全な形で取り組むための導入的なエクササイズである。このゲームでは，

当事者が今,「どのような感情を抱いているのか」「なぜそのような感情が生じているのか」について焦点を当てるものではあるが,その感情について詳細に語ったり,すべてのグループメンバーに話を聞いたりする,というものではない。「カラーゲーム」ではまず,当事者がそれぞれ,今の気分を表すカラーカードを選び,それをグループメンバーに提示する。

エクササイズ──「今の気分は？」ゲーム／カラーゲーム（心理教育F2）

このゲームは,グループの開始時に行うもので,各当事者にはそれぞれ,今の気分を同定してもらう。以下に示すそれぞれの色には,いくつかの感情がリスト化されている。このゲームを何度か繰り返すうちに,当事者はカラーカードを選ぶだけでなく,自分の言葉で自らの感情を表現できるようになるだろう。

赤：怒っている,欲求不満だ,悩ましい,イライラしている,など
緑：幸せだ,楽しい,ワクワクしている,など
青：悲しい,落ち込んでいる,しんどい,憂うつだ,など
黄：傷ついた,おびえている,怖い,など
茶：遮断している,引きこもっている,混乱している,麻痺している,圧倒されている,など

・グループの輪の中心に複数のカラーカードを置く。
・各自が今の気分や感情に最も近いと感じられるカラーカードを選ぶ。その際,気分や感情について説明する必要はない。
・セラピストは,各メンバーが選んだ色をただ記録するに留める。
・カードを選んだら当事者には輪のなかに戻ってもらい,まずは皆でこのゲームについて話し合う。その後,「今日の話題」に移る。
・ワークの後,短時間の楽しい活動をグループで行う。

その後もセッション中にこのゲームを繰り返し行う。当事者は再びカラーカードを選び，セラピストは各自が選んだ色を記録する。

　話し合いでは，以下のような質問をするとよい。

- セッション中に，あなたの選ぶ色は変わりましたか？
- 今日のグループセッションのなかで，何があなたの気分や感情の変化につながりましたか？
- 変化がなかった場合，それはなぜでしょうか？
- 気分や感情を変化させるために，あなたにできることは何ですか？
- 自分の気分や感情をどのように使うと，欲求に気づくことの助けになるでしょうか？
- モードと気分や感情には，どのような関係があるでしょうか？
- 自分の気分や感情に気づくためには，あなた自身のどのようなことに注意を払うとよいでしょうか？

　このゲームは実にシンプルだが，各グループにおける感情への気づきの段階に合わせて，さまざまなバリエーションがある。

- 最初は基本的な色だけで始めるが，気づきの段階が進むにつれて，感情にはさまざまな種類と組み合わせがあることを視覚的に理解できるよう，カラーカードの種類を増やしていく（書店などで色見本を購入するとよい）。
- バリエーションの例として，他のメンバーやセラピストの気分や感情を表すカラーカードを当事者に選んでもらい，果たしてそれがその通りであるかを話し合う，というやり方がある。その後，当事者がなぜその色を選んだのかをグループで話し合う。

　BPD当事者はこれまで，他者によって感情を名づけられ，その感情を受け入れることで，何とか生き延びてきた。しかしそれらの感情への名づ

けは決して正確ではなく、当事者にかえって混乱をもたらすものであった。感情への気づきのワークを通して、当事者は自らの感情を混乱せずに正しく理解できるようになっていく。たとえば当事者が「怒り・防衛モード」にあるとき、他者はそれに「怒り」という名前をつけるだろう。しかし多くの場合、その根底にあるのは「恐れ」という感情である。自らの真なる感情を理解し、感情がもたらしてくれる気づきを得ることで、我々の心は安らいでいく。我々はそのことを当事者に体験してもらいたいのである。

「サークル図」を使って気づきをモニターする

　感情について学び、感情への気づきが増えることが、自らのモードの状態に気づくための能力の増大につながる。当事者は、自らの感情体験、すなわちその時々に惹起されるさまざまなスキーマやモード、個々の状況、身体感覚、欲求、気分や感情、思考を把握し、その記録を取るうちに、時間をかけて少しずつ自己理解が進んでいく。この段階でのセラピストの役割は、治療的再養育法を行いつつ、当事者が自らの感情に気づき、どのような感情欲求が満たされなかったためにそのような感情が生じているのかを理解できるようにすることである。このような作業を通じて、当事者は欲求を満たすために他者に助けを求められるようになり、ひいては当事者自身のなかに「ヘルシーアダルトモード」が形成され、当事者は自らの欲求を自分自身で満たすことができるようになる。

　私たちは「サークル図（円形図）」をモニター用のフォームとして利用している（図6.1「気づきのワーク」1-1）。我々の経験によると、BPD当事者は、通常のCBTでモニタリングに用いるフォームより、このようなサークル図のほうが抵抗なく使えるようである。おそらくこのようなサークル図のほうが、BPD当事者の体験がよりしっくりくる形で表現されているからであろう。当初、セラピストのJoanは、このサークル図に空欄を設け、当事者の体験を書き込む形式にしようとしたが、当事者たちの大反対により断念した。長年の経験から、この件についても、我々は当事者の好みに合わせることにしたのである。

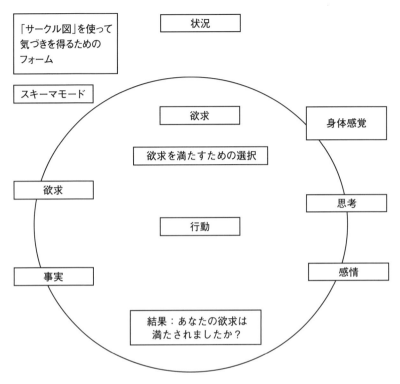

図 6.1 「サークル図」を使って気づきをモニターする

　ところで我々は当事者に記録を依頼する場合，まずは「状況」，次に「身体感覚」「感情」「思考」を書き留めてもらうようにしている。その後，ある程度セッションが進んでから，「スキーマモード」や「事実」という項目についても，追加で記録してきてもらう。

> **セラピストへの助言——危機介入に「サークル図」を活用する**
> 　「サークル図」は，当事者やグループの危機的状況や緊急の問題に対しても効果的に用いることができる。セラピスト（グループが進めば他の当事者でも可）は，ホワイトボードにサークル図を描き，どんな状況か，何が必要か，グループは何ができるか，といったことを書

> き出していく。サークル図を用いることによってグループメンバー皆が効率的に問題に取り組むことができる。

モードへの気づき

　当事者が，自らの感情をきめ細かく認識し，それらに正確な名前をつけられるようになったら，グループはモードへの気づきを高める段階へと移る。当事者はモードの体験を自己観察し，用紙に記録する。治療の初期段階では，BPD 当事者のモードは激しく切り替わり，そのせいで当事者の状態もつねに不安定である。したがってこの時期には，セラピストはすべてのモードを扱おうとせず，主たるモードを一つ選んでそのモードだけに焦点を当てるとよいだろう。当事者が「サークル図」（図6.1）に基づいて収集した情報をまとめるための当事者用フォームは，「気づきのワーク」1-2，1-3 に提示されている。

「安全なイメージ」について

　グループが次の段階，すなわち「不適応的コーピングモード」に取り組む段階に入る場合，「安全なイメージ」を想起するスキルを当事者が予め身につけておくことが重要である。我々セラピストは，当事者が数少ないコーピングを手放すことを期待するのではなく，彼／彼女らが，より健全で適応的なコーピングを習得できるよう手助けする必要がある。事実，「不適応的コーピングモード」は，幼少期の当事者にとっては生き延びるための重要な戦略であった。そして今でもなお，種々のチャイルドモードが活性化され，圧倒されるような恐怖，苦痛に満ちた感情が生じると，それらの恐怖や感情から当事者を守るために「不適応的コーピングモード」が活性化されてしまう。「不適応的コーピングモード」はかなり自動的に活性化されるため，それに早めに気づくための練習が必要となる。「安全なイメージ」は，強烈な感情が惹起された際「遮断・防衛モード」といった「不適応的コーピングモード」に逃げ込まずに，当事者がその場に留まれるようになるために用いられる対処戦略である。BPD 当事者に「安全なイメー

ジ」について説明すると，視覚的にイメージをつくるのが難しいと訴えられることがよくある。したがって我々は，誰にでもイメージできるような素材を使ってエクササイズを行うようにしている。

> 例──アイスクリームのイメージ
> 「コーンに載ったアイスクリーム」をイメージするエクササイズは，グループメンバー全員が目を閉じることから始める（目を閉じるとかえって安心感をもてないという当事者には，下を向いてもらう）。次にコーンとそれに載せるアイスクリームをイメージしてもらい，それを食べるときのことを詳細に話してもらう。まずセラピストの Ida が，大好きなお店で大好きなコーンとアイスクリームを今まさに選ぶというストーリーを紹介し，グループメンバー全員をそのストーリーに引っ張り込む。Ida はストーリーを展開し，メンバーはそれぞれ，さまざまなアイスクリームの味見をしたり，コーンの種類を選んだり，童心に帰ってアイスクリームをペロペロなめたり，本格的にアイスクリームを食べはじめたり，といったことをイメージしていく。Ida は熱心に，そしてドラマティックにストーリーを語って聞かせる。当事者たちも現実の世界での自分自身のことはさておき，話に夢中になっているようである。イメージエクササイズが終わり，全員に目を開けてもらい，Ida はこう尋ねる。「アイスクリームのイメージができた人？」。我々の経験では，ここで手を上げなかった当事者は今のところ一人もいない。そこで Ida はこのように宣言する。「今やっていただいたのがいわゆる『イメージワーク』です。あなたがた全員がアイスクリームをイメージできたとは，なんて素晴らしいことでしょう！もちろん私自身，皆さんがこれをできるだろうと信じていました」。このようにして当事者のもつ力を肯定する。

> セラピストへの提言──熱心であること
> 熱心であること，それはセラピストにとって心に留めておくべき重

要な言葉である（先述のアイスクリームのエクササイズでもセラピストは非常に熱心であった）。グループにおいてセラピストは，自らの「脆弱なチャイルドモード」をありのままに示し，エクササイズを楽しむ。そうすることで当事者も同様の感情を体験することができる。我々セラピストの「幸せなチャイルドモード」が現れることによって，エクササイズが「ゲーム」として楽しそうに見えてくる。GSTでは当事者と交流するにあたって，セラピスト自身の感情を積極的に活用することが，治療を成功させるために不可欠である。スキーマ療法のセラピストといえども，そこにはさまざまなパーソナリティや生得的気質，そして多様なスキーマのプロフィールがあるだろう。したがってセラピストによって当事者との交流の仕方も異なってくる。本書の著者であるIdaとJoanも，当事者との関わり方には違いがある。Idaは遊び心いっぱいで，とても楽しそうに振る舞う。Joanは落ち着いており，より養育的に当事者と関わる。当事者もその違いを理解しており，その時々の欲求やタイミングによって2人に対応している。いずれにせよ重要なのは，GSTではセラピストがありのままの自分でいつづけることである。もちろんセラピスト自身のスキーマやモードが活性化された場合，セラピストは直ちにそれに気づく必要がある。

第5章で述べたように，「グループ全体の安全なシャボン玉」は，グループメンバーとセラピストの全員が，大きくて安全で，魔法のようなシャボン玉に包まれていることをイメージするエクササイズである。スキーマ療法は発達段階を考慮に入れる。グループの初期段階で必要なのは，安心感や保護されている感覚をセラピストが与えることである。その意味でも，このシャボン玉のエクササイズは理に適っている。

安全なシャボン玉のイメージ──基本的な方法

「目を閉じましょう。下を向くのでも構いません。何回か深く呼吸をして，心と体から力が抜けていくのをただそのまま感じましょう。

では，イメージをしてみます。私たちは，大きくて透明なシャボン玉に皆で入っています。この部屋いっぱいにシャボン玉が膨らんでいるイメージです。シャボン玉はとてもきれいで，虹色をしています。いい香りもしています。これは，外界から私たち全員を守ってくれる魔法のシャボン玉です。私たちを非難する不健康な親の声は，シャボン玉を通り抜けることができないので，私たちの耳に届くことは絶対にありません。そして，このシャボン玉は絶対に壊れることもありません。誰かが入ってくることもありません。ただし，私たちは，自分の意思でシャボン玉から出たり入ったりすることがきます。シャボン玉を持ち歩くこともできます。お気に入りの何かをシャボン玉のなかに持ち込むこともできます。それを持っていると心が落ち着いたり，自分の助けになったり，自分は強いと思えたり，安心感を得られたりするものであれば，何でもシャボン玉のなかに持ち込むことができます。逆に，これまでに自分を傷つけてきたものは，それが何であれ，一切持ち込むことはできません。つまり私たちを包むこのシャボン玉は，繭玉のように安心できる，私たちの居場所のようなものなのです。セラピストのJoanと私は，このグループにおいて皆さんが傷つくことのないように努めます。私たちは，あなたがたを守り，あなたがたの味方になります。皆さんは全員，とても価値がある人たちです。ここにいれば安心なのだと，私たちは皆さんに知ってもらいたいと願っています。皆でシャボン玉のなかにいることの温かさ，安心感，つながりを感じてください。それではしばらく，深くてゆっくりとした呼吸を続けながら，シャボン玉のなかで過ごしましょう。この後，目を開けて現実に戻ってもらいますが，シャボン玉が私たちを包んでくれているイメージは，そのまま続けてみてください。もし自分だけを包んでくれる小さなシャボン玉が必要であれば，それをイメージしてもらっても構いません。そのほうが，家に持ち帰りやすいかもしれませんね。今日のセッションが終わり，皆さんがそれぞれの家に帰る前に，もう一度，このエクササイズを行い，シャボン玉のなかでつながるこ

とにしましょう」(「体験的ワーク」9 からの抜粋)。

セラピストへの提言――当事者からの反発にどのように対応するか
　イメージエクササイズやその他の体験的エクササイズを行おうとする際，「馬鹿馬鹿しい」「こんなのはでたらめだ」と言って，当事者が参加を拒む場合がある。このようなとき当事者とセラピストが言い合いにならないよう注意しながら，このように伝えるとよいだろう。「あなたがこのエクササイズを馬鹿馬鹿しいと感じているということを，勇気を出して正直に伝えてくださってありがとうございます。ところであなたは，このエクササイズを試す『前』に，馬鹿馬鹿しいと感じておられるわけです。よろしければ，一度試してみて，試した『後』にも，やはり同じく馬鹿馬鹿しいと感じるか，検証してみませんか。というのも，私たちのこれまでの経験から，多くの当事者の方々にとって，このエクササイズが助けになることがわかっているからです」。このように伝えると，たいていの当事者がエクササイズを試してくれる。もう1つの苦情として時折聞かれるのは，「シャボン玉のイメージがピンとこない」というものである。このようなとき，Ida は非常にうまく切り返すことができる。「わかりました。では，新車のハマーはどうでしょう？　それだったら，安全装置がばっちりついていますよ」。イメージするのは，新車以外にもたとえばテントなど，何でも構わない。セラピストが考えてもよいし，当事者からの提案でもよい。重要なのは，当事者の反発を無視することなく，当事者と共に柔軟に取り組むことである。

　我々は当事者と意見を戦わせることを完全に避けるわけではない。BPD 当事者と何かを議論する場合には，それが当事者や他のメンバーにとって脅威とならないよう，限定された形で行うようにしている。BPD 当事者との口論は，しばしば彼／彼女らの「怒れるチャイルドモード」や「不適応的コーピングモード」を引き起こし，治療的には逆効果になってしまう。したがって，あえて意見を戦わせる場合には，すでに当事者が個別の安全

なシャボン玉のイメージ（グループ全体ではなく個人を包む安全なシャボン玉のイメージ）をもてるようになっておく必要があるだろう。

セラピストへの提言——「何もしたくない」という当事者にどのように対応するか

　滅多にないことだが，当事者が「何もしたくない」と訴える場合がまれにある。その場合，我々はどのように対応するか。以下に例を挙げる。「わかりました。今日は何もしたくないということですね。あなたのその考えを尊重しましょう。ですが，別の日は私たちの意見をあなたに尊重していただき，エクササイズを試してみてもらいたいのですが，よろしいでしょうか？」。あるいは，このように言うこともできる。「あなたは自分を大切にしたくてそのようにおっしゃっているのですね。それはとても大事なことです。では，私たちがエクササイズしている間，あなた自身は枕や毛布を使って安心してお過ごしください」。ほとんどの当事者がこのような提案を受け入れる。セラピストはグループで行う安全なイメージのエクササイズに，その当事者を組み込んでいく（例：「私たちは皆，シャボン玉のなかで守られています。向こうを見てみましょう。ジェーンが心地よい毛布に包まれて，横になっています。彼女はとても安心してくつろいでいるようですね」）。その後，少しずつジェーンをシャボン玉のほうに引き入れていくとよいだろう。たとえば，ジェーンのイメージのなかで徐々にシャボン玉に近づいてもらい，シャボン玉のなかから手を差し伸べるということができる。ほかにもセラピストに何か創造的なアイディアが浮かんだら，それをどんどん試せばよい。いずれにせよアイディアを出して試す場合，それは2つほどに留めておき，当面は，当事者が部屋で安心して過ごせることを優先するほうがよい。最初はグループに参加できなくても，部屋で安心してすごせればそれでよしということが伝わっている限り，グループに直接参加できないことはさほど大きな問題にする必要はない。

「安全な場所」のイメージ——「安全なイメージ」に関するエクササイズをいくつか行うことで，我々は「安全な場所」のイメージエクササイズに入っていくことができる。実際のワークに入る前に，一般的に「安全な場所」とはどのようなものかについてグループで話し合う。BPD当事者は，そもそも安全な場をもっていなかったり，「安全だ」という感覚を得たことがなかったりするため，まずはそのような話し合いを必要とするのである。

> セラピストへの提言——「安全な場所」のイメージについて
> 　セラピストは，「安全な場所」をグループに見つけてもらうための一助となるよう，まずはセラピスト自身の「安全な場所」について自己開示する。たとえばJoanの「安全な場所」は，「祖母の家のお庭のお花畑にいるところ」や「祖母の家の屋根裏部屋でヒマラヤスギの箪笥に腰かけているところ」である。セラピストの自己開示が呼び水となって，何らかの「安全な場所」を見つけることのできる当事者がいる。このような方法では「安全な場所」を見つけられないという場合，ブレインストーミングを行うようにしている。我々は何年にもわたり，多くのBPD当事者から聞いた「安全な場所」をリストにしている。それはたとえば，学校，担任の先生やその教室，信頼できる親戚，友だちの家，ツリーハウス（樹上の家），木登りをすること，登山，キャンプ旅行，自転車に乗ること，『オズの魔法使い』のような想像上の場所，ものすごく親切なおばさんと一緒にいること，教会などである。

我々は，これまですべての当事者とともにそれぞれの「安全な場所」を見つけてきたことをグループメンバーに伝え，だからこそこのグループにおいても，時間をかけて，あきらめずに各自の「安全な場所」を見つけたい，ということを率直に伝える。BPD当事者が対象のグループにおいて，セラピストが心に留め置くべきことは，セラピストや他の当事者が挙げる「安

全な場所」の例が，他の当事者にとっては脅威になりうるということである。「安全な場所」として挙げられた場所が，自分が虐待を受けた場所だったりするのである。「それぞれの当事者には実にさまざまな事情がある」ということをセラピストは忘れずにいたい。そうすればある「安全な場所」が「安全ではない」と訴える当事者に対し，心からこのように言えるだろう。「ああ，そんなにひどいことがその場所であったのですね。あなたがその場所を『安全な場所』にしたくないのは当然です」。

　我々は現在，Young たちの「安全な場所」のイメージワークにおける教示（Young et al., 2003）の改訂版を使っている。セラピストはまず，あたたかく落ち着いたトーンの声で，当事者に対し，目を閉じるか下を向くように伝える。次に，何が見え，何を感じ，どのような匂いがし，どのような音がするのか，ということに，できるだけ詳細に気づきを向けるよう教示する。最初に「安全な場所」のイメージワークを行うときは，年齢やモードを具体的に特定しないようにするとよい。とりもなおさず，とにかく当事者がその場を安全であると心の底から感じることが重要である。

「安全な場所」のイメージワーク（「体験的ワーク」−10 からの抜粋）

　「安全な場所」のイメージは，あなたの内なる「脆弱なチャイルドモード」を落ち着かせてくれたり，強いストレスを緩和してくれたりします。また，フラッシュバックが起きて動転したときに，イメージのなかでその場所に行くことができます。

＊教示文

　あなたにとって真に安心できる「安全な場所」のイメージを心のなかに浮かべます。無理にイメージをつくるのではなく，イメージが浮かんでくるのに任せましょう。それはたとえば映画のワンシーンや1枚のスライドのようなものかもしれません。写真をイメージするのでもよいでしょう。あなたのなかにある記憶でも構いません。あなたのこれまでの人生に基づくものでも，想像に基づくものでも，あるいは

これまでに読んだ本や観た映画に基づくものでも構いません。あなたにとって安全で，心地よくイメージできるものであれば，何でもよいのです。大切なのはあなた自身にイメージをつかんでいただくことです。もちろん最初からはっきりとしたイメージを描けなくても問題ありません。グループで分かち合いながら，少しずつイメージを鮮明にしていきましょう。

1. 何が見えますか？
2. 自分自身の姿が見えますか？
3. イメージのなかのあなたは何歳ですか？
4. 他に何が見えますか？
5. どのような音が聞こえますか？
6. 何か匂いがしますか？
7. その場所にいるのはどのような気分ですか？
8. 身体にはどのような感覚がありますか？
9. 誰かがそこにいますか？（あなたにとって安全な人だけであれば，いてもらっても構いません）

「安全な場所」のイメージを手助けするための自分への声かけ（セルフトーク）には，たとえば以下のようなものがある。「私は安全だ」「私がこの場所をコントロールしている。私を傷つけるものは何ひとつない」「ここにいると本当に気持ちがおだやかだ」。

あなた自身のセルフトークを書き足してみましょう。＿＿＿＿＿＿＿
「安全な場所」のイメージをいつでもどこでも心に浮かべられるよう，イメージに名前をつけておきましょう。たとえば「おばあちゃんの家」「庭のツリーハウス」「スミス先生の教室」などです。＿＿＿＿＿＿＿

我々は，このようなイメージワークを1日に1回以上行うよう，当事者

に指示する。次に,「安全な場所」を絵に描いてもらったり,写真にしてもらったりするなどして,イメージを視覚化する。視覚化することで,「安全な場所」のイメージを持ち歩き,より日常的にそのイメージに触れられるようになる。グループメンバーがそれぞれ自らの「安全な場所」のイメージをつくれるようになったら,グループセッション開始時のワークも,「安全なシャボン玉」ではなく「安全な場所」のイメージから始めるようにする。またグループ全体を包んでくれる「安全なシャボン玉」のイメージそのものも「安全な場所」として機能する。その後グループ全体で何か難しい課題に取り組んだり,グループが困難にぶつかったり,あるいはグループの結束をさらに高めたいと思ったりする際は,皆でそのイメージを共有し,グループ全体が安全で守られているということを一緒に感じられるとよいだろう。そのような場合,我々はグループの絆の強さについてことさらに強調するようにしている。このようなグループ単位でのイメージワークをしておくことは,グループがその後「脆弱なチャイルドモード」のイメージを変容するワークをする際に,大いに役に立つであろう。

生命を脅かす BPD の症状に対する「安全計画」について

　BPD に対する治療は,それがどのようなものであっても,命を脅かすような BPD の諸症状に対して注意を向ける必要がある。我々は GST を始める前の個別セッションで,当事者それぞれが,そのような症状をどの程度持っているのか,GST を始めるにあたっての安全レベルはどの程度のものか,といったことを査定する。またグループの初期には,自傷行為や自殺衝動に対する個別の「安全計画」を,当事者と一緒につくるようにしている。BPD 当事者のもつ多くのモードが,彼／彼女らの安全を脅かす。スキーマ療法によって「遮断・防衛モード」が克服されると,次に現れるのは「脆弱なチャイルドモード」である。「脆弱なチャイルドモード」が刺激されると,当事者は,強烈な恐怖,胸が張り裂けるほどの孤独感,絶望感,「愛されない」という思い,などを感じることになる。幼少期に体験した無力感や絶望感がありありと生じることもある。当事者は「脆弱な

表 6.2　BPD と自傷行為の複雑な関係：モードアプローチからみた自傷

モード	自傷の機能
脆弱なチャイルドモード	感情的な痛みを身体的な痛みに変え，意識の焦点を切り替えることで感情的な痛みを終わらせること 「養育されたい」という欲求に基づく必死の働きかけ 痛みを終わらせるための自殺企図
怒れるチャイルドモード	他者に耳を傾けさせるため 他者とつながるため
衝動的なチャイルドモード	今すぐに他者から注意を得るため エンドルフィンやアドレナリンを急激に上昇させるため
遮断・防衛モード	「何か」を感じるため 「麻痺している」「まるで死んでいるようだ」という感覚から脱するため
懲罰的ペアレントモード	チャイルドモードを罰するため

チャイルドモード」によるこのような感情に圧倒され，それを何とかしようと自傷行為を行うかもしれない。あるいはモードが瞬時に切り替わり，「懲罰的ペアレントモード」が出てくる場合もある。「懲罰的ペアレントモード」において当事者は，自らを恥ずかしい存在であると感じ，それを罰するために自傷行為を行うことになる。強烈な恥の感情による痛みより，腕を切ってしまうほうが，当事者にとってははるかに苦痛が小さい。たとえばある当事者は，「罰として自分の足を切ってもいいですか？ 罪の意識を感じるよりそのほうがマシなのです」と訴えてきた。「懲罰的ペアレントモード」に共通するのは，「私が悪いのだから罰を受けても当然だ」という考えである。当事者は，「懲罰的ペアレントモード」を，抗いがたい声や命令として体験することが多い。ほかに，「脆弱なチャイルドモード」から「衝動的なチャイルドモード」への切り替わりもある。「衝動的なチャイルドモード」は，「脆弱なチャイルドモード」によるつらい感情を，危険な行動によって終わらせようとする。それはたとえば，薬物摂取，危険な性行為，自殺企図といった行動である。表 6.2 は，BPD 当事者のモードと自傷行為の複雑な関係を示したものである（Farrell & Perris, 2010）。

スキーマ療法を開始した最初の数カ月間は，当事者が「脆弱なチャイルドモード」をより強く感じるようになり，これまでの対処法（自傷行為，自殺企図）にどうしても頼ろうとしてしまう。そこで重要なのが，「脆弱なチャイルドモード」によるつらい感情に何とか対処するために，「安全計画」をつくることである。我々セラピストにとっては，当事者の「遮断・防衛モード」が減弱し，「脆弱なチャイルドモード」による感情が強まるのは，「治療が進展している」ということになる。しかしながら，セッション外でそのようなことが起きると（すなわち「遮断・防衛モード」が弱まり，「脆弱なチャイルドモード」が活性化されると），当事者はつらい感情に圧倒されたり脅かされたりし，自分をひどく無防備に感じるであろう。当事者が「脆弱なチャイルドモード」を遮断するのには，相応の理由がある。このモードによる感情を再び体験するということは，当事者にとっては大きな脅威となり，場合によっては，「脆弱なチャイルドモード」による心の痛みから逃れるために，命を脅かすような極端な行動を取りかねない。したがって「安全計画」は，当事者の「脆弱なチャイルドモード」の欲求に応えるような形で作成される必要がある。

　とはいえ多くの当事者は，自らの欲求に気づき，それを満たすことが非常に苦手である。だからこそ「モードへの気づき」のワークが必要なのである。最初に我々が当事者に提示するのは，きわめてシンプルな問いである。「どのような感情が軽くなると，自分が少しでも楽になるだろうか？」。この問いへの答えとしては，たとえば「つらくなくなるとよい」「恐怖が小さくなるとよい」「愛されないという感覚が少しでも減るとよい」「自分が悪いと思わなくなるとよい」といったものがある。次にグループで，それらの感情を軽くするために何ができるか，というテーマでブレインストーミングを行う。感情を軽くするというのはある種の遮断であるともいえるが，自傷行為や自殺企図に比べればはるかに健康的である。当事者に対し，遮断や回避をすべてやめるように求めるのは非現実的である。自傷行為をするぐらいであれば，何らかの遮断を用いて感情を軽くするのもひとつの手である，ということを我々は当事者に伝える必要がある。特に，

身体的記憶を伴うトラウマの再体験が起きそうなとき，あるいは衝動的に過激な行動を取りそうになっているときは，感情を遮断するような対処がむしろ必要であり，安全である。たとえばそのような対処としては，アラームをセットして昼寝をする，おいしいものを食べる，子ども向けの映画を観て気を紛らわせる，といったことがある。

　欲求があるということは，それ自体が「安全」であるとも言える。欲求があることで，人は誰かに助けを求めることができる。それはたとえば，安心できる人と一緒にいる，友達と話をする，危機対応ホットラインに電話をする，危機対応の会合に参加する，非常用ルームに行く，といったことである。当事者の安全を守るために，自傷や自殺のための道具を当事者から取り上げることが必要な場合もある。たとえば，剃刀の刃を友人に預ける，自宅以外の場所で服薬する，といったことである。緊急時の「安全計画」については，「行動パターンの変容」1-1，1-2 を参照されたい。

　我々は緊急時の「安全計画」についてグループで話し合い，ブレインストーミングを行ってそれらの計画をより安全なものにしていく。第 2 セッションが終わるまでには，グループメンバー全員が自らの「安全計画」をもっている必要がある。それらの「安全計画」は個別のセッションでも扱うことがあるので，個人療法を行うセラピストにも「安全計画」を共有してもらう。我々が当事者に強調するのは，グループ外で生じる仲間の自殺企図や深刻な自傷行為に責任を感じなくてよい，ということである。我々は，セッションが急に中止になる場合やその他の連絡事項のために，グループの電話連絡網を作るようにしている。電話連絡網は当事者の了解を得た上でグループでも共有される。ただし，電話をしてもよいのは，命が脅かされているような状況ではないときに，互いに話をしたりサポートし合ったりする場合に限る，ということを確認する必要がある。このような約束のもとで，ほとんどの当事者は電話番号を共有することに同意する。

事例概念化とまとめ

　当事者の抱える問題を，セラピストと当事者が共に，スキーマ療法の視

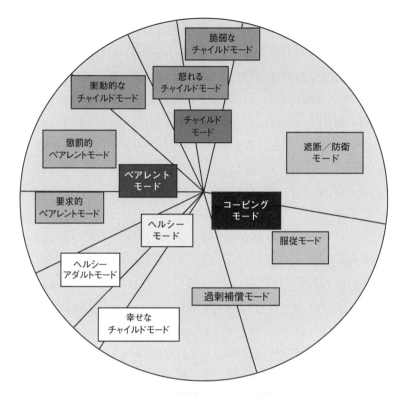

図 6.2　BPD 当事者のモードの概念化の例

点から理解できるようになったら,「事例概念化」のフォームを作りはじめる。とはいえ,我々は当事者に対し「事例」という言葉は用いない。この言葉は非人間的でよそよそしい印象を与えるからである。概念化されたフォームを目の前にして,我々はさらにスキーマやモードについて話し合っていく。最初に概念化を行う際は,単純な円グラフを使い,どのモードがどの程度あるのかを外在化するようにしている。図 6.2 は,BPD 当事者の概念化の典型例である。図 6.3 はそれを発展させて,モードのもとにあるスキーマもあわせて提示した概念化の例である。

　これらの円グラフはグループルームに常備されており,当事者はいつでも円グラフを使って自らのワークを行うことができる。

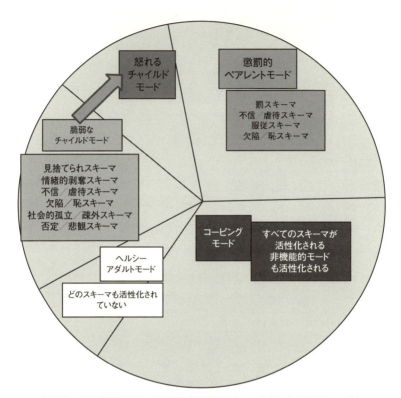

図6.3 BPD当事者のモードの概念化の例(スキーマをあわせて提示したもの)

　我々が円グラフを用いるのは，モードを視覚的に理解するためであるが，そのほかに，モードに対する個別の治療目標を設定し，段階的に取り組んでいくための計画を立てる。治療初期の計画の例を「行動パターンの変容」2-1から2-5に示す。

　GST開始から6〜8週間後，我々は「まとめのシート」の作成に入る。まとめのシートには，当事者のモードに関するさまざまな情報や，現在の生活上の問題がどのようにモードと関連しているのか，変化のためにどのようなことが必要か，といったことが記入されることになる。このシートは個人セッションでも活用されるが，基本的にはグループセッション中に作成し，グループで共有される必要がある。「行動パターンの変容」3-3に，

そのためのロードマップが示されている。

　GSTが「モードを変化させるワーク」の段階に入ったら，我々は最初の数週間をかけて，Young（2000）が提唱するオリジナルの事例概念化を行うようにしている。このシートはREF5に収められている。

第**7**章

グループスキーマ療法の流れ［第2段階］
スキーマモードを変容させる

Joan M. Farrell and Ida A. Shaw

　すでに述べた通り，GST の第1段階の目的は，グループにおいてセラピストや他のメンバーとの結びつきを確立し，安全を感じられるようになることである。そのためにはまず心理教育を行い，「安全のための計画」を作成する。そうすることで，当事者は自らのモードの関わる体験に気づき，理解できるようになる。その次の段階，すなわち GST の第2段階は，「グループが真に機能する段階（"working group" stage）」である。この第2段階で焦点を当てるのは，メンバーたちのスキーマモードを変容させることである。GST を開始してから 12 週前後でこの第2段階に進むことが多いが，セッションの頻度（週に1回か2回か）によっても進み具合が異なる。我々の経験では，週に2回のペースでセッションを行うグループのほうが，この第2段階に入るのが早いようである。これについては，現在行われている多施設による GST の効果研究において検証されることであろう。

　我々がつねに強調していることであるが，GST は直線的に進んでいく治療ではない。GST では，治療の各段階で，前進したり後退したりしながらそのつど小さな変化が起こり，積み重ねられていく。これは GST の第2段階でも同様である。8名かそれ以上のグループメンバーのあり様によって，治療の進展にはさまざまなバリエーションが加えられていく。それは時には治療の障壁になり，時には治療の大きな飛躍につながる。

　BPD に対するスキーマ療法のモデルおよび中心的な治療的介入（Young et al., 2003；Arntz & van Genderen, 2009 を参照）は，本書の GST のモデル

とも一致している（Farrell et al., 2009；Farrell & Shaw, 1994, 2010）。スキーマ療法において中心的な治療的介入は，①治療的再養育法，②体験的技法と感情焦点化技法，③認知的技法，④行動パターンの変容，という4種類がある。GSTにおいては，グループの参加人数や，グループそれ自体の要因が治療に影響を与えるので，それに合わせてこれら4つの治療的介入をそのつど調整していく必要がある（これについては第3章および第4章にて解説した）。GSTにおける治療的再養育法については，第4章にて詳述した。

　本章では，GSTにおける「モードを変容させるワーク」について，3つの方法を紹介する。これらの方法は，グループの特徴や，ターゲットとするモードによって調整される必要がある。我々はこれまでGSTにおいて，Young et al.（2003）の5種類の主要なモードに焦点を当ててきた。それらはBPD当事者の中核にあるモードである。その5種類とは，「脆弱なチャイルドモード」「怒れるチャイルドモード」「遮断・防衛モード」「懲罰的ペアレントモード」，そして「ヘルシーアダルトモード」である。我々はさらに「幸せなチャイルドモード」なるものを加えた。というのも，「幸せなチャイルドモード」は，「ヘルシーアダルトモード」と同様に，増強する必要のある重要なモードだからである。BPD当事者には，このモードはほぼ存在しない。しかし「幸せなチャイルドモード」を形成することができれば，治療に対する当事者の希望や動機づけや高まり，スキーマモードを変容させるための困難なワークをどうにか続けることができるようになるだろう。GSTでは特に，当事者の遊び心を誘発しやすい。

　ところでこの第2段階でも，ごく自然な流れのなかで各技法を用いる。各技法とは，すなわち，「認知的介入」「体験的介入」「行動パターンの変容」の3つである。BPDの治療においては，これら3つの技法を通じて「気づき」を得ることが非常に重要であり（Farrell & Shaw, 1994），それはどのモードにも当てはまることである。実際の治療的介入では，各技法を個別に使うのではなく，「認知的介入」「体験的介入」「行動パターンの変容」を統合して使う。たとえば，「モードのロールプレイ」をする場合，これら3つ

の介入の要素がすべて含まれるであろう。数ある心理療法のなかで，これらの3つの技法を統合的に活用するのはスキーマ療法だけである。ほかの心理療法では，これらの技法は個別に使用される。スキーマ療法が他の治療法に比べて治療効果が優れているのは，治療がこのように統合的に行われるからであると考えられているが（Zanarini, 2009），我々もその見解に同意する。

以下に，「モードを変容させるワーク」の一般的な流れを示す。

>「モードを変容させるワーク」の流れ
> 1. どのモードが，あなたがここで扱いたいどの問題に関連しているのか，ということを理解しましょう。モードという視点から，あなたの問題を理解しましょう。
> 2. 各モードにおいて，あなた自身がどのような体験をするかを知りましょう。
> 3. あるモードが活性化したときに，それがどのモードであるか，はっきりわかるようになりましょう。
> 4. 「チャイルドモード」の根底にある，あなたの「満たされていない欲求」を理解しましょう。
> 5. もともとはあなたが生き延びるために形成された「不適応的コーピングモード」を理解しましょう。
> 6. 長期間あなたが使いつづけているコーピングスタイルが，あなたの欲求を本当に満たしてくれているかどうか，確認しましょう。
> 7. 自分の「不適応的なコーピングモード」を変えるのだということを心に決めてください。
> 8. 「健康的なコーピング」につながる行動をはっきりさせましょう。「健康的なコーピング」とは，あなたの現在の欲求を満たし，あなたが健康的な人生を送ることができるようになるための方法です。
> 9. 「非機能的なペアレントモード」をはっきりさせましょう。
> 10. 「非機能的なペアレントモード」が活性化していることに気づ

きましょう。
11. 「非機能的なペアレントモード」が"あなた自身の声"ではないことを理解し，その声を取り除きましょう。そうすることで，「非機能的なペアレントモード」が誰の声であるかも理解できるようになります。
12. あなたの「ヘルシーアダルトモード」にアクセスし，そのモードのもつ強み（strength）を感じてください。「ヘルシーアダルトモード」とのつながりを強めていきましょう。
13. あなたの「幸せなチャイルドモード」にアクセスし，喜んだり楽しんだりすることを体験しましょう。

7-1　不適応的なコーピングモード

　我々は普段，BPD 当事者が最初に示す「不適応的なコーピングモード」から「モードを変容させるワーク」を行う。グループ治療の場合，特にそのようにする。「不適応的コーピングモード」とは，当事者が，中核的欲求が満たされない幼少期の環境をどうにか生き延びるために作り出したサバイバル戦略であり，当事者にとっては馴染み深いものである。当事者用資料ワークブックにある「不適応的なコーピングモード−資料1」に，それらの情報を記載した。

GSTにおける不適応的なコーピングモードに対する治療的介入の概要

「不適応的なコーピングモード」に対する目標
1. 当事者に「不適応的コーピングモード」を乗り越えるための，あるいはそれに巻き込まれないようになるための援助をする。そうすることで，当事者のもつ「脆弱なチャイルドモード」にたどりつける。

2. 「回避的コーピングモード」(「怒り・防衛モード」とも呼ぶ) の攻撃性や，「いじめ・攻撃モード」といった「過剰補償モード」に制限をかけることで，グループがそれらのモードによって破壊されたり悪影響を受けたりすることを防ぐ。
3. 当事者が「脆弱なチャイルドモード」の状態に留まることができるようにする。その状態を維持することで，当事者は自分の感情や欲求を出せるようになる。さらには自分が表現した自らの欲求がグループで受け入れられるという経験をしてもらう。一方で，グループ内で「不適応的なコーピングモード」の状態でいると，他のメンバーからよい反応をもらえず，結果的に欲求が満たされないということも学んでもらう。
4. 当事者が自分の行動をそのつど選ぶことができるということに気づけるよう手助けする。その結果，「不適応的なコーピングモード」に入る回数が徐々に減り，モードの強度も減っていく。
5. 適応的なコーピングを行うことが「ヘルシーアダルトモード」の形成につながり，当事者の内なる「不適応的コーピングモード」は「ヘルシーアダルトモード」に置き換えられていく。

　BPD 当事者がもつ代表的な「不適応的コーピングモード」は「回避的コーピングモード」である。そのなかでも最も頻繁に活性化されるのは「遮断・防衛モード」である (Young et al., 2003)。ほかにも「怒り・防衛モード」や「遮断・自己鎮静モード」といった回避モードも BPD 当事者には生じやすい。また，BPD の主たるモードではないが，よく見られる他の「不適応的コーピングモード」としては「従順・服従モード」や「過剰補償モード」が挙げられる（第2章に記載された各モードの定義を参照）。「怒り・防衛モード」や「遮断・自己鎮静モード」は，グループ中にも活性化されやすい。「過剰補償モード」の一環である「いじめ・攻撃モード」は，男性当事者において時折見られる。

　本章で焦点を当てるのは，当事者の回避的なコーピングスタイルである

が，そのなかでも特に「遮断・防衛モード」に注目したい。当事者がどのような不適応的なコーピングスタイルを持ち合わせているとしても，彼／彼女らにとって必要なのは，自らのモードにそのつど気づけるようになること，そして各モードが自分にどのように影響しているのか理解できるようになることである。またモードが対人関係に与える影響についても理解する必要があるし，最終的には，どのような感情欲求を満たすためにそれらのモードが活性化されているのかについて，考えられるようになる必要がある。こうした取り組みを通じて，当事者は「不適応的コーピングモード」を乗り越え，自らの「脆弱なチャイルドモード」に触れるという体験ができるようになる。これは治療初期においては当事者に苦痛をもたらす体験でもある。しかしながら，セラピストやグループのもたらす安心感，保護，心地よさ，思いやり，サポートを受け取りつづけるなかで，当事者の内なる「脆弱なチャイルドモード」は感情レベルで癒されていく。

　第4章でも述べたが，セラピストは，当事者に生じるモードがグループにどのような影響を与えるか，注意を払う必要がある。また活性化したモードに応じて，共感的直面化や限界設定を行う必要もある。「回避モード」や「従順・服従モード」はそれらが活性化されても，「過剰補償モード」に比べて対人関係に与える影響が少ない。「過剰補償モード」が活性化されると，それが他者に対して否定的に作用し，その人を取り巻く社会的環境から否定的な反応を引き出してしまう。「いじめ・攻撃モード」に対する治療的再養育法では，そのなかに限界設定と共感的直面化を含める必要がある。繰り返しになるが，セラピストは共感的直面化において，当事者のモードが引き起こした行動に対応しつつも，その根底にある欲求や苦痛に対して共感を示していかなければならない。共感的直面化は，治療的再養育法を通じて形成された絆に基づいて行われる。限界設定についても同じことがいえる。「いじめ・攻撃モード」のような破壊的なモードにある当事者に対しては，グループの基本的な約束事について思い出してもらう。そのうえで，そのモードによる破壊的な行動が止まらない場合は，「タイムアウト」としていったんグループから外れてもらうか，グループルー

ム内に設置された「安全な場所」に移動してもらうことになる。セラピストはそのことを当事者に伝える。複数名のメンバーが「不適応的コーピングモード」陥った場合，なぜそうなったかをアセスメントする必要がある（第5章に詳述）。グループワークをするうえで，この「不適応的コーピングモード」は必ず考慮する必要がある。どの種類の「不適応的コーピングモード」であれ，そのモードへの基本的な対応は同じであり，その流れを以下に示す。そのうえで，「不適応的コーピングモード」のサブタイプに対するそれぞれの介入について，さらに詳しく解説する。「遮断・防衛モード」への介入についての解説が多くなるが，工夫次第では他のコーピングモードにも応用できるであろう。その応用の仕方についても最後に解説する。

「不適応的コーピングモード」を変容するためのスキーマ療法の流れ
- 気づきのワーク（モードのモニタリング）——「不適応的コーピングモード」に気づく。まずは後付けでもよいので「あのとき『不適応的コーピングモード』に入っていた」と気づくことである。次に，このモードが活性化した早い段階で，リアルタイムでそれに気づくことである。
- 認知的技法（メリット・デメリット分析）——これまでのコーピングスタイル（モード）を変容することのメリットとデメリットをそれぞれ検討する。変容するとどうなるか，変容しないままで自分の欲求が果たして満たされるのか，といったことについて考えてみる。そのうえで，変容するかどうかについて当事者に意思決定してもらう。
- 体験的技法——安全なイメージをもつ。治療的再養育法を体験する。グループのなかで感情や欲求（脆弱な自分）を表現し，それをグループに肯定的に受け止めてもらう。より健全なコーピングを身につけ，自らの欲求を健全なやり方で満たすことができるようになる（例：勇気をもって相手に直接頼みごとをしてみる）。

・行動パターンの変容――より健全なコーピングを実践できるように練習を重ねる。その結果を記録する。行動変容のためのワークは，最初はグループのなかで行うが，徐々に当事者の生活の場で行うようにする。

「回避的コーピングモード」に気づくための治療的介入

　すべての「不適応的コーピングモード」が自動的に活性化される。というのも，これらはその人がどうにか生き延びるために，選択の余地なく身につけたモードだからである。当事者は治療開始時には，これらのモードの作用について気づいていない。したがって，モードを変容する介入における最初の段階では，モードやその機能について心理教育を行い，それらの背景にある欲求を同定できるよう手助けする。そのためにまず我々が行うのは，気づきのワーク，運動感覚と感情に焦点を当てたエクササイズ，およびセルフモニタリングの練習である。自らのモードに気づくことは，「遮断・防衛モード」を打ち破るための中心的な治療的介入である。またモードに気づくことによって，当事者は現実に踏み止まり，自らの感情に触れることができるようになる。自分のモードに気づくことは「遮断・防衛モード」を打ち破るための中心的な治療的介入である。また，モードに気がつくことで，感情に触れやすくなり，その表現も豊かになる。「体験に焦点を当てたエクササイズ」（Farrell & Shaw, 1994）は，感覚，思考，感情への全般的な気づきを増加させるために行われる。これについては第5章で解説し，事例も紹介した。

　ここでは第5章で紹介した以外の，「遮断・防衛モード」への気づきを増すために我々が活用している体験的技法について紹介する。この方法は，グループの誰かを特定することなく，グループ全体で，「遮断・防衛モード」の影響を安全にかつ楽しく学べるワークである。当事者はこのワークを通じて，遮断とはどういうことか，遮断によってつながりを断ち切ることがグループにどのような影響を与えるのか，といったことについて学んでいく。

エクササイズ――「遮断・防衛モード」を体験的に学ぶ

「遮断・防衛モード」役を演じてくれる当事者を2名募り，次のように依頼する。「これからいくつかの質問をします。その間ずっと，この白い紙を顔の前に広げ，あなたの顔を見えなくしてください」。その後，実際に顔の前に紙を広げてもらい，次のように質問する。「今，グループで何が起きているかわかりますか？ 今，どのように感じていますか？ グループから切り離されているように感じているのではないですか？」。

次に「遮断・防衛モード」役を演じてくれた当事者に礼を述べ，このエクササイズについてグループで話し合う。セラピストが問いかける。「紙で顔が隠れたメンバーと一緒にいて，どんなふうに感じましたか？」「紙で顔が隠れたメンバーとのつながりを感じることはできましたか？」。セラピストは，今のエクササイズで起きたことは，グループ内でメンバーの誰かが「遮断・防衛モード」に入ってしまったときと同様であると解説する。その後，当事者は，グループの内外で自分が「遮断・防衛モード」になってしまったときの体験を語り合う。セラピストは，グループのなかで自分が「遮断・防衛モード」に入りかけたことにどう気づけばよいかを伝え，気づくことができれば，そこから抜け出し，グループのなかで安全を感じ，グループとのつながりを保ち，欲求が満たされるのだということを教える。「遮断・防衛モード」についてのこのような体験的技法は，後に，たとえば「メリット・デメリット分析」のような認知的技法にスムースに移行していくであろう。

第6章で論じた，「モードに気づくワーク」や「円形のモニター分析」は，モードを変容させるワークにおいて必要不可欠である。それらを使うことによって，当事者がモードを体験しているときの情報を集めたり，そのモードになる直前の警告サインについて知ったりすることができる。また，そのモードが結果的に当事者の欲求を満たしてくれるのかどうかにつ

いても検討することができる。さらに、グループで当事者同士がセルフモニタリングの結果を共有することで、各当事者は自らのモードにさらに気づきやすくなるであろう。というのも、当事者は、他のメンバーが体験した、各モードに入るときの感情や身体感覚を聞くと、それを自分に当てはめ、そのきっかけに気づいたり、そのモードに入るときの体験に気づいたりできるようになるからである。たとえば当事者は、他のメンバーを見てこんなふうに考えたりする。「なるほど、ジェニーの言う『遮断・防衛モード』の始まりは、すべてのエネルギーが自分の頭に上がっていくような感覚なのか。それは自分にもあるなあ。ふーん、これが『遮断・防衛モード』なんだ。これまで気づかなかったけど、なんかわかるような気がする」。

　各当事者の「不適応的コーピングモード」にそれぞれ個別に名前をつけると、概念化はより深まるであろう。たとえば、「強いケイティ」「マスクをつける」などである。グループのメンバー同士で、互いの「不適応的コーピングモード」にニックネームを付け合うこともできる。同様に、「過剰補償モード」や「服従モード」に対しても気づきのワークをすることができる。表7.1に、「問題の同定とモードへの気づき」に関する一覧表を示す。

　我々は当事者に、スキーマが活性化され、モードが発動する「きっかけ」を観察することの重要性を積極的に伝えている。その手がかりは、日常生活において、自らの反応が「強すぎる」と感じるときである。我々が考えるには、そのような「強すぎる」反応は、現在の状況に対する反応にプラスアルファでさまざまな「何か」が集積し、過大な反応になってしまっているということである。グループでは、その「何か」を幼少期や思春期の体験と関連づけて考え、理解するといった作業をする。このような方法は当事者にとって非常にわかりやすいようである。「強すぎる反応」を一切の評価や判断なしに観察するというのは、実に中立的な方法である。我々は当事者に対し、「誰だってあなたのような気質をもち、幼少期にあなたのような経験をしたら、あなたのように"強すぎる反応"が生じるのは当然のことです」と伝えるようにしている（スキーマ療法の心理教育9「モードが作用する『きっかけ』について」を参照のこと）。

当事者の「強すぎる反応」の一例

　ジュディという当事者がいた。ジュディの母親は抑うつ的であり，ジュディは母親に厳しく叱られながら育ってきた。しかしどのようなときに自分が厳しく叱りつけられるのか，自分の発言やふるまいの何がいけなかったのか，ジュディには理解できなかった。このような不安定な環境で育ってきたジュディは，グループ療法においてセラピストが軽く顔をしかめると，そのつど部屋の隅に駆け込んで，胎児のように体を丸めるということを繰り返していた。これは，母親から蹴飛ばされる際に自分を守るために取っていたポーズで，彼女の癖である。セラピスト（Joan）は当初，自分が無意識に額にしわを寄せることに対してジュディがこのように反応していることに気がつかなかった。しかしあるとき，他のグループメンバーが，「Joan が額にしわを寄せると，ジュディがそれに反応して部屋の隅に駆け込んでいるのではないか」と指摘した。ジュディにそれを問うと「その通りです」と答えた。そこで Joan は，何かを真剣に考えると顔をしかめ，額にしわを寄せる癖が自分にあること，おそらくこのグループセッションでもそういう癖が出ることがあるだろうということをメンバーに説明した。そして，Joan が額にしわを寄せたらジュディがそのことを Joan に知らせ，Joan は額のしわを緩めてジュディを安心させる，というルールを作ることにした。

　この事例は，さまざまな診断がつく当事者が混在するグループでは生じうることであり，BPD の当事者がグループを去る大きな理由となる。GST においては，ジュディのこのような反応は，根底にある感情欲求（ジュディの場合「安全でありたい」「安心したい」という欲求）に基づくコーピングモードであると理解する。そして額のしわを緩めるよう Joan に頼むことで，幼少期には満たされなかった欲求をグループのなかで今満たすことができたとみなす。

表 7.1 問題の同定とモードへの気づき［記入例］

今、私が体験している問題は？
［ひとりぼっちにされてしまった］［見捨てられてしまった］というイメージ。
どのような状況でこのような反応が生じますか？自分を全くコントロールできない、と感じてしまう。

引き金は何か？	ひとりで過ごしていると、次第に憂うつになり、強烈な恐怖心が生じ、パニックに襲われた。セラピーのセッションが終わるときにもこんなふうに感じる。「自分では何もできない」と考えはじめる。小さな子どものときにもこれが起こる。パニックになって始まり、「自分では何もできない」と考えはじめる。
どのような感情が生じますか？	恐怖、パニック、怒り。
どのような身体感覚が生じますか？	胸がドキドキする、呼吸が速くなるか、浅くなる、息が止まる。
どのような考えが浮かぶ信念、後になって生じることも多々ある）	［何か悪いことが起こるだろう］［誰かが夜中に来ていってしまうだろう？］［停電になったらどうしよう？］［火事になったらどうしよう？］［ほっぽって私を出かけていかないし、私と一緒にいたくないだろう、皆にとっては、私の存在は、私の欲求もどうでもよいのだ］［誰も私を気にかけていないし、私と一緒にいたくないのだ、私は弱くて欠陥がある。私のことを気にかけてはいけない人間だ］［この程度のことを気にかけてはいけない人間だ］
どのようなモードが生じていますか？あなたはどのようにしてそのモードに気づきますか？	［脆弱なチャイルドモード］強烈な恐怖を感じる。見捨てられた記憶がよみがえる。胸がドキドキする。「耐えられない」という考えが浮かぶ。誰かに一緒にいたくてたまらなくなる。
モードの引き金となる、モードが発動するサインや手がかり（初期の危険なサイン）は何ですか？	セッションが終わるときに、それに対して強すぎる感情、思考、行動が出ること。
あなたの欲求は何ですか？幼少期、成人期それぞれについて考えましょう。	幼少期——両親から親らしいケアをされること——心地よさをもらうこと、保護されること、安心感をもつこと、サポートされること。成人期——人とつながりをもつこと、交友関係をもつこと。
このモードと関連のある行動にとる行動で気分を戻りましょうか（あまり意識化されていない記憶もあるでしょう、これらの多くは、まだ言葉や感情と身体感覚しか思い出せないかもしれません）。	思い当たるのは、両親が夜中に外出し、数時間、一人ほっちで家で置き去りにされたこと。知らない男の子ども守のような人が家に連れ込まれた。8歳のときに、家にひとりでいっていたことで、何かがひどく悪いことには起きていない。
あなたが自然にとる行動にコーピングモードがあてはまりか？それぞれの行動の例を説明してください。	遮断モード——空想にふけり、時間を浪費すること、ボーッとテレビを見ること。ポテトチップスやキャンディを食べすぎること。私が12歳の頃、両親が留守のときに旅をよく家に連れ込んだ。過剰補償モード——私はそれがまるで男の子ども守のように振るまっているかのように旅に連れ出した。当時、それが危険であるかなかったように感じていた。大人になってからは、時々危険な性をしたこともある、それで自分に価値のないように感じている。服従モード——私は人はびっていて、寂しがっていて、そして自分にはどこか価値がないと感じている。時々危険な飲み物や飲みすぎるときには、身体に悪いことをして、自傷行為をしたり、身体に悪い飲み物を飲むときには、身体に悪いことをしている。

「不適応的コーピングモード」に対する認知的技法

　第6章でも述べたが，我々は，当事者のグループへの適応を良好にするために種々の認知的技法を使用している。それはたとえば，さまざまな心理教育，個別の事象についてのメリット・デメリット分析，認知の偏りの同定，帰属の変容，フラッシュカードの活用，といったものである。これらの認知的技法を通して，「不適応的コーピングモード」についても当事者に伝え，幼少期にこのモードをどのように活用していたか，ということについてグループで話し合う。このような話し合いを通じて，メンバー同士で互いの情報を共有し，関係が深まっていく。グループのなかで「遮断・防衛モード」（あるいは他の「不適応的コーピングモード」）になることのメリット・デメリット分析を行い，徹底的に話し合う。その際，ホワイトボードを活用するとよいだろう。ホワイトボードに外在化することで，話し合いの焦点が定まり，視覚的にも助けになる。我々は，分析したものを後で活用するために，ホワイトボードとは別に，話し合いの内容を記録している。（当事者用資料の「不適応的コーピングモード 2」はメリット・デメリット分析リストの例である。「不適応的コーピングモード 3」は未記入となっている）。この分析は，すべてのグループメンバーについて行う。つまりグループセッションの間，「遮断・防衛モード」になるとどのような不利益があるか，メンバー全員に当てはめて考えてみるのである。これについては，グループメンバー全員が意図的に「遮断・防衛モード」になってみたらどうなるか，という「法廷エクササイズ」と呼ばれる面白いエクササイズがある（van Vreeswijk & Broersen, 2006）。

　このようなことを通して，我々は当事者に，幼少期に「不適応的コーピングモード」がどのように形成されたのかについて学んでもらう。そして当時はそれらが生き延びるための助けになっていたことも同時に理解してもらう。

セラピストの説明の例——「不適応的なコーピングモード」について

「不健康なコーピングモード」は、幼少期から使いつづけている生き残るための戦略です。これらは、過去に体験した危険と結びつくような状況、思考、感情が引き金となって（これらの引き金は無意識のうちに生じます）、いつでも自動的に活性化されます。その結果、あなたは幼少期に体験した危険を再体験することによって、目の前にある危険はさほどでもないかもしれないのに、「強すぎる」反応を示してしまいます。

たとえば子どもの頃に親から虐待を受けていた人は、親のしかめっ面が体罰のサインとして記憶に刻まれているかもしれません。その場合、セラピストが顔をしかめると、即座にそれを危険なサインとして受け止めてしまいます。あなたは実際にセラピストに体罰を受けることはありません。それにもかかわらず、あなたはそのような感情的な反応を遮断してしまうのです。それが「遮断・防衛モード」です。おそらくあなたは子どもの頃、そうやって自分を守ってきたのでしょう。

このように大人になった今となっても、目の前の状況に対して非現実的なほど「強すぎる」反応が生じることがあります。幼い頃、そのような反応には確かな役割があったのでしょう。それには脳の「扁桃体」という箇所が関係しています。扁桃体は、私たちが危険に対して闘ったり、逃げたり、固まったりする、という生存のための反応を制御しています。扁桃体は過去と現在を区別することができません。過去であろうが現在であろうが、生存のためにそういった反応を瞬時に示します。だからこそ先ほどの例では、セラピストが顔をしかめただけで、「それは危険だ」という合図になり、その人は心身ともにその状況から逃げたり隠れたりしようとしてしまうのです。

この説明は「過剰補償モード」や「服従モード」にも使うことができる。

モードの引き金となるスキーマを維持している認知の偏りを特定することは、スキーマ療法における介入の基盤となる。以下に示すのは、「不適

応的コーピングモード」をめぐる事実と認知的偏りを明確化するためのホームワークの課題である。その際重要なのは、「事実」を当事者に押しつけることではない。我々が当事者に求めるのは、自分が「事実」に影響されているのか、「認知的偏り」に影響されているのか、その区別をすることである。多くの当事者はこのような課題を通じて、それらの区別が次第にできるようになる。

> 「不適応的なコーピングモード」を維持する認知的な偏りに気づきましょう
>
> 　これからの1週間で、何かに圧倒されるようなことがあったり（例：スキーマが引き金となって「無理だ」「もうおしまいだ」といった思いが強くこみあげる）、悲観的な予測をしたり（例：悪い結果が避けられないと思って絶望する）したら、それを書き留めます。その体験に関するあなた自身の「認知の偏り」は何か、それらを書き留め、その偏りに対する反証となる「事実」についても書き出します。事実を書き出すことによってどのような効果があったか、それについても書き留めましょう。
>
> 　　記載例：認知の偏り「幼少期の体験について考えるというのは危険なことだ。このような危険を冒したりしたら、私は強烈な苦痛を感じ、死ぬか狂うかして壊れてしまうだろう」。
>
> ・この認知による影響——恐ろしい感情が出はじめたことに気づくや否や、感情を遮断してしまった。
> ・どのような行動を取ったか——感情が遮断されること自体が、自分が麻痺し、生きている感じがしないので非常に不快だった。だからそのような「麻痺」を打ち破るために腕を引っ掻いて自傷した。
>
> 　　記載例：事実「私は精神科に入院し、治療を受けている最中だ。私

はベテランのセラピストの治療を毎日受けることができている。ここは，多少のリスクを冒してでも私のなかの『脆弱なチャイルドモード』とつながるべき場所だ。私の恐怖は幼少期に虐待された経験から生じているのだから」。

・この事実による影響——「幼少期と違って今の自分には助けてくれる人がいるんだ」と思えた。そう思うと不安が下がった。
・どのような行動を取ったか——グループのなかでイメージエクササイズを行うことができた。自分のなかの「脆弱なチャイルドモード」を見ることができ，セラピストやグループのみんなから安心感ややさしさをもらえた。
・今のあなたは「自分の認知」と「実際の事実」のどちらを受け入れますか？——今は「事実」を受け入れる。
（「不適応的コーピングモード4」：「認知の偏り」についての配布資料より抜粋）。

「遮断・防衛モード」に対して開発された技法に「2度の質問」というものがある（Perris, 2010）。これは，「今，どのモードに入っていますか？」という質問を2度にわたって行う，というものである。最初の質問に当事者が答えられない場合，2度目の質問に対しては，他のグループメンバーが代わりにその当事者のモードについて考え，答えることもできる。またこの技法は，1度目の質問に対して「『ヘルシーアダルトモード』です」と答えた当事者にもよく用いられる。というのも，そのように答える当事者は，実は「遮断・防衛モード」に入っており，単なる「いい子」としてそこにいるだけであることが少なくないからである。

「不適応的コーピングモード」と対話をしたりロールプレイをしたりする

個人スキーマ療法において，「チェアワーク」という技法がある（Kellogg, 2004）。これは当事者内におけるモードとモードの対話を，椅子を使って

行う技法である。チェアワークはグループでも行うことができる。グループの場合,椅子には必ず誰かが座っていることになる。BPD当事者にとっては,「エンプティ・チェア(空の椅子)」を使うより,実際に人が座っているほうが,この技法に対する抵抗感が少ないようである。当事者がよく言うのは,椅子に人が座っているほうが,よりリアルに感じられるし,馬鹿馬鹿しさが減るということである。我々自身も,感情を発達させる初期段階においては,空の椅子より生身の人間と交流してもらったほうがよいと考えている。スキーマ療法のモードワークの目的のひとつは,「不適応的コーピングモード」が自分の「核」にあるわけではない,ということを当事者が知ることである。グループでは,そのような不適応的なモードを他の当事者が演じるのを目の当たりにすることで,当事者は自らの不適応的なモードを具体的に理解できるようになる。同一診断名のグループであれば,各グループメンバーがこのワークをすることで,当事者は自らの不適応的なモードについて繰り返し何度も学ぶことができる。

グループで行うモードのロールプレイは,認知的技法,体験的技法,そして行動パターンの変容を統合したものである。メンバーがある1つのモードやキャラクターを演じるとき,そこには認知,感情,行動のすべてが含まれている。これらが相互作用するところに,介入の効果があると我々は考えている。グループでは,当事者はさまざまなモード(自分自身のさまざまなモード,他のメンバーのさまざまなモード)を演じたり見たりすることができる。ロールプレイを通じて我々は無数のシナリオをつくり,演じることができる。それは本当に起きたことでもよいし,現状をなぞるものでもよい。「本当はこうだったらよかったのに」というものをシナリオにすることもできるし,まったくのファンタジーでもよい。「不適応的コーピングモード」の変容を目指すロールプレイの場合は,難易度を考慮しながら進めていく必要があるだろう。

> **ロールプレイを通じてモード同士が対話をするための4つの方法**
> 1. 対象となる当事者を1人選ぶ。セラピストや他の当事者が,対

象者の「不適応的コーピングモード」と「脆弱なチャイルドモード」（あるいは「ヘルシーアダルトモード」）を演じる。対象者はそれを観察する。

2. 対象となる当事者を1人選ぶ。その当事者自身が自らの「不適応的コーピングモード」を演じる。セラピストや他の当事者が，対象者の「脆弱なチャイルドモード」や「ヘルシーアダルトモード」を演じる。

3. 対象となる当事者を1人選ぶ。その当事者は，セラピストや他の当事者の助けを借りながら，自らの「ヘルシーアダルトモード」を演じる。その際，対象者の「不適応的コーピングモード」や「脆弱なチャイルドモード」は他の当事者が演じる。

4. 対象となる当事者を1人選ぶ。その当事者は自ら「ヘルシーアダルトモード」となって，自らの「脆弱なチャイルドモード」を守りつつ，自らの「不適応的コーピングモード」と戦う。

※ロールプレイに参加しない他のメンバーは，対象者をサポートするか，他のモードを演じるのに加わる。

　当事者自身が主役となって，「遮断・防衛モード」と「ヘルシーアダルトモード」を含むすべてのモードを演じることもできる（上記の「4」）。その場合，「遮断・防衛モード」の利点を十分に理解しながら，それに1つひとつしっかりと反論することができるので，非常に効果的である。

セラピストへの助言——グループをロールプレイに巻き込む

　グループにおいて対象者とモード間のロールプレイを行う場合，1人ないしはそれ以上のグループメンバーにもそれに入ってもらう。そうやって個人を対象としたワークにもグループを巻き込んでいく。このようにして当事者同士をワークで関わらせることによって，ただ単にワークを傍観するのと比べ，皆の感情ははるかに喚起されるであろう。ロールプレイに直接加わらないメンバーは，オブザーバーとして

> 関与し，ロールプレイを行うメンバーたちの表情，不安気な様子など非言語的な要素を観察するよう求められる。また，「ヘルシーアダルトモード」として対象者を応援したり，対象者の「不適応的コーピングモード」にケチをつけたりする役目も担う。ロールプレイに直接加わらないメンバーには，その場に応じて，さまざまな役割を担ってもらうとよいだろう。このようにしてグループ全体をロールプレイに巻き込むことが，メンバー間の結びつきや親密性を増すことにつながり，それが重要な治療的要因として機能することになる。

モード間のロールプレイのさまざまなあり様を観察することで，当事者は「回避的コーピングモード」への対応の仕方を代理学習することができる。
「エンプティ・チェア」ではなく，実際にメンバーが椅子に座ってロールプレイを行うことで，この代理学習の体験はさらに強化され，重要な治療的要因となる。BPD当事者の場合，セラピストがどんなに粘り強く「共感的直面化」を行っても，「回避的コーピングモード」が前面に出てきやすい。その際，セラピストは同時に活性化している「懲罰的ペアレントモード」と，ロールプレイを通じて対決する必要がある。我々は，このようなロールプレイが，当事者の「遮断・防衛モード」や「怒り・防衛モード」を突破して「脆弱なチャイルドモード」にたどりつくために非常に役に立つことを見出した。

事例――観察による代理学習
　当事者のなかには，「懲罰的ペアレントモード」について話し合ったり，そのモードを観察したりすることに対して激しく抵抗する人がいる。当事者のなかには，幼少期に育ての親から売春をさせられたという体験をしている人がいるが，そのような体験にもかかわらず，「懲罰的ペアレントモード」を扱うことを嫌がるのである。
　ここではジェーンの事例を紹介する。彼女は「怒り・防衛モード」というコーピングモードをもっていた。ある日のセッションで，我々

は「懲罰的ペアレントモード」に関するワークを予定していた。ジェーンはグループに来るや否や我々に対し，「今日は何も話したくないし，答えたくない」と怒ったような声で宣言した。セラピストのJoanは，「あなたの言い分はわかったわ」と答えた。ロールプレイでは，ダイアナという当事者が自らの「懲罰的ペアレントモード」を演じ，他のメンバーがダイアナの「脆弱なチャイルドモード」を演じた。Joanはそのチャイルドモードを擁護する「よい親」を演じた。ロールプレイを締めくくったのは，「このクソばばあ，出て行け！　ダイアナのことは放っておいてよ！」というJoanの台詞である。これは「懲罰的ペアレントモード」に向けられたもので，ダイアナに対する養母の仕打ちを考えれば，妥当な台詞である。ロールプレイが終わると，それを見ていた当事者たちは皆，拍手をした。「懲罰的ペアレントモード」を自ら演じたダイアナは満足そうにうなずいた。もう1人のセラピストであるIdaがダイアナに尋ねた。「Joanの台詞のなかで，どれが一番あなたを守ってくれたように感じる？」。

　このロールプレイの間，ジェーンは椅子にちょこんと腰かけ，「懲罰的ペアレントモード」が追い出されるのをじっと見ていた。しかし上のIdaの問いかけに突然反応し，「『このクソばばあ，出て行け！ダイアナのことは放っておいてよ！』というところがとてもよかった」と発言した。そして同じような台詞を育ての母親に言ってみたかったけれども怖くて言えなかったのだ，と語った。ダイアナはその発言を受けて，このように言った。「すごくわかる。私も最初，このロールプレイがとても怖かった。でもJoanが言ってくれたことは全部気に入ったわ。なかでも『クソばばあ』は最高によかったわ。だって本当に養母はクソばばあだったんだもの。そのクソばばあの声が私の頭に焼きついちゃっているのよ。でももういい加減，彼女には出て行ってほしいの」。その後ジェーンは自分の子ども時代のことを語り出した。それはセラピストもメンバーも初めて聞く話だった。

これまでのグループセッションでは，ジェーンの「怒り・防衛モード」が活性化すると，それに対して共感的直面化を受けても，ジェーンはいつも怒ってグループを抜けるか，グループのなかで自分を閉ざしてしまうかのどちらかであった。しかし今回の出来事を経て，ジェーンはグループで自分のことを語ることができるようになった。この事例や第4章で紹介したパットの事例は，「不適応的コーピングモード」に対応するには代理学習が非常に役立つことを示している。次項では，チャイルドモードとペアレントモードのロールプレイについてさらに詳しく解説する。

「遮断・防衛モード」に対する体験的技法

　「遮断・防衛モード」はBPD当事者において特に強固なモードであるが，このモードはスキーマ療法の進行の妨げになりやすい。そこで我々は，「遮断・防衛モード」を打ち破るための体験的なエクササイズをいくつか開発してきた。スキーマ療法を開始して数セッションを経てもなお，当事者が「遮断・防衛モード」のままでいるのは時間の浪費であるとYoung et al.（2003）も述べている。「遮断・防衛モード」に留まったままの当事者は，心理療法に反応しない。感情焦点化技法をグループで行う長所は，そこに複数の人がいることによって技法の効果が増強されることである。そのような増強効果によって，「遮断・防衛モード」は打ち破られ，核心となる記憶に迫ることができるようになる。そうなると，その記憶にまつわる感情を探索し，スキーマモードのもとにある体験について考えることができるようになる。それらのワークは，後にイメージの書き換え作業を行う際にも役立つであろう。グループセッションをイメージワークで始めると，その体験自体が，当事者の「遮断・防衛モード」の鎧に割れ目を入れることができるようである。

　我々は，当事者の「遮断・防衛モード」を打ち破り，「他者とつながりたい」という「脆弱なチャイルドモード」の欲求を満たすために，「クモの巣のようにつながろう」エクササイズ（第6章参照）を用いることが多い。

「クモの巣のようにつながろう」エクササイズを使って「遮断・防衛モード」を打ち破る

（このエクササイズの基本的な教示については第6章に記載されている）

- このエクササイズを通じて「遮断・防衛モード」を扱う場合，誰かがこのモードに入ったとき，糸を強く引っ張ることでそれを当事者に知らせるという取り決めをしておく。セラピストももちろんグループの一員である。セッションの間，「クモの巣」はそのままにしておく。セッション中，誰かが「遮断・防衛モード」に入ったことに気づいたら，その気づいた人が糸を強く引っ張り，合図をする。我々は当事者に対し，「遮断・防衛モード」は，自分で気づくべきものではなく，他者に気づいてもらうものだと伝えている。そのためにも，グループメンバー全員がつながっていることが重要である。メンバーが他者の「遮断・防衛モード」に気づいて糸を引っ張ることができるようになるために，セラピストが「遮断・防衛モード」に入ったふりをあえてすることもある。

- このエクササイズをさらに応用することができる。たとえば，糸を引っ張る代わりとなる合図を決めることができる。我々がよく使うのは，小さな子どもがよく「小指につかまる」ことから発想を得た，小指を使った合図である。ある当事者が「遮断・防衛モード」に入りかけたことに我々セラピストが気づいたら，我々はそのことを「小指を曲げる」動作で当事者に知らせる。この動作は多少ともあれグループメンバーの注意を引くことになるが，「遮断・防衛モード」に入りかけた当事者はそれに気づき，そこから抜け出すことができる。時間が経つうちに，この「小指の合図」はさまざまな用途に使えるようになる。たとえばこの動作を通じて，「私はあなたと共にここにいる」「あなたは一人ではない」「私はあなたを気にかけている」「あなたはよくやっているよ」などといったメッセージを伝えることができる。そこには「私たちは

> つながっている」というメッセージが含まれている。当事者に注意を払うことは，グループのつながりを当事者に知らせるためのもっともシンプルな方法である。当事者には，我々セラピストやそのときに話をしている当事者と視線を合わせ続けるように伝えている。そしてもし「遮断・防衛モード」に入りかけたら，立ち上がって歩き回ったり，コップ一杯の水を飲んだりして，そのモードに入り込むことを防ぐよう教示している。

　運動感覚に気づきを向けるエクササイズは，「遮断・防衛モード」を打ち破るために非常に有効である。これはグループセッション中にも使えるし，セッション外でも用いることができる。我々は身体感覚への気づきを高めるために，さまざまなワークを活用している。それはたとえば，なめらかで冷たい石，ざらざらした石，氷の欠片，足で踏むと冷たいタイル，きめの粗い（あるいはきめの細かい）布やカーペットなどである。当事者が現在の感情状態に留まるのを助けてくれるものであれば，何を使ってもよい。当事者には各自，小石やフリースの切れ端を渡して，ポケットのなかに入れてもらい，日常生活ではそれらを触ってもらうといったことができる。我々はほかに，身体感覚への気づきを高めるために，グラウンディングのエクササイズを行うことが多い。

「今・ここ」に留まるためのグラウンディングのエクササイズ

　「今・ここ」に留まり，「遮断・防衛モード」に入るのを防ぐための身体的エクササイズをいくつか紹介します。これらのエクササイズはゆっくりと行いましょう。またその際，深呼吸をするようにします。効果を最大限にするために，エクササイズはすべて3回行いましょう。

1. 基本のグラウンディング——膝立ての姿勢を取ります。深くゆったりとした呼吸をします。手のひらを下に向けながら，両腕を前方に持ち上げていきます。両腕が頭の上を超えたら，そこで数秒

間伸びをしましょう。その際，身体が振動するのを感じたら，あごをぐっと引き，伸ばした腕が腋の下に収まるまで，ゆっくりと肘を曲げていきます。深くゆったりとした呼吸を保ちながら，ゆっくりと立ち上がります。両腕をぶらりとしたまま，身体の振動に身をゆだねます。このエクササイズを適切に行うことによって，あなたの身体はゆっくりと巻き戻されます。身体のバランスを取り戻し，余計な緊張が解消されます。

2. 壁に背をつけ，膝を少し緩めて立ちます。それから深い呼吸をしながら少しずつ膝を曲げていきます。かなり膝が曲がったところで，脚部が振動したり震えたりしてきます。その位置でしばらくそれらの振動や震えを感じます。その後，ゆっくりと元に戻します。あと2回同じことをやりましょう。

3. 膝を緩め気味にして立ちます。手のひらを上に向けながら，両腕を前方に持ち上げていきます。そのまま，27インチのテレビを持ち上げているところを想像します。テレビの重さで腕が緊張しているのを感じましょう。両腕が震え出したことを感じたら，腕を元の位置まで下ろします。その際，腕にかかる重力を十分に感じましょう。

4. 手を下に下ろしたまま，エクササイズ2を再度行います。

5. 次に手のひらを上に向け，両腕を横に広げて肩の高さまで持ち上げます。このとき，何か重たい物を持っていることを想像しましょう。

6. 次に，壁から離れたところで，膝を緩め気味にして立ちます。あごを胸のほうに引き，手のひらを上にして腕を後方に伸ばし，ゆっくりと腰を曲げていきます。腕と腰を同時に動かしましょう。腕や脚が震えてきたら，その震えを感じます。そしてゆっくりと元の姿勢に戻ります。

7. 膝を緩め気味にして立ちます。両腕を床と平行になるように横に開いて持ち上げます。そのまま，身体を左斜め下に曲げ，右腕

を上げていきます。数秒間その姿勢を保ったら，ゆっくりと元の位置に戻りましょう。次に，反対の姿勢（右斜め下に身体を曲げ，左腕を上げる）を取ります。

　これらのエクササイズを行うことが，あなた自身にどのような影響を与えるか，注意深くそれを観察します。あなたは「今・ここ」に留まることができていますか？　自分の身体感覚や感情に触れることができていますか？　エクササイズによって苦痛な感情はどうなりましたか？　苦痛な感情は弱まりましたか，それとも強まりましたか？苦痛な感情はポジティブな方向に変化しましたか，それともネガティブな方向に変化しましたか？（これらのエクササイズに対する人々の反応はさまざまです。ポジティブな場合もあれば，ネガティブな場合もあります）。

　我々の仲間の一人は，彼女が施行しているGSTでモードについての歌をつくった。誰もが知っている曲を選んで，グループで歌詞を作って替え歌にしたのである。「遮断・防衛モード」として選ばれたのは「悲しみのジェットプレイン（Leaving on a Jet Plane）」〔訳注：ジョン・デンバーの曲でピーター・ポール＆マリーなどにカバーされている〕という曲である（Farrell, Shaw, Foreman, & Fuller, 2005）。グループメンバーは楽しんで替え歌をつくり，共に歌った。このようなワークは，遊び心を刺激し，当事者の感情を引き出す。その際重要なのは，セラピスト自身が創造性を発揮し，自らの「幸せなチャイルドモード」を十分に活性化してみせることである。体験的なエクササイズを行うときはいつでも，セラピストはその効果を心から信じ，楽しむ必要がある。時に当事者はこのようなワークを「馬鹿馬鹿しい」と感じるが（それはそれで構わない），セラピストがそう感じてしまったらグループは元も子もなくなってしまう。

　当事者のなかには，「遮断・防衛モード」をはっきりと説明できないまま，「何となく固まった状態」としてぼんやりと体験する人がいる。時にグルー

プ全体がこのような「固まった状態」に陥ってしまうことがある。当事者はこのように語ることが多い。「なぜこうなったのか，そしてこれがどういうことなのか，私にはよくわかりません。でも，こういうふうに固まっちゃうと，どうしたらよいのかわからなくなっちゃうんです」。

「固まった状態」に対するエクササイズ

セラピストの Ida は，「固まった状態」に対するエクササイズとして，ゴム風船を使うことを思いついた。セラピストは，当事者が「固まった状態」に気づいたことをまず承認し，そのうえで身体のどの部分にその感覚があるのかを当事者に訊いていく。たとえばこのような質問をする。「それは重たい感覚ですか？ 熱いですか，それとも冷たいですか？ 呼吸に影響がありますか？ あなたが話そうとするのを妨害してきますか？ あなたを黙らせようとしますか？ 欲求を満たすことからあなたを遠ざけようとしますか？」。このようにグループで話し合いながら，メンバーの「固まった状態」についての共通点や相違点について共有していく。

次にセラピストは，これからこの「固まった状態」をグループ全体で解放していくと皆に伝える。「今，私たちは皆さんの『固まった状態』について話し合いました。皆さんはその状態のなかでさまざまな体験をしているのでしたね。それはたとえば，不満や怒りや悲しみや苦痛や緊張などといった体験です。さて，ここにゴム風船があります。この風船の中に皆さんの『固まった状態』にまつわる体験をすべて吹き込んでしまいましょう。風船が膨らみきったら，吹き込んだものが漏れないよう，入り口を強くつまみます。ただし縛ったりはしないでください。ただつまむだけです。次にその風船を頭の上に持っていき，数を3つ数え，風船を手放します。『固まった状態』が吹き込まれた風船を飛ばしたことで，あなたのなかにはスペースができました。せっかくですからそのスペースは，何かポジティブなことで満たしていきましょう」。そして一人ひとりに風船を渡し，実際に皆でやってみる。

> 風船は間抜けな音を立てて飛んでいくので、メンバーは皆、つい笑い出してしまう。我々は当事者にこの「つい笑い出してしまった」体験をしっかりと覚えておくようにと伝える。このエクササイズは非常にシンプルだが、これを行うことでグループが開放的になり、ポジティブなことを体験する余地をつくり（ここでは、皆で「つい笑い出してしまった」という体験）、それが「固まった状態」を動かす原動力になる。当事者はこれをすることで「自分が強くなったように感じる」という。というのも、つらい感情の原因をわざわざ探らなくとも、自分がそれに対処できるようになったと思えるからである。我々は当事者にゴム風船を渡し、日常生活で「固まった状態」になってしまったときに、このエクササイズを実施してもらうようにしている。

「行動パターンの変容」のためのワーク

　ある意味グループは「世間」の縮図である。したがってグループは、当事者が新たな行動を獲得し、実践する場として非常に適している。スキーマ療法における「行動パターンの変容」の大部分は、新たに手に入れた健全なコーピング行動を実践し、それが自動的になるまで何度も練習を続けることである。その結果、新たな行動パターンが、従来の不適的なコーピングモード（たとえば「遮断・防衛モード」）に取って代わることになる。これは一見簡単なことのように思われるが、BPD当事者のもつさまざまな早期不適応的スキーマや絶望感や無力感からすると、実際にはかなり難しいことである。だからこそ我々セラピストは、セッションで学んだことを活用するように当事者を励まし、スキーマモードに対する共感的直面化を行う。

　その際、新たな行動を難易度別にリスト化するとよい。グループ内でそのリストを使って新たな行動スキルの練習をし、次にグループ外でもそのスキルを実践する。グループで練習することの利点は、当事者が自らのスキーマやモードに対抗できるよう、他のメンバーが励ましてくれることである。たとえば、「よく思い切って『脆弱なチャイルドモード』になるこ

とができましたね」「『懲罰的ペアレントモード』の言いなりにならなかったのがすばらしい」などである。これらの発言は当事者の認知の再構成につながる。当事者はこれらをフラッシュカードにメモしておくとよいだろう（当事者用資料の「行動的対処」の1, 4, 5）。認知再構成法は，グループで行うこともできるし，当事者が個別に行うこともできる。当事者がホームワークとして個別に行う場合でも，セッション内で「エクササイズ」と称してホームワーク課題に少し手を付けることで，当事者が課題を理解しやすくなり，ホームワークに取り組む際の不安（たとえば「このやり方は間違っているのでは？」といった不安）を軽減することができる。

　ちなみに「モードを変容する段階」において得られた情報はすべて記録され，いつでも参照できるようにしておく。このような外在化の作業は，当事者の「認知の偏り」に対抗するためには特に必要である。というのも，認知の偏りはスキーマを維持する方向に働き，モードを活性化させ，スキーマと矛盾する証拠を無視するからである。たとえば，「二分割思考」といった認知の偏りは，当事者のもつ「欠陥スキーマ」の維持につながっているだろう。このような認知の偏りによって，当事者は価値や能力に対して，それを「全か無か（all or none）」の二分割思考で捉えてしまう。そして些細な間違いであっても，その間違いのゆえに自らを「欠陥人間」と見なしてしまう。同時に，ポジティブな出来事があったとしても，それが当事者のスキーマと合致していない限り，記憶の内に留まることはない。だからこそ記録を取ることが必要なのである。幸い，グループ内でポジティブな体験をし，その記録を取り，自らの欲求が満たされつづけ，さらにそれがグループ外に広がっていくことにより，当事者の認知の偏りやスキーマの認知的側面が変容していく。

7-2 スキーマ療法のワークを通じて治療の諸要素（気づき，体験，認知，行動）を統合する

　第5章でも述べた通り，スキーマモードの変容の段階では，これまでのワークをさらに治療的に統合していく必要がある。それはすなわち，気づきのワーク，認知的ワーク，体験的ワーク，そして行動パターンの変容のワーク，という4つの統合である。

　そのためのやり方として，次に示す「モードによるロールプレイ（mode role-play）」がある。モードによるロールプレイでは，最初に感情と思考を引き出す。次に，現在の感情と欲求により深い気づきを向け，それらにラベルづけする。さらに現在の感情や欲求と関わる過去の体験に目を向け，それらの体験がいかに今の自分に影響を与えているか，ということを理解する。そしてそれらの体験が現在の自らの欲求を満たすことに役立っているかどうかについて判断する。「役立っていない」ということであれば，どうすれば欲求を満たすことができるのか，そのためには現在の「不適応的コーピングモード」に代わり，どのような行動がふさわしいのか，ということについて話し合う。

事例——治療の諸側面を統合する

　「モードによるロールプレイ」の事例を紹介する。ジェニーはロールプレイにおいて彼女自身の「遮断・防衛モード」を演じることにした。グループメンバーの1人が「ヘルシーアダルトモード」を演じ，さらに他のメンバーらは「コーチ」役としてロールプレイに参加することとなった。「ヘルシーアダルトモード」役の当事者は，ジェニーにあれこれと質問し，ジェニーの感情を探っていった。するとジェニーは怯えた様子で，「遮断・防衛モード」に逃げ込んでしまった。結局「ヘルシーアダルトモード」役の当事者は，ジェニーの「遮断・防衛モード」を打ち破ることができなかった。このロールプレイについてグループで話し合ったところ，観察していた1人のメンバーが，ジェニーが怯

えた様子を見せたことについて指摘した。ジェニーは最初，自分が怯えていたことを思い出せなかったが，話し合いを続けるうちに，確かに瞬間的にそのような感情が生じたことを想起し，それは「怯え」だったとラベルづけすることができた。

　ジェニーはその「怯え」を吟味し，それに関連する幼少期の体験をグループ内で語ってくれた。それはジェニーが幼少期，父親に何か質問されると，何を答えても「正解」にならず，結局は厳しい罰を与えられる，という体験であった。だから大人になってもジェニーは，自分より立場が上の人物に質問をされると，「遮断・防衛モード」に自動的に入り込み，固まってしまうのである。このモードのせいで，彼女はこれまでたくさん損をしてきた。たとえば上司から質問されると，それがたとえ単純な質問であっても対応できず，結局は職を失うことになる。そうやってジェニーは失業を繰り返してきた。ジェニーの「遮断・防衛モード」は彼女を一見無能力にみせるのであった。

　グループで「モードによるロールプレイ」を行うことを通じて，ジェニーは，自分が「遮断・防衛モード」によって不快な感情に対処してきたことを理解した。しかしそれは一方で不適応的なコーピングであることも理解できるようになった。今のジェニーに必要なのは，「行動パターンの変容」のためのワークである。たとえばジェニーは，今後誰か目上の人に質問されたとき，健全なコーピング行動で対処できるよう，今から備えておく必要がある。そのために必要なのは，「大人になった自分を手ひどく罰するような人はいない」「自分が話をする相手は，自分を虐待した父親とは違う人間だ」といったセルフトークである。ほかにも，自分を守ってくれる「安全な場」のイメージを毎日練習したり，誰かに質問をされたときに自らの呼吸に気づきを向けるワークを行ったりして，健全なコーピング行動を育てていった。これらの行動の練習は，まずはグループ内でロールプレイを通じて行われた。その結果，ジェニーは何か質問をされても「遮断・防衛モード」に逃げ込まずに応答できるようになった。このように，治療の諸

要素（気づき，体験，認知，行動）を統合することで，実生活におけるジェニーの行動は大きな変容を遂げたのである。

　諸技法の統合は，当事者の体験のあり様に沿った速度で行われるべきである。我々セラピストは当事者の数々の体験を導き，まとめあげる手助けをするが，主役はあくまでも当事者自身である。セラピストが当事者を無理に急かしたりしたら，それはかえって新たな問題を作ってしまう。一例を挙げよう。研修中のあるセラピストが，「当事者」（といっても「本物の当事者」ではなく，研修中のロールプレイにおいて「当事者役」を演じた上級セラピストのことである）の腕を取り，親をかたどった人形の上に，幼少期に親から受けた誤ったメッセージを書くように仕向けた。セラピストはさらにワークを進め，「懲罰的ペアレントモード」は「真の自分」とは異なることを「当事者」に説得した。しかしその強引なやり方が裏目に出た。「当事者」はセラピストのやり方を拒み，メッセージを書くことを嫌がった。そしてとっさに「怒り・遮断モード」に入り込んでしまった。その結果，治療的再養育法も損なわれ，「当事者」はセラピストに傷つけられたと感じてしまった。そのときの感情は過去に母親に傷つけられたときと同じものであった。

　この例からもわかる通り，治療は当事者なりの速度で進んでいく。我々セラピストはその進行を手助けすることはできるが，コントロールすることはできない。治療の諸技法を統合するためには，まずは各技法を繰り返し行うことが必要である。その繰り返しのなかで気づきが生まれ，当事者のなかにその気づきが刻まれていく。その数々の気づきが，セラピストの手助けを借りながら，当事者のなかでまとめあげられていく。そのような生々しい体験をセラピストが「強制」することはできない。「強制」ではなく，当事者自身の体験を通じて，さまざまなレベル（体験，認知，行動）での変容が生じる。決定的に重要なのは，感情的なレベルで体験学習が行われることである。それは当事者がグループにおいて，自らの「不適応的コーピ

表7.2 「不適応的コーピングモード」への解毒法

モード 感情 欲求	認知的な解毒： 現実検討を促す	感情的な解毒： イメージや記憶を扱う	行動的な解毒： 気持ちを落ち着かせる 対処を行う
モード 「遮断・防衛 モード」 感情 怯えている 圧倒されている 欲求 安全であること	「遮断・防衛モード」について書いてある資料を読む。「遮断・防衛モード」のメリット・デメリット分析のおさらいをする。今の自分を守るためにこのモードを使う必要がないことを自分に思い出させる。「自分はもはや無力な子どもではない」と自分に言う。	「安全な場所」をイメージする。イメージワークのなかで、小さな子どもに戻って、グループメンバーと一緒に公園で遊んだことを思い出す。同じくイメージワークのなかで、自分をいじめてきたクラスメートを、グループメンバーが皆で追い払ってくれたことを思い出す。メンバーが自分を守ってくれるのをイメージするのはとても心強い感じがする。	助けになる認知や行動をフラッシュカードに書いておき、それを毎日読む。グループメンバーと一緒に運動場で遊ぶ様子を絵に描き、冷蔵庫の扉に貼っておく。

ングモード」を手放し，「脆弱なチャイルドモード」にアクセスできるようになることによって生じる学習である。幼少期にネガティブな反応や懲罰的反応ばかりを受けてきた（あるいは無視ばかりされてきた）当事者は，グループにおいてポジティブな反応を受けたり，自らの欲求が満たされたりする体験を重ねることを通して，自らの「脆弱なチャイルドモード」に近づくことができるようになる。その結果，当事者は，自らが「脆弱なチャイルドモード」でいられる「安全な場所」や「安全な人」を次第に見分けられるようになる。そして自らの「脆弱なチャイルドモード」を，同じく自らの「ヘルシーアダルトモード」が守ったり癒したりする方法を学んでいく。当事者は対人関係において自らの脆弱性を思い切ってさらけ出すことができるようになり，他者との関わりを強めたり深めたりすることができるようになっていく。

　「モードを変容するワーク」の認知的側面，体験的側面，行動的側面，およびそれらの統合については，「解毒チャート」（当事者用資料の「行動的対処」の1〜5の記録用紙を参照）にまとめられている。我々は，ここで「毒」や「解毒」というメタファーを使っている。「毒」とは当事者の「早

期不適応的スキーマ」と「不適応的コーピングモード」の比喩であり,「解毒」とはそれらに対する介入のことである。「遮断・防衛モード」に対する「解毒」の例を表7.2と「行動的対処1」に示す。

7-3 「脆弱なチャイルドモード」について

　グループで「不適応的コーピングモード」を扱い,当事者がそのモードを上手に扱ったり,距離を置けるようになったりすると,ようやくグループが真に安全な場所として機能し,当事者の「脆弱なチャイルドモード」にアクセスできるようになる。具体的には,当事者の内なる「小さな子どもの部分」に触れ,それを癒すためのワークを行う。

気づきのワーク

　「脆弱なチャイルドモード」に対するワークは,「不適応的コーピングモード」と同様の段階で進められる。当事者はまず配布資料を読み,「脆弱なチャイルドモード」についての知識を得る。また,自身の「脆弱なチャイルドモード」に関連する体験を問う質問紙にも回答する。これらの資料や質問紙については,グループでも話し合う。当事者用資料の「気づきのワーク」に,「脆弱なチャイルドモード」をモニターするためのシートがある。「気づきのワーク2-2」にはそのサンプルが示されている。「気づきのワーク2-5」は記入用のシートである。

　以下に「脆弱なチャイルドモード」に対する「気づきのワーク」の最初の課題をいくつか挙げる。これらは当事者の「安全」を確保するための課題でもある。

「脆弱なチャイルドモード」の欲求を満たす——安全,養育,心地よさを与える
　あなたの「脆弱なチャイルドモード」がすでにもっている,あるい

は得ることができる「安全」「養育」「心地よさ」を書き出してみましょう。

1. 現在，あなたにとって身体的に安全な場所はどこですか？
2. 現在使うことのできる，過去の記憶における「安全な場所」はどのような場所でしょうか？（例：「おばあちゃんのお家」）
3. あなたを支えてくれる「安全な人」とは，どのようにつながることができますか？（例：ハグする，抱きしめてもらう）
4. あなたを慈しみ，育んでくれる人の写真を用意しましょう。
5. あなたに安心感をもたらし，あなたの気持ちを落ち着かせてくれる物は何ですか？（例：毛布，動物のぬいぐるみ）
6. あなたにとって何が「安心」「安全」のシンボルになりますか？
7. 上の1～6に挙げたリストは，グループのなかで「脆弱なチャイルドモード」を扱うにあたって，どのように活用できるでしょうか？
8. グループでのワークに向けて，上の1～6以外にも，あなた自身の「安心や安全を得るやり方」を考え，書き出してみましょう（「脆弱なチャイルドモード2」）。

「脆弱なチャイルドモード」に対する認知的介入

　「脆弱なチャイルドモード」に対する主な認知的介入は，心理教育と認知再構成法である。当事者は治療の第1段階（第6章参照）ですでに心理教育を受けており，子どもは誰しも満たされて当然の欲求をもっていること，当事者であるグループメンバーは多かれ少なかれそれらの欲求が満たされなかったこと，その満たされなかった部分が「内なる子ども」として今でも残っていて当事者の行動に影響を与えていること，といったことを知らされている。治療の第2段階では，これらの情報を改めて当事者と共有し，拡充する。当事者たちはすでにこれまでの治療を通じて，自らの幼少期についての情報をグループで安心して共有できるようになっている。したがってこの時点では，第6章で紹介した「モードの起源」に立ち戻るエクササイズを応用し，さらに感情を高めたり欲求を満たしたりするワー

クを行うことができる（当事者用配布資料「心理教育4」）。

　認知再構成法は，当事者が現在抱えている問題を，当事者自身の欠陥や無能力ではなく，彼／彼女らの幼少期や思春期の環境の不適切さに再帰属することに焦点を当てる。認知再構成法を通じて，当事者は「懲罰的ペアレントモード」による自らへのラベルづけ（「自分は悪い人間だ」「自分はわがまますぎる」「私のせいでパパはいなくなったんだ」）を変えることができる。このラベルを付け替える作業は，認知レベルと感情レベルの両方の変化が必要である。両者の変化は全く別個のものと考えたほうがよい。最初に知的レベルの変化が起き，「脆弱なチャイルドモード」が癒された時点で感情レベルの変化が起きる。

　「脆弱なチャイルドモード」に対して認知的ワークを行う際は，当事者の内なる子どもの認知的発達段階に合わせることが重要である。次節で紹介する「よい親」のシナリオに基づくエクササイズは，子どもにも理解できるように構成された言語的介入の例であり，非常にシンプルな言葉によるメッセージである。たとえば，「あなたは本当に素敵よ！」「愛しているわ！」「あなたはとっても大切な人！」といったものである。

セラピストへの提言――当事者の発達段階に合わせるということ

　「脆弱なチャイルドモード」に対するすべてのワークは，当事者の内なる「小さな子ども」の感情的および認知的発達段階に合わせて行う必要がある。Idaは，当事者の発達段階に合わせた介入をすることに非常に長けたセラピストである。Idaのセッションを見学した人が「幼稚園の先生みたい」といった感想を述べることがある。その場合，Idaは当事者の「脆弱なチャイルドモード」にアクセスするために，あえてそのような接し方をしているのである。いったん当事者との絆ができれば，セラピストは当事者の「脆弱なチャイルドモード」のあり様を見抜き，それに基づき体験的ワークを行うことができるようになる。「脆弱なチャイルドモード」のあり様に対する見立てに基づき，言語的介入のレベルも定める。その際，当事者の「チャイルドモード」

と「ヘルシーアダルトモード」を混同しないよう，セラピストは気をつけなければならない。スキーマ療法のセラピストは，個人療法であれグループ療法であれ，当事者の内なる2つのモード（「チャイルドモード」と「ヘルシーアダルトモード」）を見分けられるようになる必要がある。また両者の区別に迷った場合は，当事者に直接尋ねることもできる。

　我々は「イメージ変容のためのワーク」の初期段階から，認知的ワークと体験的ワークを組み合わせて行うようにしている。グループのなかには，このようなワークをすること自体に恐怖を感じる人がいる。そこで我々は，まず「言葉を使って記憶を書き換えるワーク」から始めることにした。我々は通常，いきなり当事者に記憶を書き換えさせるのではなく，記憶の書き換えに関する多くの例を挙げ，それらの例についてグループで話し合うようにしている。その際，トラウマティックな体験ではない，「やや困難でややこしい体験」を例に選ぶようにしている。以下にセラピストが挙げた例を1つ示す。当事者はこの例をヒントに自らの記憶を書き換えることになる。

例──記憶の書き換え

　以下に示す例は，幼少期に欲求が満たされなかったという体験がいかにスキーマを形成し，それが大人になってからの人生にいかに影響を与えるか，ということを示すものです。

　パティという当事者のもつ主なスキーマのひとつに「見捨てられスキーマ」というのがありました。このスキーマは，パティが幼い頃にちょっとした間違いをすると，母親から無視され，何日も口をきいてもらなかったという体験を通じて形成されました。このような体験のせいで，パティの中核的な欲求（安全であること，安定していること，予測ができること，愛されること，慈しまれること，関心をもたれること，受け入れられること，褒められること，共感されること，導か

れること，守られること，それらの欲求や感情を承認されること）は満たされることがありませんでした。

　大人になった今でも，パティは何か間違えてしまうと，母親から無視されたときの感覚をそのまま感じてしまうのでした。そこで極力間違うということをしないよう，パティは懸命に努力しましたが，それは彼女の人生を窮屈なものにしていました。パティは間違いを避けるため，新たなことに挑戦することができませんでした。そしてちょっとでも何かについて間違えると，次にはその状況を避け，そこから引きこもってしまうのです。そのようなことを繰り返すうちに，パティの生活は実際に孤独なものとなり，彼女はつねに「見捨てられ感」や「孤独感」を抱くようになりました。母親から無視された体験をパティがつねに思い出していたわけではありません。しかしそのときの感覚はしょっちゅう蘇ってきていました。パティは時折，ミスをした自分に怒ってきそうな相手に対し，「逆ギレ」という形で，自分から冷たい態度や怒っているような態度を取ることがありました。そのようなことをすると，相手との人間関係は必ず壊れてしまいました。このようなとき相手は決まってこう考えていました。「パティはどうしちゃったんだろう？　確かに彼女はミスをしたけれども，それは全然大したミスじゃない。なのにあんなふうに逆ギレするなんて，ちょっといただけないな」。

＊パティの中核的な記憶──「8歳のときだった。ママは偏頭痛がすると言って，ベッドで横になっていた。私はそのとき，クッキーを焼いてみようと思い立ったの。おばあちゃんの家でやったように。でも作り方を間違えて，たった6枚のクッキーを焼くのに，バターを1ポンドも使ってしまい，クッキーはひどい味になってしまった。そしたらママが起きてきて，そのクッキーを見て激怒したの。私が勝手にオーブンを使い，高価な食材も無駄にしちゃったから。ママは私にこう言った。『お前は役立たずもいいところ

だよ』『お前は何ひとつまともにできないんだね』。それからママはベッドに戻っていった。その日パパは仕事で家にいなかったから，私はずっと一人ぼっちで，晩御飯も食べられなかった。次の日も，ママは私に口をきいてくれなかった。同じ部屋にいても，軽蔑するかのような目で私をちらりと見るだけだった。結局その後何日も，ママは私を無視した。私がちょっとしたミスをすると，ママはいつもこんなふうに私に接した」。

次に，パティの記憶はたとえばこんなふうに書き換えられる，という例を示します。

＊書き換えられた記憶の例——「私はおばあちゃんの家から戻って，自宅でクッキーを焼こうとした。ママは偏頭痛で，ベッドで寝ていた。どういうわけか，クッキーはうまく焼けなかった。ママが起きてきて，私が食材を無駄にしたことと勝手にオーブンを使ったことに対して怒り出した。ママは怒ったままベッドに戻り，寝室に鍵をかけてしまった。そのとき，ドアのベルが鳴った。開けると，おばあちゃんがいた。私は何が起きたかをおばあちゃんに話したら，おばあちゃんは私を抱きしめ，慰めてくれた。おばあちゃんは優しい声で，こう言ってくれた。『クッキーがうまく焼けなかったなんて，大したことじゃないのよ。パティはおばあちゃんのレシピをもっていなかったのだから。今度，私がレシピを書いてあげましょう。そしておばあちゃんの家で一緒にクッキーを焼いてみましょうよ』。おばあちゃんは続けた。『あなたは利口で，好奇心旺盛な素敵な子よ』『ママは今，体調が悪いのね。頭が痛いと怒りっぽくなってしまうようね。でも，だからといって，あんなふうにあなたに厳しくするべきではなかったわ』。おばあちゃんはさらに続けた。『誰だって間違えることはあるわ。でも私たちは失敗から学ぶことができるのよ』。おばあちゃんは私をスー

バーに連れ出し，クッキーの材料を買ってくれた。そうすればママもそんなには私を怒らないだろう。自宅に戻るとママは起きていた。おばあちゃんはクッキーの一件について私をかばうようにママに話をしてくれた。『パティはたった8歳の子どもなのよ。彼女に悪気はないし，実際に何も悪いことはしていないわ。してみたいと思うことはさせてあげればいいじゃない。パティを無視したりきつく叱ったりするのはよくないわ』。最終的にママはおばあちゃんの言い分を認めた。おばあちゃんはその晩，私たちと一緒にいてくれて，晩御飯を作ってくれた。ママはもう私に意地悪をしなかった」。

* 教示──「記憶の書き換え」の際には，あなたを擁護し，欲求を満たしてくれる大人（セラピストでも「おばあちゃん」のような他の誰かでも）をイメージのなかに連れてくることができます。私たちセラピストも，書き換えのイメージに招いてもらえたらとてもうれしいです。このワークは，はじめは馬鹿馬鹿しく感じるかもしれません。しかし，この方法は非常に効果があります。グループで皆と一緒に行うとさらに効果的です（例5：ホームワーク：スキーマに関連する幼少期の記憶の書き換え）。

　グループでイメージワークを行う際，すでに「書き換えられた記憶」が記載されたシナリオを持ち込むとよいだろう。既存のシナリオがあることで，イメージワークの見通しがもちやすくなる。当事者の「失敗したらどうしよう」といった不安や，ワークに対して抱く圧倒されるような感覚も軽減されるだろう。当事者の過去の体験やそれに伴う苦痛を消し去ることはできない。しかしワークによって新たな記憶をつくり，過去の記憶の上書きをすることは可能である。そのことを我々は当事者に伝える。「自分がわがままで悪い子だったから，あんなにひどい目に遭ったんだ」という当事者の思いが間違っているとは言わない。しかしワークを通じて当事者

は，「自分は無邪気な子どもにすぎず，自分の欲求を誰かに認めてもらったり満たしてもらったりするのは当然のことだ」と思ったり感じたりすることができるようになる。

「脆弱なチャイルドモード」に対する体験的な介入

「脆弱なチャイルドモード」を癒すために主に用いられる体験的介入はイメージワークである。第6章でも述べた通り，我々はより負荷の高いワークを行う前に，「楽しいイメージ」や「安全なイメージ」に関するワークを行うようにしている。「安全なイメージ」はそれ自体，心理療法を行ううえで重要であり，日常生活においても健全な対処ツールとして用いることができる。当事者はまず，「安全なイメージ」によって「今・ここ」に留まれるようになる必要がある。そうすることで「脆弱なチャイルドモード」に対して気づきを向け，「モードを変容するためのイメージワーク」に取り組むことが可能になる。変容を目的としたイメージワークでは，当事者は「脆弱なチャイルドモード」にアクセスし，幼少期において中核的感情欲求が満たされなかった体験に入っていく。セラピストがそのイメージに入り込み，当事者の欲求を満たす。後にグループ全体も同様にイメージに入っていく。イメージのなかに入ったセラピストやグループは，「脆弱なチャイルドモード」である当事者を守り，慰め，「懲罰的ペアレントモード」に向けて彼／彼女らの間違いを指摘し，懲罰を止めるように言う。また，「脆弱なチャイルドモード」を安全な場所に連れていく。グループでこのようなワークをすることで，イメージはさらに深みを増し，多様なものになっていく。

イメージワークにおいても重要なのは，セラピストが当事者に対し，このワークの理論的根拠をわかりやすく伝えることである。なぜこのようなワークをするのか，このワークによってどのようなことが見込めるのか，といったことについて説明するのである。それによって当事者はワークを試してみようという気持ちになる。イメージワークは認知的介入と共に行うほうが，当事者にとってはやりやすいようである。我々セラピストにとっ

ても同様である。以下に,我々が「モードを変容するためのイメージワーク」を行う際に当事者に示す理論的根拠を紹介する。その際,我々は「講義」のような形式ばった説明の仕方はしない。当事者と質疑応答をしながら,当事者が我々の説明を十分に理解しているか,あるいは「遮断・防衛モード」に入ってしまっていないか,注意深く観察する。もし当事者が「遮断・防衛モード」に入ってしまっていたら,説明をいったん中止して,グラウンディングのような「遮断・防衛モード」を打ち破るエクササイズを行い,当事者が自らの感情に十分に触れられるようにする。

　イメージをすること,「モードを変容するためのイメージワーク」を行うこと,イメージや記憶を書き換えることは,スキーマ療法における主たる体験的技法である。これはGSTにおいても全く同様である。グループにおいても,当事者がこれらのワークにしっかりと関わるために,ワークの理論的根拠をわかりやすく説明することが重要である。以下に具体例を紹介する。

「モードを変容するためのイメージワーク」の理論的根拠
　スキーマ療法において「モードを変容するためのイメージワーク」がなぜ必要で,それはどのように機能するのか。以下のように我々は当事者に説明している。

　幼少期の記憶は,「今・ここ」で起きている事実ではありません。記憶とはイメージです。それは,貯蔵された幼少期の体験に関わる感覚,感情,視覚,聴覚,思考によってもたらされます。記憶は,「今・ここでそれが起きてはいない」という意味でそもそも「事実」ではありません。しかし記憶はあたかも「それが今・ここで起きている」ような感覚をもたらし,私たちに苦痛を与えます。このイメージワークでは,「本当はこうであってほしかった」というイメージをつくりあげることによって,つらい記憶の結末を変容させていきます。その際,あなたをしっかりと守ってくれる「よい親」のイメージを登場させま

す。そうすれば，たとえ幼少期におけるつらい記憶を想起して苦痛や恐れを感じたとしても，「新たな結末」をイメージに付け加えることによって，あなたはその記憶を，自分を守ったりケアしてくれたりする心地のよいものとして「再体験」することができるようになります。このような「心のワーク」はスライド映写機のようなものです。私たちの意識のスクリーンに1枚ずつイメージを映像にして映し出します。あなたは「モードを変容するためのイメージワーク」を通じて新たなスライドをつくり，それをスクリーンに映していきます。

　こう話すと，まるで「マジック」のように聞こえるかもしれません。しかしこの「モードを変容するためのイメージワーク」は，科学的な根拠に基づいています。これは，幼少期のトラウマティックな記憶を癒すために実に効果的な手法なのです。「愛情深く，自分をしっかりと守ってくれる親」が登場するように記憶を書き換えることは，私たちの自己イメージを変えてくれることでしょう。重要なのは，過去の出来事によってつくられた自己イメージを弱めていくことです。幼少期に，誰からも守ってもらえず，悪いことばかりが自分の周りに起きていたら，その子どもの内なる「脆弱なチャイルドモード」は，「それは自分が悪い子だからだ」と思うようになるでしょう。子どもは大人のように物事を理解することができないので，どうしてもそのように思ってしまいがちなのです。しかしそれは真実ではありません。子どもは悪くありません。子どもには何の問題もありません。子どもは皆，満たされて当然の欲求をもっています。問題はその欲求が満たされなかったことなのです。非常に残念なことですが，幼少期に欲求が満たされなかった人は，苦痛に満ちた過去の出来事を思い出すたびに，「自分が悪いんだ」というつらい感覚も同時に蘇ってしまいます。それが何年も何十年も繰り返されると，その感覚が当たり前なものとなり，疑問に感じることもなくなってしまうでしょう。

　私たちはこれまで，認知的なモードワークにおいて，あなたたちの幼少期の自己イメージについて多くのことを考えてきました。自分や

他者や人生に対するあなた自身の見方がどのようにつくられてきたかを，これまで一緒に考えてきました。その際「欲求が満たされたか否か」が大きな影響力をもつことも理解してきました。皆さんのなかには，すでにこのように言えるようになった人もいるでしょう。「自分は悪くなかったと頭では理解できるようになった。自分はごく当たり前の欲求をもつ小さな子どもにすぎなかったのだから」。しかし，たとえ"頭"でそう思えるようになっても，何かの拍子で，あなたの"感情"はどうしても自分が悪いと感じてしまいます。だからこそイメージに働きかけていくことが重要です。あなたの感情の部分では，「自分は価値がない」「自分は悪い」「自分は失敗者だ」「自分はわがままだ」といった感覚が内在化されており，あなたは未だにそれを信じてしまっているのです。
　この「モードを変容するためのイメージワーク」における目標は，あなたの「脆弱なチャイルドモード」に対して，あなたを守り，慰め，育み，愛し，教えてくれる「よい親」を届けることです。その「よい親」は子どもの欲するあらゆる欲求に応えてくれます。このワークはスモールステップで行っていきましょう。そのほうが幼少期のつらい記憶に圧倒されたり，トラウマを再体験したりせずにすみます。そのような記憶やトラウマが想起されたら，すぐにイメージをストップしてください。ここで行うのは結末を書き換えることです。イメージのなかでは何も悪いことは起こりません。私たちセラピストはまた，日常生活のなかでつらすぎる記憶やトラウマを想起しかけたときに，それをどのように止めたらよいか，といったことについてもお伝えします。

「脆弱なチャイルドモード」に対するイメージワークを始める

　「脆弱なチャイルドモード」に対するワークにおいて最も重要なのは，安全であることである。本書でも第4章および第6章で，グループ療法における安全性の確立について詳述している。当事者はたとえば「アイス

クリームのイメージ」（第6章参照）といったワークを通じて，安全な場所のイメージの作り方を学ぶことができる。我々はまず安全なイメージのワークを行った後，「脆弱なチャイルドモード」に対するモードワークを行い，当事者の満たされなかった欲求を具体的にアセスメントしていく。我々は当事者に対し，グループワークを行うにあたって，自らが安心できるものを持参し，傍らに置いておくことを勧めていく。それはたとえばやわらかいショールだったり，動物のぬいぐるみだったりする。あるいは何らかの移行対象でもよいだろう。我々はさらに，皆で共有できる，安心感や心地よさをもたらすグッズをグループワークの室内に置いておく（資料7「グループ療法のツール集」）。「脆弱なチャイルドモード」にアクセスするセッションにおいて，セラピストは，あたたかく保護的な声のトーンを保ち，当事者に心地よさを与えるよう特に留意するべきである。それには，当事者に頼まれたら，あるいは当事者の許可が得られれば，ハグすることも含まれる（治療における身体接触については第4章参照）。

「不適応的コーピングモード」に巻き込まれなくなると，当事者の内なる「小さな子ども」の声が聞こえるようになったり，「小さな子ども」が欲求を言ってくれたりするようになる。我々は当事者に対し，自らの内なる「小さな子ども」に欲求（例：心地よくなりたい）を尋ねるよううながす。そしてすべての欲求を受け入れ，歓迎するようなムードをグループのなかに醸成していく。

事例──「安全なグループ」について
　グループに新たにメンバーが加わる場合，その人たちにグループを安全なものとして体験しもらうことは非常に重要である。その際まず，「安全」についてグループで話し合う。ある新規メンバーはこれまでに一度も「安全」を感じたことはなかったと語った。すると何人かのグループメンバーが，「私もこのグループに参加する前は，安全など感じたことはなかった」「このグループに参加して初めて，安全を感じられるようになった」などと語った。あるメンバーが新規メンバー

> に対して,「胸のところで枕をぎゅっと抱きしめるというのはどう?」と提案した。彼女はそうしてみることにした。すると別のメンバーが,「だったら皆で枕を抱きしめましょうよ」と提案した。その提案で皆が笑顔になり,その後,メンバー全員が思い思いの枕を手に取って皆でそれを抱きしめた。グループメンバーのこのような反応は,新規メンバーにとって非常に安心できるものであった。このようなやりとりによって新規メンバーはすでに安全を感じられるようになり,その後,「安全なイメージ」のワークにも順調に取り組むことができた。新規メンバーのなかには,グループの部屋そのものを「安全な場所」として選んだ人もいた。

「モードを変容するワーク」の初期段階では,「観察者」であるセラピストや他のメンバーが,当事者の「脆弱なチャイルドモード」の欲求を同定することを手助けする。というのも,当事者自身は,まだ自分の欲求に気づいていなかったり,気づいていても言葉にできていなかったりするからである。観察しながら当事者の「脆弱なチャイルドモード」に気づいたセラピストや他のメンバーは,たとえば「とても悲しそうにみえるわ。ハグしてあげましょうか?」などと声をかける。当事者たちはグループのなかで互いに助け合い,心地よさを与え合う。それはたとえば,ハグをする,そばに座る,手や小指を握る,1杯の水を与える,毛布で体をくるむ,安心できるグッズを貸す,といったことである。

その際,我々セラピストは「後ろに控えている心地よい存在」としてグループにいるようにする。セラピストは,「脆弱なチャイルドモード」にある当事者が,適切な仕方で(不健康的な行動ではなく適切な言葉を通じて),自らの欲求を相手に伝えることを手助けし,伝えた結果,ほかの皆からポジティブな反応を受けられるように留意する。ただし,ある当事者が示した欲求に,他の当事者が「従わなければならない」と強制される事態は避ける必要がある。重要なのは,グループメンバーが互いの欲求に「従う」「服従する」のではなく,互いにケアし合うことである。当事者の「脆

弱なチャイルドモード」による「それはできない」「欲求に応じられない」という感覚は，いつでも尊重される必要がある。なかには触れられることが好きではない当事者や触れられることでかえって不安になる当事者もいる。そういう人に「心地よさ」の押し売りをすることは避けなければならない。身体接触についてはグループのルールとして共有される必要がある。ハグしたりされたりすることが嫌だという当事者もいるからである。一方で，そのような当事者が，他のメンバーの欲求に対して激しく反応しすぎてしまう場合もある。こういうときがセラピストの出番である。セラピストは「嫌だ」という反応を上手に相手に伝えられるよう当事者を手助けし，当事者が「懲罰的ペアレントモード」に入ってしまわないよう気をつける必要がある。いずれにせよ「境界線」の問題はグループで頻繁に話し合われるべき重要なテーマである。

　グループ内で安全が確保できたら，当事者のペースに合わせて少しずつイメージワークを導入していく。最初の目標は，当事者の「脆弱なチャイルドモード」にただ出会うことである。「安全な場所」のイメージワークを行うなかで，当事者の多くは，何らかの形で自らの「脆弱なチャイルドモード」とつながることができている。しかし「脆弱なチャイルドモード」とは，当事者がこれまで感じるのを避けつづけてきたモードであり，人によっては切り離したり抑え込んできたりしたモードである。後にさらに詳しく解説するが，初期段階での「脆弱なチャイルドモード」に関わるイメージワークは短時間で終わらせ，それを何度も繰り返すことで，少しずつ脱感作が進むようにするほうがよい。初期段階でセラピストが当事者に望むのは，彼／彼女らがイメージのなかで自らの「脆弱なチャイルドモード」に出会い，その存在に気づきを向けられるようになること，ただそれだけである。次に目指すのは，当事者が自らの「脆弱なチャイルドモード」とつながりつづけ，モードの感情や欲求をそのまま体験できるようになることである。「モードを変容するためのイメージワーク」を導入できるのはその後である。変容のためのイメージワークでは，セラピストや当事者自身の「ヘルシーアダルトモード」が「よい親」となって，「脆弱なチャイ

ルドモード」を癒していくことになる。

　「モードを変容するためのイメージワーク」では，当事者の幼少期の記憶に入り込み，「脆弱なチャイルドモード」に出会う。そして幼少期の記憶の結末の部分を，「欲求が満たされた」形に書き換える。我々は，「何かを必要としている小さな子どもがいるが，その子の欲求を満たしてくれる人が誰もいない」という状況からイメージを始める。イメージにおいて，当事者はこれまで記憶の奥底で凍結されていた心の痛みを感じることになる。しかしそのイメージをもとに行うイメージワークを通じて，我々は新たな体験を生み出し，それが新たな記憶へとつながっていく。欲求が満たされる体験を繰り返すことによって，当事者の幼少期の記憶のインパクトは次第に弱まっていく。当事者は，幼少期における自分の欲求は正当なもので，それをもつ自分は「よい存在」であったのだということを，次第に理解するようになる。欲求が満たされるということは，本来幼少期に体験して然るべきであったことを当事者は知る。しかし大人になった今でも，GSTのなかで自らの欲求は満たされうることを当事者は同時に知る。幼少期に負った心の傷は大人になってからでも癒されうることを当事者は体験する。「脆弱なチャイルドモード」は，「見捨てられスキーマ」「情緒的剥奪スキーマ」「罰スキーマ」がきっかけになることが多い。しかし，GSTにおけるアタッチメントは，過去ではなく現在におけるそれらのスキーマを癒すことができる。これは脳の驚くべき可塑性のおかげである。

　当事者にとってまず必要なのは，安全なイメージのなかで，守られ，心地よくあり，承認され，受容され，愛されているという感覚を十分に感じ取ることである。そしてグループを「健全な家族」として体験することである。それらができて初めて，我々は「ヘルシーアダルトモード」について当事者に説明する。当事者は「ヘルシーアダルトモード」について説明される前に，アタッチメントが確立され，感情的発達段階がある程度進み，「よい親」が内在化されている必要がある。それができて初めて，当事者は自らの内なる「脆弱なチャイルドモード」の欲求を，適切な仕方で，自力で満たすことができるようになる。

我々はかつてBPDに対する治療で間違いを犯していた。それは当事者に最初から自分を落ち着かせるためのスキルを直接的に教えようとしたことである。深いレベルでのモード変容が起きるまで、当事者はこれらのスキルを使うことはできない。我々は繰り返しこのことを体験し、自らの間違いに気づいた。重要なのは、イメージワークにおいて、当事者のイメージする状況を変えるのは「誰か」ということである（たとえば「誰がその子どもを守るのか」ということ）。CBTのアプローチでは（例：弁証法的行動療法（DBT）Linehan, 1993）、「ヘルシーアダルトモード」がすでに当事者の中に存在するものとして、治療の初期段階から、当事者自身のセルフケアを求める（すなわち自分が自分を守るイメージをつくる）。スキーマ療法はそれとは異なる。スキーマ療法においては、それが個人療法であれグループ療法であれ、当事者は、自らの「脆弱なチャイルドモード」に対してセラピストが「よい親」として接してくれることを、最初に体験する。そしてそこから「ヘルシーアダルトモード」をモデリングする。「ヘルシーアダルトモード」は、治療的再養育法やイメージワークが行われるなかで、徐々に当事者に内在化されていく。BPDの場合、このような過程があって初めて当事者は「ヘルシーアダルトモード」をもつに至るのである。

　ここで行われるのは、さまざまなイメージワークやイメージ変容エクササイズである。我々はGSTの文脈でこれらのワークやエクササイズにおけるセラピストの教示のあり方をさまざまに工夫してきた。これらのワークやエクササイズを通じて、当事者の幼少期の記憶における「欲求」に関わる情報が修正されるが、より重要なのは、そこでのワークが修正感情体験となり、それによってトラウマの後遺症が癒されることである。そしてセラピストによって示された「よい親」が当事者に内在化されることである。

　GSTにおける「モードを変容するためのイメージワーク」は、グループ全体で行うものと、個人を対象に行うものという2種類があるが、まずはグループ全体のワークを行う必要がある。そこではセラピストがまず「よい親」となり、当事者の「脆弱なチャイルドモード」の欲求を満たす。次にセラピストは、当事者が自分のなかに「よい親」を置き、自分自身を癒

せるようになるよう当事者を手助けする。最後に当事者のなかに「ヘルシーアダルトモード」が内在化され，当事者自身が自らの欲求を自分で満たせるようになることを目指す。当事者は全員，イメージのなかで自らの「脆弱なチャイルドモード」になる必要がある。セラピストは全員の「脆弱なチャイルドモード」に出会い，それぞれの欲求を満たしていく。イメージワークが終わったら，今のワークで体験したことを分かち合い，「脆弱なチャイルドモード」の欲求を満たすことがいかに重要か，といったことをグループで話し合う。グループのなかで，個人を対象にイメージワークを行うこともできるが，上記の通り，まずはグループ対象のワークを先に行い，残りの時間を個人対象のワークに使うべきである。個人対象のワークは当事者のトラウマ体験に合わせて，さまざまな方法を柔軟に適用すればよいだろう。

第1段階――「脆弱なチャイルドモード」にアクセスするためのイメージワーク
当事者の「脆弱なチャイルドモード」とつながる

　「脆弱なチャイルドモード」に関して我々が最初に行うのは，教示を与えながらのイメージワークである。我々は，ワークを通じて当事者の「脆弱なチャイルドモード」をまずは観察し，それを知ろうとする。セラピストはワークを先導しすぎずに，当事者自身がワークに取り組むのを手助けしつつ，ワークに対して当事者が苦痛を感じた瞬間を見逃さないように気をつけなければならない。当事者の苦痛に気づいたときは，「大丈夫。あなたはよくやっている」などと言語的な声かけをする必要がある。

> **イメージワークを導入する際の教示の仕方**
> 1. セラピストはグループメンバーに対して目を閉じるか目を伏せるように言う。そして「安全な場所」をイメージしてもらう。その後，3～5分間の短い簡単なイメージワークを導入する。「小さな子どもだった頃の自分を思い浮かべてください。その子にぐっと近づいてみましょう。小さなあなたはどんなふうに見えますか？

何をしていますか？　どんな表情が浮かんでいますか？　どんなことを感じていますか？」。その後，グループで各自の体験について話し合う。
2. 「最初に，小さなあなたが安心しているときのことを思い浮かべてください。おばあちゃんと一緒にいるときでしょうか？　木登りしているときのことでしょうか？　それとも自転車に乗っているときのことでしょうか？　あるいは学校にいるときでしょうか？　いずれにしても，そこで小さなあなたは安心しています。小さなあなたはどんなふうに見えますか？　何をしていますか？　どんな表情が浮かんでいますか？　どんなことを感じていますか？」。このようなイメージワークを3〜5分間行い，その後，グループで各自の体験について話し合う。セラピストは，質問によって当事者のイメージ体験をできるだけ引き出し，メンバー同士で共有できるようにする。このようにイメージワークをする際は，できるだけ同じ質問を繰り返すようにしている。そうすることで，当事者はワークに対して一貫した見通しをもつことができ，安心できるからである。このような最初のイメージワークの目的は，次に当事者が自らの「脆弱なチャイルドモード」に近づき，それを見られるようになることである。イメージのなかで，否定的な感情に圧倒されることなく，「脆弱なチャイルドモード」を体験できるようになることである。
3. 今度はイメージのなかで遊んでもらう。たとえば「アイスクリームのコーン合戦」を行う。ただし，アイスクリームを選んだり食べたりするのは「小さな子ども」としての当事者である。

　これらのエクササイズに対する当事者の反応は，実にさまざまである。我々ができるだけ短時間でシンプルなイメージワークを構造化して行うようにしても，当事者によってはトラウマ的な体験を想起してしまう場合がある。その場合，セラピストは，当事者をイメージから現実に呼び戻

し，セラピストの顔を見つめてもらう。必要があれば立ち上がったり歩き回ったりして，「地に足がつく感覚（グラウンディング）」を体感してもらう。セラピストは，トラウマ体験については後に扱うが，その場合も徐々にその体験に近づいていくのだと当事者に説明する。イメージすること自体が苦手な当事者もいる。それについてはグループで共有し，どうすればイメージできるようになるかを話し合う。当事者同士で「イメージするためのコツ」を教え合うのも有用である。写真があればそれを見てもらうことができるし，映画を思い浮かべてもらうのもよい。言葉による教示を聞くときも，ただ「言葉」として聞くのではなく，言葉で描写された世界に飛び込んでみるようアドバイスする。我々は，当事者全員のエクササイズでの「がんばり」を承認し，これが失敗体験にならないよう気をつけている。「よくがんばりましたね。あなたはエクササイズのためにここにいつづけ，イメージのなかに留まりつづけようとしてくれました。それはとても勇気のいることです」「あなたはこのワークのために，ここでずいぶんがんばってくれましたね」。

　残念なことに，BPD 当事者は，「脆弱なチャイルドモード」につながろうとすること自体を嫌がることが多い。イメージワークでは内なる「小さな子ども」にアクセスする必要があるのだが，BPD 当事者は，自分の「小さな子ども」の部分に対し，ネガティブで拒否的な感情を抱いていることが多いからである。

セラピストへの提言——「脆弱なチャイルドモード」に対するネガティブな感情をどう扱うか

　当事者は必ずこのように尋ねてくる。「なぜ私たちはこんなことをしなければならないのか？」「"小さな子ども"の自分は嫌いです。これが私の問題の根源だからです。私のなかの"小さな子ども"はダメな子どもなんです」。

　我々は，最初の質問に対しては次のように答える。「それでも私たちはこのワークをする必要があるのです。これは，最終的にあなたが

つらい感情から自由になれる唯一の方法だからです。あなたのなかの"小さな子ども"の中核的感情欲求が満たされないままで（ここでは実際に当事者に当てはまる言葉を使う。例：「虐待されたままで」「ネグレクトされたままで」「見捨てられたままで」）生きていくことは，あまりにもつらいでしょう？　それを終わりにするためには，このワークがどうしても必要なのです。私たちは体験的に子ども時代に戻って，その子を助け，その子の欲求を満たしてあげる必要があるのです」。

　2番目の質問に対しては，たとえば次のように答える。「子どものときに欲求が満たされなかったのは，あなたのせいではありません。欲求が満たされても満たされなくても，小さな子どもが"悪い""ダメだ"などということは決してありません」。このようにも言う。「ここにいるあなたの仲間（他のグループメンバー）の"脆弱なチャイルドモード"に対しても，あなたは"ダメだ""嫌いだ"と感じますか？」。たいてい当事者は「いいえ」と答えるので，我々はさらにこのように言う。「そうでしょう？　ここにいる仲間や私の"小さな子ども"と同じように，あなた自身の"小さな子ども"の部分も，愛され，守られる価値があるのです。今私たちが聞いたのは，"脆弱なチャイルドモード"ではなく，"懲罰的ペアレントモード"の声だったのでしょう。そして私たちが"脆弱なチャイルドモード"とつながろうとするときは，"懲罰的ペアレントモード"には出て行ってもらう必要があります。私たちは"懲罰的ペアレントモード"の声を聞く必要はありません」。

道にいる「小さな子ども」のイメージワーク——次に紹介するイメージエクササイズは，当事者と当事者の「脆弱なチャイルドモード」との関係性を調べるために，そして同時に，当事者の「脆弱なチャイルドモード」に対する思いやりを育てるために行われる。

道にいる「小さな子ども」のイメージワーク

次の教示を使って，当事者にイメージワークをしてもらいます（グループメンバーの性別によって「彼」「彼女」を使い分けてください）。

1. 「あなたは歩いて家に帰る途中です。小さな子どもが目の前に現れました。あなたは考えます。『3歳か4歳ぐらいかしら。一人で出歩くには，あまりにも小さすぎる』。その子に近づいてみると，その子はうなだれて泣いていました。その子はあなたを見て，うなだれたまま，あなたにすがるように手を差し伸べてきました」。
2. 「あなたはその子の小さな手を取り，何かを言って安心してもらおうとします。たとえば『ママを見つけてあげるからね』とか『あなたは大丈夫よ』とかいったことです」。
3. 「あなたはその子を家に連れて帰ろうとします。そうすれば，その子にミルクやクッキーをあげられるし，その子の家族を探す手助けもできます。その子はとてもうれしそうにあなたについてきて，あなたの手を握ります」。
4. 「もう少しで自宅に着きそうになったとき，その子はあなたに両手を伸ばし，抱っこしてもらおうとしてきました。あなたはその子を抱っこしようとして，その子の顔を初めてちゃんと見ました。するとその子は，幼いときのあなた自身だったのです」。
5. 「あなたはどんなふうに感じますか？ 何をするでしょう？ その子の世話をどうやって続けたらよいでしょうか？」。

このエクササイズは，当事者の感情をかなり揺さぶることになる。また当事者が，自らの「脆弱なチャイルドモード」に対してどれぐらい思いやりを持てるか，ということを知る指標にもなる。子どもが「幼少期の自分」であるならば，世話なんか一切したくない，という当事者は少なくない。その子が「幼少期の自分」であることを知った瞬間，その子を取り落としてしまったという当事者もいる。多くの当事者は似たようなネガティブな

反応を示す。「幼少期の自分」を家に連れて帰れる当事者もいるが，皆一様に「その子が"自分"だと知ってしまったら，何をしたらよいのか，さっぱりわからなくなってしまいました」と言う。興味深いことに，これは当事者の「他者を世話するスキル」が欠如しているからではない。当事者は他者に対してであれば，適切にケアすることができる。自らの欲求を満たすためにそのスキルを使う，という発想ができないだけである。

　当事者のこのような反応が，道にいる小さな子ども（すなわち，欲求が満たされない小さな子ども，愛情や心地よさを必要とする小さな子ども）であった「小さな子どもの自分」に対し，どのように思いやりを向けていくか，ということを考えはじめるきっかけとなる。「自分は悪い子だ」「自分は愛される価値がない」といった誤った信念が，自分を思いやることの妨げになっているのを理解することもできる。認知的技法としては，当事者はグループでの話し合いを通じて，小さな子どもが欲求を持つことや，それが満たされることは当然の権利であることを知ったり，小さな子どもがいかにいとも簡単に自らを「悪い子だ」と感じやすいのかということについて理解したりすることができる。このような話し合いを経て，もう一度「道にいる小さな子どものワーク」をするとよいだろう。当事者は今や，「道にいる小さな子ども」は自分であることを知っている。そのうえでその子にどう思いやりを向け，どう世話をしてあげるのか。その際，役に立つのが，「あなた自身のお子さん，あるいは大好きな甥っ子や姪っ子やお孫さんと同じように，その子を扱ってあげましょう」という教示である。

第2段階──イメージ変容のワーク

　「よい親の脚本」エクササイズ──スキーマ療法における治療的再養育法を下支えするために我々が定期的に行うのが，「よい親の脚本」というエクササイズである。このエクササイズではまず，子どもの頃，「子どもを愛する親」から何と言ってもらいたかったか，ということをホームワークで書き出してきてもらう。その際に注意するべきことは，子どもに対して話しかけるような言葉を使う，ということである（例：「ありのままの

〇〇ちゃんが大好きよ」「〇〇ちゃんは，私の宝物よ」「〇〇ちゃんがママの子どもで本当にうれしいわ」「本当にいい子ね」「ママはいつでも〇〇ちゃんのそばにいるからね」「ママがずっと〇〇ちゃんを守ってあげる」）。当事者は自分のつくった脚本をグループに持ち寄り，皆で話し合いをする。グループでの話し合いの前に，セラピストは当事者から許可を取って，各自が持ち寄ったアイデアや台詞を貸し借りできるようにしておく。これで自分では台詞を思いつくことのできなかった当事者も，他の当事者の助けを借りて，自らの台詞をつくることができる。当事者たちがホームワークを共有する際，セラピストはその記録を取り，グループ全体の「よい親の脚本」をつくりあげていく。

「よい親の脚本」エクササイズ

1. 「まず"安全な場所"をイメージします。それから，あなたの内なる"脆弱なチャイルドモード"とつながりましょう。あなたは"脆弱なチャイルドモード"を"安全な場所"に連れていき，そこは完全に安全であり，誰かに傷つけられるようなことは絶対にないことを約束します。次に私はこのグループ全体を"安全なシャボン玉"で包み込みます。このグループは絶対に安全であることを覚えておいてください。ここでは嫌な出来事や悪い出来事は決して起きません」。
2. 「私はこれからある台詞を読み上げます。それは，あなたが子どもの頃に，親や世話をしてくれた人たちに本来言われるはずだった台詞です。小さな子どもは皆，こんなふうに言ってもらう必要があるのです。したがって，これから読み上げる台詞は，ぜひあなたのなかの"脆弱なチャイルドモード"に聞いてもらいたいと思います」。

このように伝えてから，セラピストの一人が，可能な限り，あたたかく，柔らかく，そして思いやりを込めて脚本を読み上げる。その脚

本には，我々セラピストからの「よい親のメッセージ」も入っている。脚本を読まないもう一人のセラピストが，読み上げられている脚本に対して，即興で合いの手を入れていくことも重要である。

3.「私の話す台詞をよく聞いて，心に留めてください。もしペアレントモードが登場して，あなたを邪魔しようとしてきたら，それらのモードを追い出しましょう。『あなたはここにいてはならない』と伝えましょう。このグループに入ることができるのは"よい親"だけなのですから。これから話す台詞のなかで，あなたが『いいな』『好きだな』と思ったものを覚えておくようにしてください。なんといってもこれから私はあなたがそう思ってくれそうな特別な台詞を話すのですから。万が一覚えていられなくても大丈夫です。私はそれらを書き留めておきますから」。

脚本を読み終えた後で……

4.「ではゆっくりとグループに戻りましょう。気に入った台詞はどれでしたか？ それではこれからグループで話し合いをしましょう。今の体験がどういうものであったか，"脆弱なチャイルドモード"が台詞を聞けたかどうか，どの台詞が最も気に入ったか，何か驚いたことはあったか，何か困ったことはあったか，などについてグループで話し合います」（体験2のフォームを利用）。

その後グループで，このエクササイズがどのような体験であったか，について話し合う。たとえば，当事者は何を感じたか，「脆弱なチャイルドモード」に留まっていられたか，どの台詞が最も気に入ったか，といったことである。セラピストはエクササイズを録音したものを，あるいは書き留めたものを当事者に渡し，当事者が生活のなかで録音を聞き返したり，脚本を読み返したりできるようにする。ホームワークの課題としては，「1日1

回は"よい親の脚本"エクササイズについて思い出す」といったものがよいだろう。

　セラピストが何らかの移行対象を渡すことで，当事者は「よい親」であるセラピストとのつながりを生活のなかで感じることができる。我々はたとえば，セラピストが実際に身につけていたフリースの柔らかな布（セラピストの香りがついていたり，ついていなかったりする）やブレスレットのビーズ，そして「よい親」のメッセージが書いてあるメモなどを移行対象として使っている。「よい親」から「脆弱なチャイルドモード」へのメッセージは，フラッシュカード，詩，歌，イラストなどに外在化するとよいだろう。それらは移行対象としてわかりやすいし，当事者が日常生活で持ち歩くことができるからである。このようなホームワークの課題について次のグループセッションで話し合うと，セラピストの声を聞き返すことでエクササイズを再体験できた，といった感想が話されることが多い。このようにして，セッションでの「脆弱なチャイルドモード」に対する治療的体験が当事者に内在化されていくのである。

第3段階──イメージ変容のワーク：グループ全体で記憶の結末を書き換える

ゆっくり安全に開始する：セラピスト自身の「脆弱なチャイルドモード」のイメージワーク──イメージ変容のためのワークをグループで取り組む際，我々セラピストがまず行うのは，セラピスト自身の記憶を語ることである。すなわちセラピスト自身が幼少期において「よい親を欲していた」という記憶を開示し，当事者に聞いてもらうのである。最初は，セラピストが「脆弱なチャイルドモード」として何を体験したか，ということを当事者に観察してもらう。次に，セラピストの「脆弱なチャイルドモード」に身を置いてみるよう当事者に伝える。このようにセラピストの自己開示を最初に使うのは，当事者が「脆弱なチャイルドモード」を感情レベルで体験するのがそれほど難しい，ということを示している。そうすることで当事者は，最初のうちは，自らの欲求が満たされなかったという「脆弱なチャイルドモード」の感情に対して，ある程度距離を置くことができる。

同時にセラピストの自己開示は，当事者の自己開示を促進させるきっかけにもなる。セラピスト自身の例を示すことで，これから行う「イメージの書き換え」エクササイズに対する当事者の不安や心細さを軽減することもできる。さらにこのような方法によって，人は誰でも「脆弱なチャイルドモード」をもつことを示すことができる。当事者はセラピストを，よりリアルで純粋な「本物の人間」として捉えるようになり，セラピストと当事者たちとの絆はより深まるだろう。

> **エクササイズ——脆弱なチャイルドモードに対する「よい親」のイメージ**
> セラピストの自己開示の例
> 1. 「"安全な場所"をイメージしましょう。1〜2分ほど，その場所に留まりましょう。ここはあなたにとって完全に安全な場所です。あなたはセッション中，いつでもここに戻ることができます。そのことを覚えておきましょう」。
> 2. セラピストのJoanが話す。「それでは今日は，私自身の子どもの頃のお話をさせてください。私にも"よい親"が必要だったのにそれが得られず，私の"脆弱なチャイルドモード"が満たされなかったという体験です。こんな場面を想像してみてください。あるお店があります。それはお土産屋さんです。皆さんはお店の外にいて，大きな1枚のガラス窓を通して，そのお土産屋さんのなかの様子を見ることができます。私は6歳でした。家族旅行の帰りに，私はそのお店でお土産を選んでいました。私は旅行に行った先でお土産を買い集めるのが好きだったため，ここでの買い物を本当に楽しみにしていました。ついに私は自分のお小遣いで買えるお土産を見つけました。それはスノードーム〔訳注：球形やドーム形の透明な容器のなかを水やグリセリンなどの透明な液体で満たし，人形・建物などのミニチュアと，雪に見立てたものなどを入れ，動かすことで雪が降っている風景をつくるもの〕でした。しかし手に取った瞬間に，それは私の手から滑り落ち，私はスノー

ドームを落としてしまったのです。それは粉々に砕け，店内に飛び散りました。お店の店長が飛んできて，私を大声で怒鳴りつけました。そして私の持っている1ドルで，スノードームの弁償をするように言いました。その場に母がいたのですが，見て見ぬふりをして，私を助けたり守ったりしてくれませんでした。私は打ちのめされました。でも泣きませんでした。おじさんやいとこたちが一緒だったので，ひたすら恥ずかしかったのです。私は自分が悪い子であると感じました。そして"こんなふうに困ったことがあっても誰も私を助けてくれない"と思いました」。

次に，Joan の話を聞いてどう感じたか，Joan の「脆弱なチャイルドモード」の感情はどうであったか，といったことを当事者たちはグループで話し合う。セラピストはたとえば次のように尋ねる。「私のなかの"小さな Joan"はどんなふうに感じたと思いますか？」「私のなかの"脆弱なチャイルドモード"は，本当はどうしてもらいたかったのでしょう？」「私のお母さんは，本当はどうすればよかったのでしょうか？」。Joan はまた，当事者が Joan の体験について聞きたいことがあれば何でも尋ねてよい，と皆に伝える。

3. もう一人のセラピスト（Ida）が，この後のイメージワークを担当する。Ida は次のようにグループに問いかけた。「皆で一緒にこのストーリーの結末を書き換えてみましょう。どんな結末がよいでしょうか」。そして皆でブレインストーミングを行ってアイデアを出し合い，新たな結末を作り上げ，それを皆でイメージする。一連のこれらの手続きが，当事者が自身の体験を使ってイメージワークをする際のモデルとなる。

4. Ida は言う。「Joan, 今のイメージに戻って，"小さな Joan"になってもらえる？ そして私たちも一緒にそのイメージのなかに入ってもいいかしら？ イメージのなかでは，私が，"小さな Joan"が

欲していた"よい親"になってみます。グループの皆は，イメージのなかでそれを見ていてください。そして皆でつくった書き換えの脚本がどんなふうに"小さなJoan"に働きかけるか，ということを確かめてください。"よい親"の私は，"小さなJoan"を守り，慰めます。それによって"小さなJoan"の表情がどう変わるか，それを観察してみてください」。

5. Joanは6歳の自分に戻り，スノードームが壊れた場面の"小さなJoan"を生き生きと演じる。

「脆弱なチャイルドモード」に対する「よい親」の台詞——「あらJoanちゃん！ 大丈夫だった？ 危ないから，割れたガラスから離れましょうね。Joan，かわいそうに……怪我はなかった？ 大丈夫，心配しなくていいのよ。こういうのはよくあることなんだから」。
お店の店長に対する「よい親」の台詞——「小さな子どもに怒鳴るのは，やめてもらえませんか。この子が怯えているのがわからないの？子ども相手に大きな声を出すのはよくないわ。この子じゃなくて私に言ってください。何かあれば大人の私が責任を取りますから」。
「脆弱なチャイルドモード」に対する「よい親」の台詞——「大丈夫よ。あなたは何にも悪くないわ。こういうことはよくあることよ。スノードームが欲しかったのね。私もこのスノードーム，とてもきれいだと思うわ」。
店長に対する「よい親」の台詞——「2ドルお渡しするわ。1ドルは壊れたスノードームの弁償代。もう1ドルはこの子のために同じスノードームを新たに買うので，その代金」。店長は新たなスノードームを取り出そうとする。するとなんと店長の手からスノードームが滑って床に落ち，それは壊れてしまった！「よい親」のIdaは「小さなJoan」に向けて言う。「ね，よくあることだと言ったけど，その通りでしょう？」。Idaは店長に言う。「もう1つ，同じスノードームがありますか？あればいただくわ。なければ結構。ほかのお店で買いますから」。

イメージワークを終えた後，セラピストとグループメンバーは今のワークについて話し合う。ここで強調されるのは，「よい親」はどんなふうに振る舞うのかということと，「よい親」によって「脆弱なチャイルドモード」がどのように影響を受けるかということである。我々は，セラピストのJoanが今もなおこの出来事を生々しく記憶していることを指摘する。それは子どもにとってごく正常な欲求が満たされなかったという出来事である。そしてJoanは，次のように言う。「私自身の"脆弱なチャイルドモード"の体験のなかに，あなた自身が入ってみてください。あなた自身が"脆弱なチャイルドモード"になってみて，どんなふうに感じるか，それを確かめてみてください。その子どもは何をしたでしょうか？ そこには誰がいたでしょうか？」。我々はこのように，当事者自身の記憶を使ったワークを始める前に，セラピストの記憶を使ったワークを行うようにしている。

セラピストが「よい親」を演じるなかで，当事者の「脆弱なチャイルドモード」の記憶の結末を書き換える――今度は当事者のイメージを使って，当事者の感情に徐々に近づいていく。最初はごく短いイメージを使い，そのイメージのなかにセラピストが入り込む。当事者にはまず，「脆弱なチャイルドモード」とセラピストとのやりとりを観察してもらう。

イメージエクササイズ

　セラピストは「よい親」として当事者のイメージに入る。当事者はそれを観察する。

1. 自らの幼少期をイメージするよう当事者を促す。セラピストはそのイメージのなかに入っていく。「幼かった頃の自分を思い浮かべてください。小さなあなたは一人ぼっちで，とても悲しそうにしています。怯えているのかもしれません。その子を守り，慰めるため，その場面に私が入っていきます。私が小さな子どもに何

と言うか，それをただ聞いていてください」……「大丈夫よ，私がそばにいるわ。何にも怖がらなくていいの。私があなたを守るから。小さな子どもがこんなふうに一人ぼっちでいるなんて，本当によくないわ。あなたはとってもいい子で，守られる必要があるのよ」。

次にセラピストは当事者に，イメージのなかで自らの「脆弱なチャイルドモード」とつながるよう伝える。

セラピストは「よい親」となり，当事者は自らの「脆弱なチャイルドモード」とつながる。

1. 「あなたは今，あなたのなかの"小さな子ども"が見えていることでしょう。その子は家族と一緒にいるかもしれませんし，おもちゃを使って一人遊びをしているかもしれません。その子の顔をみてみましょう。その子はどんなふうに感じていますか？ あなたのなかの"小さな子ども"にただ寄り添い，その感情を観察してください。"小さなあなた"は何を欲しているのでしょう？ お腹をすかせているのでしょうか？ 寒いと感じているのでしょうか？ 悲しいと感じているのでしょうか？ 慰められたいと思っているのでしょうか？ 守ってもらいたいと感じているのでしょうか？ それとも抱きしめて欲しいと思っているのでしょうか？ 愛されたいと感じているのでしょうか？（中核的感情欲求についての質問をする）」。
2. 「それでは今から，私があなたのイメージのなかに入ります。それがどんなものであれ，私は"小さなあなた"の欲求を満たそうとします。それをイメージしてください。"小さなあなた"の欲求が満たされたという体験を，今ただそのまま受け止めてみてください。私は何の見返りもあなたに求めません。何の代償もいら

> ないのです。あなたはケアを必要とする子どもです。欲求が満たされて当然の子どもです。私があなたをケアし，あなたの欲求を満たしましょう」。
>
> この時点で，当事者には「小さな子ども」を見る立場ではなく，「小さな子ども」自身になってもらう。

「セラピストの記憶の書き換え」に基づき，当事者の幼少期の記憶の結末を書き換えていく

> **当事者が必要とする「よい親」のイメージを体験する**
> 1. 「では，幼少期の自分に戻りましょう。あなたは"脆弱なチャイルドモード"そのものです。"小さなあなた"は"よい親"にそこにいて，あなたを守ってもらいたいと願っています。どんなことがあなたの心に浮かんでくるでしょうか？」。
>
> セラピストは当事者の様子をよく見ながら，このようなイメージを2分ほど続けてもらうか，早めに止めるかを判断する。当事者があまりにつらそうであれば，早めに止めたほうがよいだろう。この段階で我々が当事者に学んでもらいたいのは，完全に圧倒されることなく，または強烈に死にたくなることもなく，我々は自らのつらい記憶に直面できるということである。したがって現時点では，幼少期のつらい記憶に留まる時間は短時間でも構わない。
>
> 2. 「それでは目を開けて，グループに戻りましょう。イメージをしてみてどうだったか，皆で話し合いましょう」
>
> 当事者からの発言が何かあれば，それをきっかけにして話し合いを進めていく。もし当事者からの反応がなければ，セラピスト自身の体

験を話すとよいだろう。たとえば前述した Joan のスノードームの体験あたりが，グループで共有しやすい体験である。それから再び当事者自身の体験を皆で共有するようにする。それでも当事者たちが発言できないようであれば，セラピストの体験についての話を続け，何か思い出したり思いついたりしたときに話に加わってもらうようにする。

3. それから我々は「つらかった状況のイメージ」に戻る。虐待された体験やトラウマをもつ当事者の場合，悪いことが起きる前の状況をイメージしてもらう。

「ではこれから1〜2分，再び"つらかった状況"のイメージに戻りましょう。その状況においてあなたの"脆弱なチャイルドモード"が何を欲しているのか，それを確かめてみましょう」。

そして再度，当事者たちをグループに引き戻す。これは当事者の欲求を直接的に知るためのよい練習である。またセラピストが「よい親」となって当事者のイメージに入る際に，当事者のどの欲求を満たせばよいか，ということを知るためのよい機会にもなる。

4. 「それではどんなことをイメージしたか，簡単に教えてください。そこには誰がいましたか？ あなたは何歳だったでしょうか？ あなたは何を望んでいましたか？」。この段階でセラピストは，当事者に「私は……だった」と，自分のことを話してもらうようにする。
5. 当事者に再び教示する。「ではもう一度，"脆弱なチャイルドモード"に戻ってみましょう。今度は"脆弱なチャイルドモード"になりきってください」。

「安全なイメージ」でグループを開始するにあたって，セラピストは当事者の内なる「小さな子ども」に対し，セラピスト自身の「安全

> なイメージ」を当事者に提示することもできる。セラピストが当事者を守るということをはっきりとした言葉で約束するのもよい。当事者が幼少期に何を欲していたか，それがわかっている場合には，そのことを織り込んだ「よい親の脚本」をあらかじめつくっておき，それを読み上げるのもよいだろう。そうすることで当事者は，安全に，自らの「脆弱なチャイルドモード」にさらにつながることができるかもしれない。

「よい親」のイメージをセラピストから当事者に徐々に移行していく――次に示す一連のイメージエクササイズは，「よい親」のイメージを，セラピストから当事者へと移行していくものである。つまり当事者自身が「よい親」となって，自らの「脆弱なチャイルドモード」に対応できるようになるためのエクササイズである。このエクササイズはGSTが2年目に入った，いわば治療の最終段階で行うものであることに留意されたい。

1. **セラピストが「よい親」になるイメージワーク**
   - 「私は今から"よい親"となって，皆さんのイメージに入り，皆さんのすべての欲求を満たします。私は"よい親"として，皆さんを承認し，守ります」。当事者がすでに話してくれたことを最大限に活用して，イメージのなかでセラピストは"よい親"として振る舞う。
   - たとえばこのようにしてグループでイメージワークを行う。たとえば，「小さなケイトと小さなベン，お母さんにぶたれないようにしてあげるわ。お母さんの腕をつかんで，お家から出してしまいましょう。それからあなたたちを安全なところに連れていってあげるわ。それから小さなジェーンと小さなアン，美味しいご飯を用意してあげましょう。お母さんは夕食抜きでもう寝かせてしまいましょうね」といった感じである。このようにしてグループメンバー全員のイメージを扱っていく。

- 「では目を開けてグループに戻ってください。今のワークについて皆で話し合いましょう」。

このように，まずはセラピストが「よい親」となって当事者の「脆弱なチャイルドモード」の欲求を満たすイメージワークを何回か行う。その後，当事者自身が自らの「よい親」となる。

2. 当事者が自らの「よい親」となるイメージワーク

このワークは治療がかなり進んだ段階で行われるべきものである。

当事者はセラピストをモデルとして「よい親」について学ぶ。次に，セラピストの「よい親」と当事者の「ヘルシーアダルトモード」の両方を使って，当事者自身が自らの「よい親」となっていく。当事者の「よい親」とは，実際には彼／彼女らの「ヘルシーアダルトモード」の一部でもある。子どもをもつBPD当事者は少なくない。彼ら／彼女らは生活のなかで子どもの世話をし，多くの場合，子どもを非常に愛している。自分がいかに子どもを大切に思い，慈しんでいるか。そのことをここでのイメージワークで活用していく。「あなたのかわいいお子さんが傷つけられたら，あなたはどうしますか？」と尋ねると，当事者は「決まっているじゃないですか。すぐに子どもをしっかりと守るわ」とすかさず答える。そこで今度は「では，それがもし子ども時代のあなただったら？」と質問すると，さっきとは異なるさまざまな回答が返ってくる。当事者は自らの内なる子どもには思いやりをもてず，批判的になる。「私の場合，事情が違うわ」と答える。そこで我々はイメージワークを開始し，当事者自身の「よい親」が自らの「小さな子ども」に対応できるようにしていく。

- 「私と一緒にイメージに入りましょう。私があなたの"脆弱なチャイルドモード"にどう対応するか，見ていてください」。
- 「一緒にイメージに入りましょう。あなた自身が"よい親"となっ

て，あなたの"脆弱なチャイルドモード"に対応してみましょう。私もそこにいて必要に応じてあなたをサポートします」。

なかには「私には"よい親"の部分が全くないんです」と訴える当事者もいる。その場合セラピストが「よい親」を演じるイメージワークを再び行い，我々のすることをじっくりと観察してもらう。それを繰り返すなかで，当事者のなかに少しずつ「よい親」が形成されていく。当事者の「よい親」は，これまでに他者から受けてきた「よい養育」によって培われる。そのなかには，これまでのセラピストや，我々セラピストによる治療的再養育法に基づく「よい養育」も含まれる。ここで言う「よい親」とは，「ヘルシーアダルトモード」の一部である。しかしながら，我々の経験から言えるのは，まだこの段階で当事者の「ヘルシーアダルトモード」と直接話そうとするのは得策ではないということである。時期尚早に当事者の「ヘルシーアダルトモード」とやりとりをしようとすると，それが多くの早期不適応的スキーマをかえって活性化してしまう。「ヘルシーアダルトモード」について直接話をするより，「よい親」を内在化するワークのほうが，当事者にとっては受け入れやすいようである。これはおそらく，当事者が実際に子どもを育てるなかで，自らが「よい親」として機能しているからであろう。あるいは，「よい親」の抽象度がほどよいものであり，「懲罰的ペアレントモード」に絡めとられずにすむからかもしれない。

当事者の「よい親」を含む「ヘルシーアダルトモード」は，少しずつ形成していくこと。とにかくこれが重要である。そうすれば「懲罰的ペアレントモード」の活性化を回避することができる。「ヘルシーアダルトモード」についての直接的な話し合いは，当事者の「回復への恐れ」を喚起し，当事者の「脆弱なチャイルドモード」に対する「よい親」としてのセラピストを失うことへの恐怖をもたらす。そうなると当事者の「よい親」も機能できなくなってしまう。我々はこういっ

たことを当事者から教わった。何年もの間，当事者に教わりながら，どのような言葉や概念であれば当事者が受け入れやすいか，といったことを我々は学んできた。

3. セラピストが保護的で養育的な関わりをしているとき，そこには「ヘルシーアダルトモード」が存在する。
4. そこに存在する「ヘルシーアダルトモード」は，「脆弱なチャイルドモード」の世話をしたり，「脆弱なチャイルドモード」を守ったりすることができる。セラピストは当事者自身の「ヘルシーアダルトモード」を見守り，承認する。
5. 「ヘルシーアダルトモード」は独立して存在し，当事者の「脆弱なチャイルドモード」を世話したり守ったりするようになる。

1～5のイメージワークを個別にした後，我々はもう一度同様のイメージワークをグループ全体で行う。これは認知的技法と体験的技法が一体となったイメージ変容ワークである。セラピストは，「あなたは虐待に遭っていたのだ」「あなたがそんな目に遭う必要は全くなかったのだ」「あなたは少しも悪くなかった」「親が子どもをそんなふうに扱うなんて，それは本当にひどいことだ」といった，グループメンバーに共通するテーマを取り上げていく。このセッションのホームワークは，「脆弱なチャイルドモード」に対する「よい親」とはどんな人で，どんなことを言ってどんなことをしてくれるのか，それを書き出したり，絵やコラージュなどで表現したりすることである。さらにはこのようなイメージワークを自分でもやってみて，自らの「脆弱なチャイルドモード」の欲求が満たされることを体験してきてもらうようにもしている。次のセッションでは，これらのホームワークをやってみてどうだったか，ということについてまず話し合い，ホームワークで起きた"不具合"について共有する。このようなイメージ変容ワークがつらい体験を和らげてくれるようになるまでには，繰り返しの練習と

時間が必要であることを，我々は当事者に伝えておく。

トラウマや強烈なストレス体験への対応――グループがしっかりと結束し，トラウマ体験を抱えられるほどの絆が形成される前に，破壊的なトラウマ体験が出てきてしまうことがある。それにはいくつもの対処法がある。いずれにせよ，当事者（とセラピスト）は，「脆弱なチャイルドモード」が耐えられないほどの苦痛を感じる必要はないことを，ここで再保障されるべきである。どのみち，「脆弱なチャイルドモード」が耐えられないほどの苦痛が生じたら，「非機能的コーピングモード」が出てきてしまい，それに乗っ取られてしまうだろう。

> **セラピストへの提言――トラウマの再体験に関する留意点**
> 1. 当事者が強烈な感情や記憶，そしてトラウマの再体験やフラッシュバックに襲われた場合，セラピストは「安全な場所」のイメージに当事者を連れ戻す。セラピストはこのように言うとよいだろう。「誰もが"安全な場所"のイメージに戻ることができます。あなたは，セラピストであるIdaとJoan，そしてグループメンバーの皆と一緒にここにいます。ここにはあなたの安全を損なう人は一人もいません。あなたと一緒にいるのはすべて安全な人たちです。過去にあなたを傷つけた人が，ここであなたを傷つけることは絶対にありません」。このように伝えることで，当事者は現実的な感覚を失わずにすむ。誰かがフラッシュバックを起こした場合，2人のセラピストのうち1人は，その当事者に付き添い，フラッシュバックから抜けて現実感覚に戻れるよう，手助けする必要がある。セラピストはこのほかにも，グループワークを行う際に，当事者を現実感覚に引き戻すための自分なりの工夫をするとよいだろう。
> 2. セラピストは「よい親」として当事者のイメージに入り，当事者を脅したり傷つけたりする人を止める。セラピストはその際，他のグループメンバーを引き連れてイメージに入り，彼／彼女ら

にも当事者の味方をしてもらう。彼／彼女らは当事者の「脆弱なチャイルドモード」の証人となり，当事者をさらに守る存在となる。

　2番目に挙げた方法は，個別のイメージワークにグループメンバーを参加させる，というものである。セラピストは，グループが結束すれば何でもできることを強調する。必要であれば，2人のセラピストは役割分担をして，1人はトラウマを再体験した当事者に付き添い，もう1人は残りのグループメンバーに対応することになる。その場合も，最終的にはグループ全体のワークに戻る必要がある。

第4段階――グループを内包しながらの個別のイメージ変容ワーク
　これはかなり上級レベルのイメージワークである。イメージのなかで当事者がそれぞれ自らの「脆弱なチャイルドモード」とつながったら，一度目を開いてもらい，セラピストは当事者の様子をざっと確認する。そして当事者のなかから協力者を募り，さらなるイメージワークに入る。その際の教示を以下に示し，次に事例を1つ紹介する。

個別のイメージから始める「モードによるイメージ変容ワーク」のステップ
  1. まずはグループメンバー全員に，それぞれの「安全な場所」をイメージしてもらう。この後のイメージワークの際に，恐怖や圧倒される感情が強く湧いてきたら，いつでも「安全な場所」に戻れるということを，ここで改めて当事者に伝えておく。このような教示をしておくことで，当事者は「遮断・防衛モード」に入ることなく，自らの感情を調節できるようになる。
  2. メンバーたちが「安全な場所」をしっかりイメージできたら，今度は自らの「脆弱なチャイルドモード」をイメージし，そのイメージに数分間留まるよう教示する（この時間は徐々に延ばしていく）。
  3. 目を開けてグループに戻ってくるよう教示する。

4. 今の体験（「脆弱なチャイルドモード」のイメージ）についてメンバーたちに話してもらう。通常，他のメンバーより強烈な感情を体験した当事者がいるものである。そのような当事者は，今の生活において自らの「脆弱なチャイルドモード」に関連するような問題を抱えていることが多い。

5. 同意を得たうえで，その当事者（「P1」とする）に，「脆弱なチャイルドモード」のイメージに戻ってもらう。そのイメージの中では，P1は何歳で，どこにいて，何をしていて，どんなことを感じていて，何を求めているのか，ということを，P1自身に話してもらう。他のメンバーはそれを聞く。

6. セラピストの1人（「T1」とする）が，P1に対してイメージの書き換えを行う。その際，他のグループメンバーには，「皆さんも"小さな子ども"になって，今から私が話すことを，よく聞いてください。これは"小さなP1"に対するワークであるだけでなく，あなたたち皆に向けたワークでもあるのです」。このように言うことで，イメージワークがグループ全体にとって真に意味のあるものになる。

7. 2人のセラピストとグループ全体が創造的にワークを行い，P1の欲求を直接的・間接的に満たしていく。

8. T1がP1につながりはじめる。もちろん我々がつながるのはイメージのなかであるが，文字通り「つながる」ことは，グループ全体にやすらぎをもたらす。それはたとえば，近くに座ったり，手をつなぎ合ったり，互いの肩に手を乗せたり，といったことである。セラピストはどのレベルのつながり方がメンバーにとって心地よいのか，あらかじめ知っておくとよいだろう。またこれには文化差もあるだろう。

9. T1はP1の欲求について，優しく心地よい声のトーンで話しつづける。

10. もう一人のセラピスト（「T2」とする）が，残りのグループメ

ンバーに対応する。その一例を示す。

- T2 は，T1 と P1 の近くに寄るよう皆に呼びかける。
- 他のメンバーが P1 のイメージのなかに入り込めるような状況が自然と生じた場合，あるいはイメージワークの最中に他のメンバーの名前を呼んでも大丈夫そうな場合は，そのようにして他のメンバーも P1 のイメージに入り込む。イメージのなかで他のメンバーは P1 を守ったり，子ども同士として P1 と一緒に遊んだりする。
- T2 は他のメンバーに対し，P1 と同様の体験をしたことがあるかと尋ねる。
- 他のメンバーが P1 のイメージに入り込む契機が見つからない場合，たとえば皆で小指と小指をつなぎ合うとかアイコンタクトを続けるなどして，T2 は他のメンバーがワークの置き去りにならないよう気を配る必要がある。

11. T1 はイメージのなかで P1 の欲求をできる限り満たしていく。次に示す事例からもわかる通り，イメージのなかで当事者の欲求を満たすことには一定の限界がある。少なくともイメージのなかで，セラピストは当事者の「脆弱なチャイルドモード」とつながりつづける必要がある。P1 に対するイメージワークは 15 分以内に収めるとよいだろう。ただし他のメンバーがイメージに入り込んでいる場合は，もう少し延長することもできる。このあたりはセラピストが的確に判断するしかない。

　T1 は P1 に目を開けるように言い，イメージワークでの体験がどのようなものであったか，P1 に話してもらう。グループメンバーがイメージに入った場合は，それがどのような体験であれ，その感想も話してもらう。今度は T2 が残りのメンバーに対し，ワークの感想を尋ねる。

12. 11で行われた分かち合いにより，次に誰のイメージワークをするかということは，自ずと決まってくるだろう。
13. 次のイメージワークを同じ手順で行う。セラピストはT1とT2の役割を交替する。

事例

　デブというグループメンバーがいた。彼女は頻繁に「自己誇大化モード」と「受動攻撃的コーピングモード」に入るため，他のメンバーから嫌われ，時に仲間外れにされていた。グループメンバー同士の付き合いにも誘われないことが多かった。

　あるとき，グループで「安全な場所」のイメージワークを行った。目を開けるや否や，デブは「私は今週ずっと，"脆弱なチャイルドモード"のままだったの。なぜなら親友の命日があったから」と言った。その声はか細く，口調はゆっくりで，いつもの彼女のはきはきした話しぶりとはかけ離れていた。親友の死の直後，デブは最初の自殺未遂を起こしており，だからこそ今日は「安全な場所」のイメージワークが難しかったのだと彼女は話してくれた。デブはさらに，今週は調子が悪く，何度かリストカットしたということも自発的に話した。

　Idaはデブに幼少期をイメージするように言った。先に示した教示の通り，Idaはデブをイメージに導いていった。デブは言った。「8歳か9歳の頃のことです。私は一人ぼっちで校庭にいます。とても寂しくて心細いわ」。その口調はゆっくりとしており，ひどくつらそうだった。Idaが「あなたの隣に座っていい？」と聞くと，デブは「ええ」と即答した。Idaが「"小さなデブ"は私に手を握って欲しいと思っているかしら？」と問うと，デブはまたしても「ええ」と答えた。Idaはデブを「あなたはとっても大事な子よ」と言った。それに対してデ

ブは,「でも"小さなデブ"は問題児なの」と答えた。Idaは隣に座り続けながら,「よい親」として「小さなデブ」がいかに大切な子であるかについて語りつづけた。

　Joanは他のグループメンバーをイメージに入らせようと試みた。Joanはデブに「周りにお友達がたくさんいるのが見える？」と訊き,他のメンバーがデブのイメージに入って一緒に遊んでもよいかと尋ねた。残念ながらデブの答えは「いいえ」だった。そこでIdaは一度デブに目を開けてもらい,グループに戻ってくるように言った。彼女と他のメンバーの結びつきを取り戻すため,Idaは他のメンバーに,「小さなデブちゃんの気持ちがわかる？　デブちゃんと同じような体験をしたことがある人はいるかしら？」と尋ねると,メンバーそれぞれの「脆弱なチャイルドモード」が,デブと同じような体験をしたときのことを話してくれた。グループは再び感情レベルでつながった。

　そこでJoanはグループ全体に対し,「小さな子どもが友達同士,輪になって手をつなぐように,私たちも手をつなぎましょう」と提案し,皆でそうした。Joanは「自分がグループの一員であること,グループの皆がつながっていること,そのあたたかさをここで感じてみましょう」と言った。Joanはさらに,「グループのつながりを通して,あなたたちのなかにはしっかりとした"ヘルシーアダルトな女性"が育ってきています。さあ,ご自身の"ヘルシーアダルトモード"を感じてみましょう」と言った。グループメンバーは皆,笑顔でうなずき,それぞれ自らの「ヘルシーアダルトモード」を数分間イメージした。その後,つないでいた手を離し,今のワークに対する感想をメンバーに話してもらった。そして別の当事者のイメージワークに移った。

　この事例では,セラピストは当事者を「ヘルシーアダルトモード」をイメージするところまで持って行った。それはこのグループが,グループの

第3段階である「自律の段階」に入りかけていることをセラピストが知っていたからである。セラピストは，メンバーたちが「ヘルシーアダルトモード」として互いにつながることができるだろうと考えた。このセッションの後，グループメンバーたちはデブに対して優しく接するようになった。その日の夕方には，デブは皆からお茶に誘われた。その後のセッションで，デブは「リアルな人間」として自然に振る舞えるようになった。すると他のメンバーたちは，それまでの，自慢やアピールだらけのデブの言動がいかに好ましくなかったかということを，率直にデブに話すようになった。デブはそれを素直に聞き入れた。デブがグループのなかで仲間外れにされることはなくなり，デブの「過剰補償コーピングモード」に基づく言動は減っていった。

　すべてのメンバーがすべてのセッションで個別のイメージワークを行うのは不可能である。また個別のワークであれ，我々はそこにグループの要素を持ち込むようにしている。個別のワークは比較的短い時間で行い（通常は7分以内），それをグループ全体で共通して扱える話題に広げるようにしている。このようにしてどんな個別のワークでも我々はグループワークにつなげていく。我々は，1人の当事者に対する個別のワークを他のメンバーがただ見ているだけ，といったことにならないよう注意している。またセラピストがそれぞれのメンバーに対してバランスよく注意を向けることが重要である。とはいえ，イメージワークのある段階では，むしろあまり注意を向けられたくないという当事者もいる。イメージワークの進み方には個人差があるので，我々はそのような要望も受け入れるようにしている。

　我々はイメージワークを行う際，目の開閉について当事者にそのつど伝えるようにしている（「目を開けてください」「目を閉じてください」）。通常，何かをイメージする際には目を閉じ，現実に戻りグループで話し合いをする際は目を開けてもらう。アイコンタクトは感情的なつながりを伝える重要な手段である。したがってグループ全体で何かをしたりグループのつながりを強調したりする際は，当事者に目を開けて，周りを見渡してもらう

ようにしている。1人の当事者に対して個別のワークをする際は，他のメンバーには目を開けておいてもらう。ただし個別のイメージのなかに他のメンバーが入り込み，当事者とイメージを共有する場合は，目を閉じてもらうこともある。トラウマを扱う場合は，目を閉じてイメージワークをすることが「再体験」になってしまっては治療的な意味がなくなるので，つねに目を開けておいてもらう。デブとのワークもこのような指針に沿って行われた。イメージワークの方法は特定のグループに合わせてセラピストが調整することができるが，あくまでここで提示した指針がベースとなる。

　個別のワークを他のメンバーが見るというのは，「代理学習」という視点からも意味のあることである。そこでは当事者の「小さな子ども」がワークの場所にいて，ワークのあり様を観察することになる。自分の体験をイメージし，自らの「脆弱なチャイルドモード」に会いに行くという「直面的なやり方」よりも，代理学習のほうが，「不適応的コーピングモード」に入ることを防止しやすいかもしれない。非常に強固な「遮断モード」「回避モード」をもつ当事者が，他の当事者の「イメージの書き換えエクササイズ」を，椅子から乗り出すようにして食い入るように見つめ，時には涙を流すのを，我々は何度も見てきている。そのような当事者は，自分自身がグループのなかで個別のワークを受けることは望んでいないが，見ることならできるのである。当事者のそういった反応は，いくら強固な「遮断モード」をもっていても，彼／彼女らが自らの感情に触れることができることを示している。本章の「遮断・防衛モード」の節で示したジェーンとパットの例は，代理学習の治療的効果を示したものである。

「イメージの書き換え」エクササイズによってトラウマ体験の結末を書き換えていくためのブレインストーミング――グループで行うイメージワークにはいくつもの用途がある。主要なスキーマが活性化された際に，そのルーツを探るためにイメージワークを行う場合もあれば，満たされていない欲求が何であるかを同定するために行う場合もある。さらに，欲求を満たす方法を探るためにイメージワークを行う場合もある。これから紹介す

るイメージ変容ワークでは，トラウマ体験，特に被虐待体験の結末を変容するためにグループでブレインストーミングを行う。このエクササイズについては，例を示したほうが理解しやすいだろう。

事例――グループワークを通じてイメージの書き換えを行う

　幼少期に義理の母親から性被害を受けていたマットという当事者が，当時のことが今でも夢に出てくるとグループで訴えた。セラピストのJoanは，その体験に対する「イメージの書き換え」エクササイズをしてみないか，とマットにもちかけたところ，マットは「ぜひやってみたい」と答えた。彼は，「でも，そのワークはとても怖いので手助けが欲しい」とも言った（これは，当事者が自らの欲求をグループで表明できたという好例である。我々は欲求を口にしたマットを賞賛した）。そこで，マットが親近感を抱いている2人のグループメンバーが，彼の両隣に座ることになった（その2人が「私たちがあなたの近くに座ってもいいかしら？」と尋ねると，マットはこくりとうなずいた）。他の1人のグループメンバーは，このグループで「脆弱なチャイルドモード」を扱う際，皆が使っているフリースの毛布をマットに手渡した。抱き枕をマットに渡す当事者もいた。2名のグループメンバーはセラピストのIdaの近くに座りたいと言って彼女のそばに寄ってきた（これも「安全でいたい」という欲求を当事者が自ら満たした好例である。この行為も賞賛された）。

　Joanはまず，メンバーが皆，ワークを始めるにあたって「安全な場所」を十分に確保できているかどうかを確認した（これはワークを始める際のセラピストの重要な役目である）。そして，どのように記憶を書き換えたらよいか，あなたのイメージを皆に教えてほしいとマットに伝えた。マットは，義母と同居していた頃，2段ベッドの上段で寝ており，下段にいる義母の手が届かぬようできるだけ隅っこにいたのだが，どうしても義母の手が届いてしまったのだと話した。するとサリー

という当事者が，2段ベッドではなく10段ベッドを作って，一番高いところに行ったらどうか，という提案をした。そうしたら義母の手はマットに届かないし，マットは一番高いところから義母を見下ろして笑ったりしかめっ面をつくったりすることができる，というアイデアである。「それはいいね」とマットは言った。次にマットは，実の母親（当時，3,000マイルも離れたところに住んでいた）が彼に何が起きているのかを知り，彼を助けに飛んできてくれること，そして彼を連れ戻してくれることをずっと夢見ていたということを話してくれた。Joanはそれを新たにイメージしてみたいかとマットに尋ねた。これこそ自分がずっと望んでいたことなので，ぜひイメージに加えたいとマットは答えた。グループメンバー全員がそのイメージに入り，マットの救出劇を見守ることになったが，安全のため，イメージのなかでは邪悪な義母からは離れておくことにした。

　セラピストを除き，全員が目を閉じた。Joanがイメージを描写した。それはマットの母親が文字通り彼のいるところに「飛んできて」くれ，小さなマットを抱きかかえ，マットを連れて母親の家に戻っていく，というストーリーであった。Joanもそのイメージに入り込み，マットと実の母親と合流する前に，義母をやっつけた。Joanはさらに，自分が何をされていたかをマットが母親に伝え，母親がそれに答えるというシーンを演出した。母親はこう言った。「会いに来なくてごめんなさい。お父さんのところで元気にしていると思っていたのよ。でもここで何が起きているかを知ってしまった今，もうあなたをここには置いておけないわ」。そして母親は義母がマットに何をしていたか，ありのままを父親に伝え，怒った父親は義母に対して怒り狂い，義母を見捨てることにした。ここまでイメージが進んだところで，グループメンバーたちは皆で小さいマットの新しい家に遊びに行くことにした。マットが救出され，実の母親の元に戻れたことを祝って，Joanは全員にアイスクリームサンデーを買ってきてくれた。

　Idaはメンバー全員に目を開けるように言った。そして今の救出劇

> がいかに素晴らしかったか，そのなかでどんなことを感じたか，といったことを皆で話し合った。マットは見るからに安心した様子で，「すごくほっとした」と言った。後日マットは，このエクササイズの後数週間経ったところで，彼がもう悪夢を見なくなったことをグループに報告した。彼は毎晩ベッドに入る際，「安全な場所」をイメージしてから皆でやったレスキューのイメージワークを行うのだという。そうすると，彼は「自分は一人じゃないし，皆に支えられている」と感じられ，無力感に苛まれることがないということであった。

　この事例は，グループメンバーとセラピストが共に参加する，トラウマに対するイメージ変容ワークの一例である。バランスを取るため，アイスクリームを皆で食べるといった「楽しい要素」をイメージに入れ込むのは非常に有用である。このようなワークはできるだけ創造的であることが望ましい。イメージのなかで，メンバー皆が「小さな子ども」となって，想像力を働かせるのである。そのようなイメージのなかで，我々は当事者の「脆弱なチャイルドモード」とともにワークを行うことができる。セラピストは，グループメンバーに対し，彼／彼女らがマットをしっかりと支えることができた，ということを賞賛する。イメージワークを行ったマットの勇気も称えられる。この後，「自分もマットのように，過去のひどかった出来事を書き換えたい」という当事者が数名現れ，マットのときと同じように，イメージ変容ワークをグループで行った。また何人かの当事者は，マットのイメージワークのときに，マットの立場でそのワークを体験し，すでに大きな安心感を得ていた。

　GSTのトレーニングを受けているセラピストたちが我々によく言うのは，この種のイメージワークが最も難しいということである。というのも，セラピストは当事者のトラウマを詳細に知らない。そのなかで当事者のトラウマを「正しく書き換える」ことが果たしてできるだろうか，しかもそれをグループでやり抜くことが可能なのだろうか，というのがセラピストらの懸念である。我々がセラピストたちに勧めるのは，ブレインストーミ

ングをして，当事者の過去と現在の両方における欲求を知ることである。ブレインストーミングは，グループメンバーを意味のある形でワークに巻き込むためにも有用である。トラウマを扱う当事者以外のメンバーも，ブレインストーミングを通じて，自らの安全や欲求について気づきを得ることができるからである（マットの事例では，座席の変更が行われた）。我々も試行錯誤しながらトラウマのイメージ変容ワークを長年実践してきたが，完璧にうまくいくことはなくても，おおむね良好な結果を得ることができている。この種のワークにとりかかる準備ができている当事者であれば，我々が注意深く耳を傾けさえすれば，当事者の欲求はおのずと見えてくるものである。

> **事例——書き換えをやり直す**
> 　カレンの事例を示す。彼女はイメージワークのなかで自らの欲求をはっきりと伝えることのできる当事者だった。カレンが書き換えを望んだ過去の体験とは，幼少期に一人でいて，彼女の面倒をみていた叔父に性的虐待を受けたというものであった。虐待は，叔父がカレンを風呂に入れようとしたところで行われた。グループでブレインストーミングを行い，さまざまな情報やアイデアが集まったので，我々セラピストはワークを先に進めても大丈夫であると判断した。ところがイメージのなかで，セラピストのIdaがカレンを救いに風呂場に向かおうとしているところで，このワークは「何かがおかしい」ということに皆が気ついた。そこでカレンにイメージを中断してもらい，問題点について話し合った。そこでわかったのは，「恐ろしい叔父」とIdaの直接対決をカレン自身が望んでいない，ということである。最初我々はカレンにあれこれと話して，我々セラピストは十分に強く，カレンの叔父さんと対決しても勝てるのだということを伝えようとしたが，それでもなお，カレンは直接対決を望まないということであった。
> 　我々はそこで，別の書き換えを行うことにした。それはもっと時間を前に巻き戻し，カレンはまだ叔父の家には連れてこられておらず，

自宅に一人でいて，叔父が彼女を迎えにくるのを待っている，という状況であった。グループが「レスキュー隊」として彼女の家を訪れ，「叔父さんの家に行くのではなく，私たちと一緒に遊ぼうよ」とカレンを誘った。また皆で叔父の車に生卵を投げつけることにした。グループメンバーは「よい親」であるセラピストとともにいたので，すっかり安心していた。我々はメンバーの動きを止めることはしなかった。そこでメンバー8人が一丸となって叔父の車に一斉に卵を投げつけた。叔父はとうとう車から逃げ出した。逃げてしまったので，カレンはもう彼の姿を見る必要がなくなった。

　カレンが気に入ったのは，この2番目の書き換えのほうである。イメージを途中で止めたり，新たに別のイメージに入ったりすることには何の問題もなかった。グループメンバーが2番目のイメージに入り込み，一緒になって動いてくれたことで，カレンはとてもよい気分になった。メンバーたちが言うには，イメージのなかで自由に動くことをセラピストに許してもらえたのがよかったということである。だからこそ思う存分動けたのだ，ということである。またそのように自由にさせてくれたこと自体が，メンバーの「脆弱なチャイルドモード」の癒しにつながったとも話してくれた。

　「脆弱なチャイルドモード」に対するイメージワークの進行は，達成されなかった幼少期の感情的発達を促し，セラピストとの間でしっかりとしたアタッチメントを形成するという，きわめて治療的なものである。このようなプロセスを経て，セラピストは当事者の中に「よい親」として内在化される。これは当事者にとって初めての体験であり，それが最終的には当事者自身の「ヘルシーアダルトモード」の形成につながっていく。我々の経験では，イメージワークを用いると，この過程をかなり早めることができる。

　「支えとなる家族」としてのグループに属することによって生じる修正感情体験——スキーマモードを変容するために，グループでの体験を「解毒

剤」として活用するという方法もある。「脆弱なチャイルドモード」の癒しとなるさまざまな体験は，当事者がグループのなかで感情的に承認され，受け入れられ，優しく扱われ，敬意をもって接せられるなかで生じる。これらの修正感情体験によって「自分には価値がある」という感覚が当事者のなかに育まれる。これは，「認められ，受け入れられたい」という欲求が満たされることのなかった幼少期の体験とは正反対の体験である。

グループが「解毒剤」として機能する

　グループが「解毒剤」としていかに機能するか，アンという当事者の事例を通して示そう。彼女は交通事情のせいで5分遅れてセッションに到着した。彼女は厳格な家に育ち，つねに完璧を求められていた。どんな言い訳も許されず，ちょっとでも「完璧でない」ことがあると，容赦なく母親に責められたり罰せられたりした。その結果，「懲罰的ペアレントモード」が内在化され，アンはちょっとしたミスをするたびに自傷行為をして自らを罰するようになった。同時に「遮断・防衛モード」も形成され，彼女は自分の「ミス」が発覚するのを防ぐため，人付き合いを避けるようになった。5分遅刻をしたその日，アンは最悪の事態を覚悟しながらも必死でグループセッションへと向かった。彼女は「もしセッションを休んでしまったら，"基本的にすべてのセッションに参加すること"というグループのルールを破ってしまう」と思って，グループに向かったのである。遅刻してグループに参加しようが，このまま帰宅してしまおうが，いずれにせよ「大変なことになる」とアンは覚悟していた。

　結局アンは5分遅れでグループに到着した。そして大きな衝撃を受けた。というのも，グループメンバーは誰もアンを責めないどころか，彼女を心配し，遅れてでも無事にグループに到着したことを喜んでくれたからである。後日この件について話し合うまで，グループメンバーはアンの事情をよく知らなかった。しかしグループのこのような対応は，アンにとって，「完璧でなくても，人は自分を気にかけ，受

> け入れてくれる」ということを裏付ける重要な体験になった。そして，自分を守るために誰とも関わらないというやり方は，大人になった今，必ずしも必要ではないことにアンは気づいた。このように，GSTでは，感情レベルでの「解毒」体験が生じやすく，それが当事者のスキーマモードの変容につながる。GSTではセラピストだけでなくグループメンバー同士のやりとりそのものが，感情を変化させ，認知的処理を促進するのである。

グループメンバーが「きょうだい」となることによって生じる修正感情体験——GSTではグループを「家族」とみなし，グループメンバー同士は「きょうだい」という関係になる。そのことがGSTを豊かにし，さまざまな治療的機会をもたらす。体験的技法を行う際，「きょうだい」がいるからグループのほうが安心できると感じる当事者もいる。当事者の内なる「脆弱なチャイルドモード」は，我々セラピストを怖がることがある。というのも，彼／彼女らの「脆弱なチャイルドモード」は，我々セラピストのなかに「懲罰的ペアレントモード」や「要求的ペアレントモード」の徴候を感じることがあるからである。そうなると「脆弱なチャイルドモード」は怯えてしまい，イメージワークを行うことが難しくなってしまう。しかしながら，他のメンバーがすでに「きょうだい」として機能していれば，当事者は自分を守ってくれるヘルシーな「お兄ちゃん・お姉ちゃん」の存在をそこに感じることができるだろう。

当事者の実のきょうだいが虐待の加害者であった場合は，この反対の配慮が必要となる。すなわち，イメージワークでは，「実のきょうだいから当事者を守る」という要素を入れ込む必要がある。この場合，グループメンバーが当事者を守る人たちとして当事者のイメージに入っていくが，当事者とメンバーたちの性別の組み合わせにも注意しなければならない。実のきょうだいから虐待を受けたという当事者の場合，安全で保護的なグループの体験自体が脱感作として機能し，スキーマ(例：「不信／虐待スキーマ」) の変容につながるだろう。また実のきょうだいが虐待者である場合，

グループそのものが引き金になって，セラピストが把握していなかったトラウマ記憶が，当事者にいきなりよみがえることがある。その場合，セラピストはできるだけ柔軟に，状況に応じたロールプレイやイメージの書き換えを行う必要がある。このような予期せぬ出来事が当事者の感情を喚起し，それをグループでうまく扱うことによって，かえって治療がよい方向に向かうことはよくあることである。

　グループではごく自然に「きょうだい」間のライバル意識が生じる。そこから派生する感情やスキーマを探究することで，修正感情体験が生じる可能性はさらに高まる。たとえば親に関心をもたれず，他のきょうだいほど愛されなかったという体験をもつ当事者の場合，GSTのなかで，セラピストから十分に関心を向けられ，他のメンバーと平等に扱われたという体験をもつこと自体が治療的に機能するだろう。一方，グループにおいて自分が他のメンバーより注目されていないと感じた場合，当事者はその思いを口に出すことで，セラピストや他のメンバーがそれに対応し，当事者の欲求が満たされることになる。特に「情緒的剝奪スキーマ」をもつ当事者の場合，「自分を見て欲しい」と言語化できるようになることは非常に重要である。自分の欲求を口に出し，その欲求が満たされれば，極端な行動（例：自殺企図，脅し）を取ったり，そのことによる恥ずかしさを感じたりせずにすむようになるからである。これは実に重要な感情学習である。

　セラピストは個々のグループメンバーに対応する時間を均等に割り振る必要がある。すべてのメンバーに対して平等に接する能力は，特にBPDのグループにおいては非常に重要である。とはいえセラピストも完全ではないので，「平等に扱ってもらえていない」という不満がメンバーから出てくることはある。その場合，その不満を真摯に受け止め，そう感じさせてしまったことについて謝り，皆を分け隔てなく平等に扱いたいのだという意思を伝え，どうすればそのように感じてもらえるのか，ということを探究する必要がある。

　セラピストはメンバーを平等に扱おうと努めるが，その方法は，各々のセラピスト自身のもつスキーマにも左右される。「どうしてそのように振

る舞うのか」ということを当事者に尋ねられた際，自らの言動の根拠を快く伝えられるというのも，GSTのセラピストにとっては重要なスキルである。我々GSTのセラピストが願うのは，グループという家族のなかで，メンバー全員が「ほどほどに満足する」体験をしてほしいということである。これは多くの当事者が原家族で体験できなかったことである。皆がほどほどに満足してグループを終えられるよう，たとえば我々はこんなことを言う。「今日のセッションで皆さん全員の話を聞くことはおそらく難しいでしょう。その場合，次のセッションでは今日話を聞けなかった人の話を優先的に聞くことから始めたいと思います」。このように伝えることで，その日のセッションで話ができなかった当事者が「不平等だ」と感じることをあらかじめ防ぐことができる。またグループの誰もが欲求を満たされる権利をもっていることを伝えることもできる。

　セラピストは，1回のセッションでグループメンバー全員の話を聞くのが不可能であることを知っており，だからこそ，そのための対策を立てる。たとえば我々は，セッションの残り時間が15分になったときには，次のように言うことがある。「残りの時間が少なくなってきました。今日どうしてもここで話をしておきたいという人はいますか？　来週でもよいというのはどなたですか？」。このように尋ねることで，「今すぐに話を聞いてほしい」という当事者に自らの欲求を満たす機会を提供することができる。それでもこの時点で手を挙げられず，「あのとき話を聞いてもらいたかったのに」と言って，後になって傷つきや怒りを表明する当事者がいる。この場合我々は話を聞けなかったことに対してきちんと謝罪したうえで，当事者のどのモードが挙手を妨げたのか，ということを一緒に検討する。いずれにせよグループのプロセスをセラピストが注意深く観察していれば，メンバーに生じるさまざまな現象を捉えることができ，それを「機会を捉えたワーク」に活用することができるだろう（「怒れるチャイルドモード3」を参照）。

移行対象と治療的再養育法——移行対象の活用はスキーマ療法の発達的アプローチと調和する。またそれは，「脆弱なチャイルドモード」に対する

治療的再養育法の重要な構成要素になりうる。たとえば我々は，フリースや絹の切れ端，すべすべした小石，休暇中に手に入れたちょっとしたお土産を当事者に渡すことが多い（例：Joan は休暇中にビーチで小さな貝殻を拾うのが好きで，それらを持ち帰って当事者に 1 つずつ渡す）。我々は当事者に，幼少期において何らかの移行対象（心地よい毛布など）があったかどうかを尋ねることにしている。たいていの当事者はそういったものをもっていたが，親にそれをからかわれたり捨てられたりしたという体験をしており，結果的にあまりよい思い出とはなっていない。このような当事者は，その後そういった移行対象をもたないことで自分を守ろうとしてきていることが多い。そのような当事者は GST においても最初は移行対象をもつことを拒否する。

　このような当事者に対し我々が説明するのは，当事者の内なる子どもが成長し，自分自身のなかに「よい親」が形成されるようになるまでの間，セラピストから手渡された移行対象が非常に役に立つこと，そして移行対象を見ることでグループでの心地よい体験や自分がグループに所属していることを思い出せるといったことである。その際に我々は，移行対象を無理に受け入れさせようとはしない。ただそれらをもつことがどのような体験となるか，ひとまず試してほしいと当事者に伝える。当事者が望むのであれば，移行対象をいつでも身につけて持ち歩くことができることを我々は伝える。グループメンバーに共通して与える移行対象とは別に，当事者の状態や好みによって個別の移行対象を与えることもある。それはたとえば，メッセージ入りカード，小石，ラベンダーの香り袋，動物のぬいぐるみなどである。我々は当事者に対し，さまざまな移行対象を試してみるように勧める。個々の移行対象をしばらく使ってみて，心地よさやグループの絆を感じられるかどうか，確かめてみるのである。

事例──グループで移行対象を共有する

　GST では，グループ全体を表す象徴や移行対象を皆でつくる場合がある。あるグループでは，皆で「柔らかな毛布」をつくった。メンバー

同士の話し合いの結果，身体を十分に包み込める大きさのピンク色のフリース生地を使い，それをハート型の毛布にすることにした。そして毛布の真ん中に「みんなあなたが大好き!」という文字を書き込んだ。次にメンバー全員が，各々の「脆弱なチャイルドモード」に対するメッセージを毛布に書いていった。この毛布はグループルームにいつも置いてあり，メンバーはいつでも好きなときに毛布を使うことができる。

このエクササイズに触発されたメンバーの一人は，セラピストやグループの仲間からなる「よい親」を象徴した移行対象を自ら作成してきた。それは，布と紙でできており，「よい親」の形，すなわち人間の形に整えられていた。彼女は「小さな子ども」になって，その「よい親」にくるまれ，抱かれることができる。この当事者は幼少期に性的虐待を受け，そのためこれまで人からハグされることができなくなっていた人であった。

セラピストの脚本――移行対象について

幼い子どもが発達させるべき認知的能力のひとつに，親の姿が見えなくてもその存在を感じ取れるようになる，というものがあります。これを「対象恒常性」と呼びます。対象恒常性が獲得される前の幼児は，親がそばにいないと強烈な分離不安を感じます。そのような子どもが健全に発達すると，親がそばにいなくても，その存在を思い起こさせるような対象を用いて親の存在をイメージできるようになります。子どもはそうやって自らを落ち着かせることができるようになるのです。子どもが好む移行対象のひとつに毛布があります。毛布を見て子どもは親の存在を思い出し，自分をなぐさめます。あたたかな毛布にくるまれてベッドに潜り込めば，それで何とか安心できます。このように具体的な対象をもつことで，子どもは親の存在を感じ取れるようになっていきます。

一方で，すでに何度も話し合った通り，BPD当事者である皆さんは，

強烈な「見捨てられ不安」をもっています。皆さんは，信頼できる人がいない不安定な幼少期を過ごしました。守ってほしい，愛してほしい，といった欲求が満たされることはありませんでした。だからこそ我々はグループでイメージワークを行い，「脆弱なチャイルドモード」の欲求を満たしてあげる必要があるのです。まずは皆さんの「脆弱なチャイルドモード」に移行対象をもち，使ってもらうようにしましょう。まずは，皆さんの外側にある移行対象から心地よさや安心感を得られるになることが重要です。それができるようになると，今度は皆さんの内側にある何か，それはつまり皆さん自身の「ヘルシーアダルトモード」ですが，そこから心地よさや安心感を得られるようになります。グループの過程を通じて，私たちはさまざまな移行対象を作り，活用することにしましょう。それらの移行対象があれば，皆さんの「内なる子ども」は，グループの存在や我々セラピストの存在を感じ取り，心地よさや安心感を容易に得られるようになるでしょう。これも，あなたたちが幼少期に得られなかったものを取り戻すためのひとつの方法です。私たちで一緒につくった移行対象は，"「脆弱なチャイルドモード」のための宝箱"にしまっておきましょう。そうすればいつでも取り出して見たり触ったりすることができますから。私たちはまた，「脆弱なチャイルドモード」と「幸せなチャイルドモード」の協同作業として，皆で大きな靴箱の飾りつけをすることもできます（「脆弱なチャイルドモード」3の「移行対象」に関するセラピストの脚本を参照）。

行動パターンの変容——「脆弱なチャイルドモード」に対する行動パターンの変容のワークとは，自らの欲求を満たすような行動を当事者自身が実際に取ることである。このワークは，まずはグループセッションで，次に実生活において行われる。自らの欲求を満たす行動を取ることによって，当事者自身の「ヘルシーアダルトモード」が育まれる。グループでは当事者同士が助け合う。助け合いの体験を通じて，「他者を上手に助ける」という能力も磨かれることになる。人を助けることによって自分が有能で

価値のある存在であると感じられるようになったと語る当事者は実に多い。グループの体験を通じて当事者の「社会的孤立／疎外スキーマ」が軽減し，当事者はグループ外の実生活でも安全な人物を見極め，その人たちと付き合うことができるようになる。当事者は，「遮断・防衛モード」や他の非機能的な「回避的コーピングモード」を使わずに，自らの「脆弱なチャイルドモード」を保護できるようになる。

「脆弱なチャイルドモード」に対する行動パターンの変容のワークを行う際，我々は「段階的モードマネジメント」というフォームを使い，変容のための情報収集と計画立てを行う。「行動パターンの変容」に具体例が記載されている。また「気づきのワーク」に，それと対応する「モードのモニターと気づき」のフォームが掲載されている。これはモードをモニターし，気づきを向けるためのフォームである。また「モードのマネジメント計画」というフォームは，当事者に3つの質問を投げかける。それは，「この気づきをどのように活かしますか？」「グループはどのようにあなたを手助けできますか？」「セラピストはどのようにあなたを手助けできますか？」というものである。もちろんこれらの問いには他者が関わることなので，その回答は現実的である必要がある。また，これらの問いに対する回答はあらかじめ書き込んでおくとよいだろう。当事者が自らの「脆弱なチャイルドモード」に圧倒され，「誰も助けてくれない」という思いでいっぱいになったとき，そのメモをみれば他者の助けを得られることに気づけるからである。

「脆弱なチャイルドモード」と主に行うこれらのワークについては，「解毒のための要約シート」にまとめられている。

幸せなチャイルドモード

「幸せなチャイルドモード」に関するスキーマ療法の目標は，このモードを育み，強めていくことである。ちなみに「幸せなチャイルドモード」はスキーマ療法で提唱されている2つの「ヘルシーモード」のうちのひとつである。多くの文献で示されているのは，子どもにとって「遊び」がど

れだけ重要で，どれほど発達に寄与するか，ということである（Lockwood & Shaw, 2011）。健全な感情の発達にとって不可欠な多くのスキルが，遊びの体験を通じて育まれていく。したがって GST でも実に創造的に遊びに取り組んでいく。それらの取り組みを通じて，当事者は自発的になり，他者とやりとりし，自他の欲求に対応していく。多くの BPD 当事者はこれらのスキルを獲得し損ねてきた。だからこそ彼／彼女らはこれらのスキルを習得する必要がある。BPD 当事者が育った家庭には，遊びの要素がほとんどなかったのである。

　心理療法において「遊び」は強力なツールとなる。たとえば「不信／虐待スキーマ」「情緒的剥奪スキーマ」をもつ当事者は，遊びを通じて他者への信頼感を獲得することにより，他者への不信感や恐れを手放すことができるようになる。「幸せなチャイルドモード」の喜びに触れられるようになると，そのこと自体が「自分は悪い子だ」という当事者の信念を打ち砕いてくれる。遊びは，当事者の「脆弱なチャイルドモード」「怒れるチャイルドモード」および「幸せなチャイルドモード」の欲求を安全な形で満たしてくれるため，セラピストと当事者の双方が遊びを十分に楽しむことができる。遊びはまた，「懲罰的ペアレントモード」から当事者を解放してくれる。

認知的技法──「幸せなチャイルドモード」に焦点を当てるワークは主に感情的発達を促す。もちろん認知的発達と感情的発達は相互に関連するものであるが，ここでは特に認知に焦点を当てることはない。

体験的技法──グループの枠組みのなかに遊びの要素を取り入れることは比較的容易である。グループが治療的に機能しはじめると，グループの絆が強まり，多様なアタッチメントが形成される。するとそこにサポーティブな雰囲気が生まれ，それが当事者にとって心地よい相互性を生み出し，遊び心につながる。我々は GST においてはつねに，ユーモアや遊び心を大切にしている。我々は遊びを通じて，「当事者」および「セラピスト」という役割を超えた，人間同士の付き合いができる。当事者はさまざまな早期不適応的スキーマをもっており，それらが彼／彼女らの行動や評価に

つながるのだが，遊びはそれらとは直接関係しないことが多いので，当事者は喜んで遊びの体験を享受することができる。イメージワークでは，我々はまず遊び，楽しさ，喜びといったことに関するイメージをつくり，それらを十分に体験してから，個々の当事者に「安全なイメージ」をつくるようにしてもらっている。

BPD傾向をもつ当事者は，ネガティブな感情と同じぐらいの強度でポジティブな感情も感じやすいということを，我々は観察してきた。我々はこの観察結果を当事者に伝え，「脆弱なチャイルドモード」に伴う痛みを切り抜けるための糧にしてもらっている。グループのなかで痛みを伴う体験をすることと，遊びを通じて楽しい体験をすることとのバランスを当事者が取れるよう，セラピストは手助けする必要がある。グループに遊びを取り入れることによって，自分にも喜びという感情があるのだということを当事者自身に気づいてもらう。一緒に遊び，喜びを共有することは，グループの一体感をさらに高めてくれる。遊びはまた，当事者それぞれの「好き嫌い」を探索するよいきっかけとなる。好き嫌いの感覚は，アイデンティティ形成の初期段階において非常に重要である。当事者は遊びを通じて，自信がもてるようになると同時に，物事には限度があることも体験的に理解できるようになる。以下に紹介するのは，我々が開発したいくつかの遊びの例である。とはいえ遊びのアイディアは無限である。セラピストやグループメンバーの無限の発想で，いくらでも遊びのメニューを増やしていただきたい。

「風船の顔」遊び

各メンバーに風船とフェルトペンを配る。セラピストはメンバーに対し，風船を膨らませ，風船を顔に見立てて今の気分を描きこむよう教示する。各メンバーが自分の気分を発表する前に，他のメンバーは風船に描かれているのがどんな気分なのかを推測して楽しむ。この遊びは安全であり，感情とは何か，なぜ人間には感情があるのか，感情に潜む欲求をどのように満たしていくのか，といったことを話し合うためのきっかけともなる。顔

を描いたり互いに発表した後は，皆で風船を叩き合って遊ぶことができる。

「安全な家づくり」プロジェクト

　あるグループメンバーが教えてくれたことであるが，彼女は「安全な場所」のワークをヒントにして，自らの「小さな子ども」が愛に包まれている「安全な家」のイメージを使っているということである。この話が他のメンバーを惹きつけた。メンバーたちは，「想像力を駆使して，私たちのための家を作らない？　どんな装飾にするか，皆で分かち合いましょう」ということで合意した。あるメンバーの「お人形の家をつくるのはどうかしら？　その家を私たちの"安全な家"にするのよ」という提案に皆が飛びついた。そこで「よい親」であるセラピストが家を見つけてきて，そこに皆で飾りつけをすることにした。これはすべてのグループメンバーにとって素晴らしい体験学習となった。メンバーらは，道具を使い，図面を引き，デザインの案を考えるといったことを学んだ。他者と交渉することも学んだ。予算を立て，そのなかでお金を使うことを学び，仕事を皆で分担するといったことについても学んだ。誰がどの部屋の装飾をするか，皆で話し合い，協力しながら作業に臨むといったことも体験した。このプロジェクトに取り組むなかで，皆で笑い合って喜びを感じると同時に，「安全な家」を自分たちでつくったことに対する達成感と自尊心が育まれた。その後このグループでは，「安全な場所」のイメージをする際，皆でつくったこの「安全な家」が大切な支えとなった。

「冬季オリンピック」ごっこ

　これは入院中の BPD 当事者の GST において編み出された，「幸せなチャイルドモード」」に焦点を当てたイメージによる遊びである。冬季オリンピックが始まるとテレビがそれ一色になることについて，当事者たちが文句を言っていた。それを聞いた Ida は，オリンピックをネタにして何か楽しいことができるのではないかと考えた。Ida は当事者に対し「オリンピックごっこ」を提案し，そのなかでは実にさまざまな選択（参加競技，さま

ざまな国のさまざまな衣装，食事）ができることを実に情熱的に語った。いつものことであるが，グループメンバーは Ida の「幸せなチャイルドモード」に大いに影響を受けた。メンバーはこの計画に夢中になった。イタリアのスパゲッティの皿をかたどった帽子や，カナダのヘラジカを模した帽子に，当事者はウケまくった。オリンピック選手の役割を担うメンバーもいれば，熱心な観客を演じたいというメンバーもいた。開会式では皆が楽しんだ。スキルより楽しさを優先して各競技を行った。たとえば，病院の廊下をコースに見立て，箱をスケート靴代わりにしてスピードスケートの試合を行ったりした。後にメンバーは，この体験について，目を輝かせながら何度も話題にした。

　このように楽しい体験を共有することで，グループの一体感が強まり，その体験はセラピストとメンバー全員で共有できる楽しい思い出となる。セラピストが率先して楽しみ，時には馬鹿げた行動を取ることが，当事者の「幸せなチャイルドモード」の形成につながる。彼／彼女らの幼少期には，周りにそういう大人がいなかったのである。またこのような体験は，「要求的ペアレントモード」や「懲罰的ペアレントモード」といった，厳しく遊びを許さないようなモードを緩める働きももつ。

宝箱をつくって「思い出」や「つながり」をしまう

　GST では通常，「脆弱なチャイルドモード」のための箱を用意する。当事者はその箱に，自分たちを心地よくさせてくれるアイテムや自らの「小さな子ども」の宝物をしまう。たいていは靴を買ったときにもらう箱を使い，その箱に，きれいな紙やステッカー，ボタン，リボンなどで飾りつけをする。我々は当事者に，自分自身の欲求や「脆弱なチャイルドモード」とのアタッチメントを思い起こさせるようなアイテムを集めるように言う。当事者が実際に持ち寄るアイテムは，たとえば，セラピストが旅行先から持ち帰ったすべすべした小石や貝殻，クレヨン，風船ガム，絵や写真，匂い袋，カードなどである。セラピストと当事者は勇気づけの言葉をカードに書き，それを宝箱にしまったりもする。お気に入りのリラックス音楽の

テープや本の栞などを互いに持ち寄ったりもする。これらはすべて移行対象として機能する。この箱は当事者にとって自らを癒すためのリソースとなる。箱をみるだけで癒されるし，箱に入っているキャンディを食べたり，シャボン玉を吹いたりすることもできる。このような箱があることで，自らの「小さな子ども」を心地よくする方法を学ぶことができると当事者は報告してくれる。

　当事者は「ヘルシーアダルトモード」の視点から，自らの内なる「小さな子ども」に対して，カードを読んでやったり，箱の中身を教えてやったり，「小さな子ども」が特別な存在であることを伝えてやったり，音楽のテープを聞かせてやったりするとよいだろう。こうすることで当事者は自らの「小さな子ども」を安心させることができる。セラピストが強調するのは，当事者が子ども時代を完全に「やり直す」ことはできないが，当事者の「大人の部分」が自らの「脆弱なチャイルドモード」の満たされなかった欲求に対応することはできる，ということである。残念なことに，幼少期において当事者の「脆弱なチャイルドモード」は大切にされることがなかった。だからこそGSTにおいて当事者は互いにそのことを悼みつつ，遊びや「宝箱づくり」を通じて互いの「脆弱なチャイルドモード」を大切にする交流をもつ必要がある。この「宝箱づくり」のエクササイズにおいても，エクササイズで活性化した自らの「懲罰的ペアレントモード」と戦わなくてはならなくなる当事者がいるだろう。セラピストはそのことを十分に理解し，セラピスト自身が「よい親」として当事者と宝箱の安全を守り，「懲罰的ペアレントモード」が十分に弱まるまで当事者とともにそれと戦う必要がある。

　どのような遊びをしたとしても，我々セラピストは各メンバーの内向性－外向性のあり様を敏感に察知し，全員が等しく遊びに参加し，そのなかで承認されるように気を配る。遊びの最中に当事者の欲求に関わるイメージが何か現れたら，我々はそれに気づく必要がある（例：休み時間に校庭にポツンと座っている。本当は皆の遊びの輪に加わりたいが，拒絶される

のが怖いのでそれが言い出せない)。たとえば先述したデブの場合,「脆弱なチャイルドモード」に触れるエクササイズをすると,「校庭で一人ぼっちでいる自分」のイメージが頻繁に生じた。その「小さなお友だち」をグループに加え,皆で遊ぶというイメージワークは,デブ自身を癒すだけでなく,グループ全員のよい思い出となった。

　皆で手を叩いてリズムゲームをしたり,皆で手を握り合って歌を歌ったりすることをグループセッションに取り入れることは非常に効果的である。このような楽しい活動をグループで定期的に行うことで,そのグループに特有の「楽しいおきまり」が自然とできあがったり,皆でグループの一体感を共有するための象徴物がつくられたりすることもある。誕生日や何かの記念日を皆で祝うというのも,グループが家族となっていくにあたって役に立つ。誕生日をグループに祝ってもらうというのは,多くの当事者にとって,「嫌な思いをすることがなかった初めての誕生日」として体験されることになる。セラピストは各当事者の「幸せなチャイルドモード」を見出し,それが喜ばしいものであることを,言葉と態度で伝える。遊びの後はグループでその体験を分かち合い,幼少期にそのような楽しさを経験できなかったことを共に悲しむ。セラピストは今になってやっと,「発見」された当事者の「幸せなチャイルドモード」を守り,維持するための方法を考える。遊びの際に我々は「懲罰的ペアレントモード」や「要求的ペアレントモード」の侵入を警戒し,注意を怠らない。あるメンバーは「"懲罰的ペアレントモード"は入室不可!」というポスターをグループルームのドアに貼り付けた。我々は遊びを取り入れたグループセッションも通常通り「安全なイメージ」でもって終わりにするが,その際,「懲罰的ペアレントモード」の報復を避けるため,「よい親」のメッセージを最後に付け加えることもある。

怒れるチャイルドモード

> **「怒れるチャイルドモード」に対するスキーマ療法の目的**
> 「怒れるチャイルドモード」に対するスキーマ療法の目的は，感情や欲求を表現する適切な方法を当事者に教えることである。当事者にとっての目的は以下の通りである。
>
> - 怒りを感じることと衝動的に振る舞うことは異なるものであることを学ぶ。感情と行動とをしっかりと区別できるようになる。
> - 自らの「白黒思考」に気づけるようになる。それができれば，相手のちょっとした「嫌な態度」に対して過剰反応しなくてすむようになる。
> - 現実検討ができるようになり，物事に対して現実的なレベルでの期待がもてるようになる。
> - 「スキーマモードフラッシュカード」を作成し，セルフコントロールが維持できるようになる。具体的には何らかの行動を起こす前にカードを読んだり，「タイムアウト」ができるようになる。
> - 自分の欲求をアサーティブに伝えられるようになったり，状況が許す範囲で自らの要求を伝えられるようになる。
> - 「ヘルシーアダルトモード」として健全な仕方で怒りを表現するやり方を学ぶ。

「怒れるチャイルドモード」の欲求を理解する──「怒れるチャイルドモード」は，欲求が満たされないときの子どもの生得的な反応を反映している。このモードに関しては，状況が許す範囲であれば，欲求を表現してもよいし，それは聞き入れられることを当事者が知ることが必要となる。グループにおいてセラピストがこのモードをどのように扱うべきか，ということはすでに第4章で述べた。本章ではグループにおいてこの「怒れるチャイルドモード」を扱うためのスキーマ療法のスキルをさらに紹介していく。

まず重要なのは，我々セラピストが，自分たちは当事者の怒りを買うことを恐れてはいないということをあらかじめ伝えておくことである。しかし同時に，当事者がグループにおいて社会的な許容範囲を超えた行動で怒りを表出することを防ぐための限界設定も行っておく必要がある。当事者のなかには，怒りとはコントロール不能で，怒りの表出は相手に暴力を振るうことだと思い込んでいる人がいる。あるいは家庭内で虐待を受けていた人は，怒りと虐待を直接的に結びつけて考えがちである。セラピストが怒りについてあらかじめお膳立てしておけば，これらの当事者を安心させることができる。第4章で挙げた事例でも，当事者は「諍いはあったけれども私たちはそれに対処できた！　このことで誰も殺されることはなかったわ！」と述べている（それまでこの当事者は「怒りを表出したら誰かが殺される」と信じていた）。

　セラピストは，当事者の怒りに関連するすべてのスキーマの問題に対応しなければならない。そして「怒れるチャイルドモード」にある当事者が，自らの怒りを完全に発散できるよう手助けする必要がある。その際セラピストが直面するのは，「かんしゃく」と言ってもよいぐらいの当事者の激しい怒りをどう扱うか，という問題であろう。特に当事者が体格のよい男性である場合は，扱いが難しくなる。「怒れるチャイルドモード」はセラピスト自身の怒りに関連するスキーマや「ペアレントモード」を活性化しやすい。第4章で紹介した事例では，グループにおける先輩格の当事者（ジェーン）の怒りが，セラピストのJoan自身の「要求的ペアレントモード」を活性化したというものである（121～122ページを参照）。このとき役に立ったのは別のセラピストの存在であった。虐待を受け，さらに虐待を受けたことによる怒りを抑圧してきた当事者の怒りは特に強烈である（「怒れるチャイルドモード」資料1を参照）。

認知的技法──「怒れるチャイルドモード」に対する主たる認知的技法は，「モードフラッシュカード」の活用である。フラッシュカードはグループで作成し，さらにグループのなかで活用の仕方を練習する。

モードフラッシュカードの活用

あなた自身の「ヘルシーアダルトモード」につながることで、「怒れるチャイルドモード」を弱めたり、よい方向に導いたりすることができるようになります。「ヘルシーアダルトモード」を通じて欲求を適切に表現できるようになれば、周りの人もあなたの欲求を聞き入れたり、それに応えたり、あなたと話し合いをしようとしたりしてくれるでしょう。その際に助けとなるのが「モードフラッシュカード」です。

- 現実検討を促すためのフラッシュカード（「立ち止まって考えてみよう」）の例：「私がかんしゃくを起こすときは、満たされていない何らかの欲求が自分にあるときだ。このことを覚えておこう。長期的な目標は何か、そのことをつねに心に留めておこう。そうすれば一時的なかんしゃくですべてを無駄にしないですむ」。
- 激しい感情をなだめるためのフラッシュカード（「クールダウン」テクニック）の例：「腕の筋肉や顎が緊張しはじめたら、まずは3回深呼吸をしてみよう。ちょっとした休憩を取ってもいい。ちょっとした口実をつくってその場から離れ、クールダウンするのもよい。そうすれば私は私自身の"ヘルシーアダルトモード"とつながることができる」。

「怒れるチャイルドモード」に対する認知的技法では、このモードに関連する認知的な偏りを扱っていく。最初のうちは、当事者は自らの「怒れるチャイルドモード」が爆発した後に、このモードに気づく。治療が進むと、爆発する前に予防的にこのモードと付き合えるようになる。自らの体験を循環的にモニターすることで、「怒れるチャイルドモード」に入りかけた自分に気づくことができるようになる。怒りの感情が、自らの欲求が満たされていないことに関連していることにも気づけるようになる。モニターをさらに続けることで、当事者は「怒りを燃え上がらせる考え」と「自分

を落ち着かせてくれる考え」に気づき，区別できるようになる。セラピストは，「怒れるチャイルドモード」に入る前兆に気づけるよう当事者を手助けする。セラピストはまた，怒りの適応的な側面について心理教育を行う。欲求が満たされないときに生じる感情が怒りである。つまり他のすべての感情と同様に，怒りは自分の体験について重要な情報を与えてくれる。このような心理教育が定期的に行われないと，BPD当事者のアイデンティティは揺らいでしまう。というのもBPD当事者の場合，怒りを取り去ってしまうと，さらに自分の感情と切り離されてしまい，それがBPD特有の空虚感につながってしまうからである（「怒れるチャイルドモード」4，ホームワークの例を参照）。

　なかには健全で生産的な怒りの感情もある。BPD当事者はそのことを知らないため，自らの怒りのすべてに「怒れるチャイルドモード」とラベリングする傾向がある。たとえば「ヘルシーアダルトモード」の場合，怒りを感じたら，他者の権利を侵害しないやり方で自らの怒りを表現する。節度をもって怒りを表現できるようになることは，良好な対人関係を維持するうえで不可欠なスキルである。我々は，当事者が「ヘルシーアダルトモード」を通じて自らの怒りを表出できるよう，グループのなかでアサーションの練習をすることがある。ただしBPD当事者の場合，これまで受けてきた治療のなかにアサーション訓練が含まれていたということが非常に多い。彼／彼女らはアサーティブになろうと思えば，それらのスキルをすぐに使うことができる。BPDの治療で重要なのは，コントロールを失うことに対する当事者の複雑な思いを十分に理解すること，そして当事者の内なる「非機能的なペアレントモード」に制限を与えておくことである。そういったことができて初めてアサーション訓練は十分にその効果を発揮することだろう。弁証法的行動療法（DBT）のようなスキル訓練を重視するアプローチでは，当事者の根底にあるスキーマを十分に扱わないため，当事者はただのスキルとして身につけるだけで，真に効果的にそれらのスキルを使いこなせるようにはなかなかなれない。

体験的技法──「怒れるチャイルドモード」が怒りを発散するにあたり，グループはつねに安全な場であることが求められる。グループでロールプレイを行うことは特に有益である。というのも，グループにはプレイに参加してくれる数多くの「役者」が存在するからである。欲求が満たされないことによる怒りを当事者が発散する際，怒りの対象者をかたどった人形などを用いるとよい。多くの場合，それは当事者が過去に関わった人物（例：親，コーチ，教師，学校のいじめっ子）である。現在関わりのある人物がターゲットになる場合は，それがいかに過去の体験とつながっており，いかに当事者の内なる「怒れるチャイルドモード」に関わっているかということを理解しておく必要がある。グループにおいてセラピストは「よい親」を演じるが，その親こそが怒りの対象となることがある。その場合，2人のセラピストのうちの1人は，制限を設けながらも，当事者の怒りの対象となり，当事者の怒りを受け止めることになる。一方で，ロールプレイにおいて他のグループメンバーが怒りの対象者となる場合は，やり方を変えるべきであり，必要であればグループにおける対人関係の問題を扱ってもよいだろう。重要なのは，他のメンバーの「脆弱なチャイルドモード」に向けて怒りをぶつけるようなことはしてはならない，ということである。「怒れるチャイルドモード」のロールプレイを行う際は，メンバー全員が安全を感じる必要があり，そのための工夫が必要である（例：他のメンバーたちはセラピストの背後に隠れる。クッションの山をつくり，その後ろでロールプレイを見る）。

> **セラピストへの提言──怒りのワークを安全に行うために**
>
> 多くの文化において，怒りをあからさまに表すことがない家庭で育ったというセラピストは少なくないだろう。そのようなセラピストには，BPD当事者が「怒れるチャイルドモード」となって怒りを吐き出したり，他の強烈な感情を表出したりする際に，自らの感情レベルを適正に保っていられるよう，何らかの自己治療的なワークが必要となる。たとえばセラピストのJoanは，大声を出すと母親に激怒さ

れるという家庭で育ってきた。Joanの父親は体格のよい立派な警察官であったが，そんな父親も家庭では母親の決めたルール（「大声を出すな！」）に従っていた。セラピストになったJoanは，退役軍人のグループ療法に関わることになった。そのとき彼女が悟ったのは，自分が他者の怒りの表出にいちいちビクッとしてしまうことであった。そこでJoanはセラピスト向けの自己治療トレーニングに参加し，当事者が怒りを表出してもセラピストとしてその場に留まり必要なワークを行えるようにした。トレーニングを終えた彼女は，グループ療法で1人の参加者（背が高くがっしりとした退役軍人）が大声で叫びながらテニスラケットでマットレスを叩きはじめたとき，部屋の隅に他のメンバーを寄せ集め，それぞれが大きな枕で自分の耳を覆う，ということをしてみたところ，非常に安心できることを見出した。Joanは，大きな男性当事者が叫びながらマットレスを叩くという場に留まり，彼の感情の波が通り過ぎる場に立ち会うことができるようになったのである。JoanはこのエピソードをGSTで「怒れるチャイルドモード」のワークを行うとき，折にふれて当事者と共有する。我々セラピストは，当事者の強い感情はセラピストにとっても大きな負担となるが，それでもなお彼／彼女らが感情を表すことを歓迎するということを，当事者に言えるようになっておく必要がある。

メンバーとセラピストの集合体としてのグループは，それだけで身体的にも感情的にも「まとまった強さや力」があるものである。怒りに対する体験的ワークを行う際，グループのもつそのような強さや力それ自体が，ある種の「抱える力」となり，それによってメンバーやセラピストは安心感を得る。あまりに強烈な感情が表出される場合，セラピストはワークをいったん中断し，グループ全体に対して「さあ，みんなで深呼吸しましょう。ワークを再開する前に，私たち全員が安全な感覚をもてているかどうか，今一度確かめることにしましょう」と声をかけ，強烈な感情をある程度緩和する。このように言うことで，セラピストは爆発寸前の当事者に対

して直接注意する必要がなくなり，むしろ他のメンバーに自分を守るための行動を取るよう注意を促すことができる。セラピストのこのような行動は，それぞれに異なるグループメンバー全員の欲求を満たそうとするものである。すべてのメンバーの欲求が重要であるというメッセージは，GSTにおいて最も重要なメッセージのひとつである。セラピストのこのような言動は，治療的再養育法として，当事者の「脆弱なチャイルドモード」や他のチャイルドモードを癒すことになる。当事者たちは「1つの家族」として自らの欲求が満たされるという体験をする。

事例──グループで怒りを表出する

　ジムは大柄で力持ちの男性当事者である。彼は，幼少期に親に見捨てられたり拒絶や虐待を受けたりしたことに対して強い怒りをもっていた。グループにおいて彼の「見捨てられスキーマ」が活性化されると，彼は瞬く間に「怒れるチャイルドモード」に入り，次に防衛的になって「怒り・防衛モード」に入る。そうなるとグループの誰もが彼とつながることが非常に難しくなってしまう。ジムの「見捨てられスキーマ」は非常に過敏であり，いったん引き金が引かれると，電光石火の速さで，彼は「脆弱なチャイルドモード」から「怒れるチャイルドモード」へ，そして「怒り・防衛モード」と「いじめ・攻撃モード」に移っていくのであった。これらの目まぐるしい変化は，グループの注目がジムから他のメンバーに移ったときに決まって起こることが次第にわかってきた。そういうときの彼の怒りやイライラは一目瞭然であった。彼は怒りながら「子どものときに両親に捨てられたのと同じように，グループの皆は俺を見捨てるんだ！」と叫んだ。「馬鹿どもめ！」と大声で捨て台詞を吐き，部屋が揺れるぐらいの大きな音を立ててドアを閉め，部屋から出て行ってしまうときもあった。セラピストの1人が彼の様子を見に行くと，今度は「懲罰的ペアレントモード」に入り，先ほどの行動の罰として自分を殴ったり，「自分はなんてダメな奴なんだ！」と大声で叫んだりしていた。ジムはGSTが進

> むうちに，自らの激しい反応をスキーマ療法の概念で理解できるようになっていった。彼はグループメンバーに向けて直接怒りを表出するのではなく，ロールプレイのなかで自らの両親に対して怒りを表現できるようになっていった。そしてグループメンバーは自分に対して受容的で思いやりのある人たちであることを理解し，安心して他のメンバーとつながりがもてるようになっていった。

このジムの例は，グループ内のメンバー同士の相互作用が，いかに当事者のモードを活性化したり変容したりする機会を提供するか，ということを示している。これは個人療法とは対照的である。ジムの個人療法を担当していたJoanは，彼がグループでこれほどまでに激しい反応を示すことを個人療法では予測することができなかった。というのも，個人療法ではセラピストの注意はつねにジムに向けられていたため，彼のスキーマやモードが活性化されなかったのである。

グループで体験的なエクササイズを行うのは，感情を抑制しがちな当事者の「怒れるチャイルドモード」にアクセスするのに特に役立つ。たとえば「綱引き大会」や「背中合わせで相手を押し出すゲーム」といった遊びが有用である。

怒りと共に遊ぶ——多くのBPD当事者は怒りの感情を非常に恐れている。ちょっとした怒りの感情が，トラウマ，虐待，苦痛，恐怖といった体験に結びついてしまうからである。そういう当事者に対して，「遊びを通じて怒りを体験してみましょう」と提案すると，彼／彼女らは大いに戸惑い，怖がり，躊躇する。しかしながら，たとえば綱引き大会や風船割りゲームなどは，怒りを解放するための安全で効果的な遊びとして機能する。実際に遊び始めると，遊びが怒りを解放するための優れた手段であることを当事者は理解するようになる。怒りを押し殺したり，心を麻痺させたりするより，遊びを通じて怒りを解放するほうがずっと心地よいのである。音声を出すゲーム（例：牛や豚の鳴き声を真似して競う）も安全で楽しい。音

声ゲームを通じて，当事者は声を上げて自己主張する第一歩を踏み出す。当事者は，数々の遊びを通じて「やめて！」「ダメ！」と発言することを体験し，その結果，怒りを感じたときに同様の発言ができるようになっていく。当事者はこのようにして，怒りが何ら悪いことを引き起こさないことを，時間をかけて知っていく。そして怒りの表出や自らの行動を制御できるようになっていく。

> **怒りのエクササイズについてのセラピストの脚本**
>
> 　セラピストのIdaは怒りのワークを始める際に，メンバーにこのように問いかける。「皆さんのなかで，これまでに怒りながら同時に楽しんだという人はいるかしら？」。これまでに「イエス」と答えた人は一人もいない。そこでIdaはいかにそれが可能であるかということを皆に示していく。Idaはセラピストの道具箱から大きなタオルを取り出し，「タオルを引っ張って，私をこの椅子から立たせることができると思う？　誰かやってみない？」と尋ねる。「やってみたい」と答える当事者がいれば，その人にチャレンジしてもらう。いなければ誰かを指名するか，もう1人のセラピストであるJoanを指名する。グループの半数がIdaを，残りの半数がIdaの相手を応援するように，グループを2つに分ける。こうすることでグループ全体をゲームに引き込み，皆で楽しむことができる。タオルを引っ張ってIdaを椅子から立たせることは，実はなかなか難しい。したがってゲームの最中，皆は遊びながらも，大声を上げたりうめいたりすることになる。メンバー全員にどちらかの応援をさせることで，皆が生き生きとゲームに集中する。
>
> 　ゲームが終わったところでIdaは，溜め込んだ怒りを身体的に表出するのと，このような「綱引きゲーム」で力を発散するのは，筋肉の動きとしてはまったく同じであることを説明する。Idaの相手となった人は，ゲームの終わりには自分がぐっと落ち着いていることを実感するし，もしその人がゲームの始まりに怒りを感じていたら，その怒

りがずっと小さくなったことを体験するだろう。その後グループではペアをつくって，それぞれのペアで先ほどと同じゲームを行う。

　BPD当事者は通常，怒りを非常に恐れている。というのも，彼／彼女らは，怒りを溜めに溜め，爆発寸前になってから自らの怒りに気づくことが多いからである。当事者は「衝動的チャイルドモード」となって怒りを爆発させる。彼／彼女らは怒りによってコントロールを失い，極端な行動を取る。それが人間関係を損ない，場合によっては法的な問題を引き起こす。「衝動的チャイルドモード」に入った当事者は自傷行為を行うこともある。「衝動的チャイルドモード」によるさまざまな行為の後，それを恥じることで，今度は「懲罰的ペアレントモード」に転じることもよくあることである。このような当事者にとって怒りのゲームは重要なエクササイズとなる。当事者は「怒れるチャイルドモード」に安全にアクセスする方法を知り，怒りが何ら悪いことを引き起こさないことを身をもって学ぶことで，怒りに対する恐怖が和らいでいく。

　このようなエクササイズの際には，何らかの限界設定をすることが重要である。たとえば「2人とも椅子に座りつづけること。どちらか一方が椅子から離れたらゲームは終わり」といったルールを設定するとよい。綱引き大会の場合は，床に線を引き，「線から離れないこと」といったルールを設定するとよいだろう。セラピストは当事者の様子をよく観察し，怒りのエクササイズのなかにも「安全な場」を置いておく必要がある。

セラピストへの提言──怒りのモードを見極める

　「怒れるチャイルドモード」における怒りは，欲求が満たされないときに生じるごく当然なものである。セラピストは，当事者におけるこのような当然の怒りと，不適応的コーピングモード（例：「遮断・防衛モード」「いじめ・攻撃モード」）による怒りを区別する必要がある。当事者が「怒れるチャイルドモード」にある場合，怒りを表現し発散

> することには治療的な意味がある。一方,「遮断・防衛モード」の場合,怒りの発散はかえって他者を遠ざけてしまう。この場合に必要なのは共感的直面化である。「いじめ・攻撃モード」の場合,怒りの発散は他者を傷つけることになってしまう。セラピストはこのモードに対しては,治療的再養育法のなかで限界設定を行わなければならない。同じチャイルドモードでも,「怒れるチャイルドモード」と「衝動的チャイルドモード」の区別が必要である。これらは治療的再養育法の使い方が異なるからである。後者の場合,セラピストは「よい親」として受容的に関わりながらも,当事者の行動に対しては限界設定を行わなければならない。これらのセラピストの関わり方については第4章で詳述している。

　我々セラピストは,グループという「大きな家族」の「よき両親」として,「子どもたち」全員と関わる必要がある。すべてのメンバーの安全を守るため,そしてメンバーの誰一人傷つけないようにするため,グループ内での怒りの表出については境界線を明確にしておかならればならない。メンバーの誰かが怒りを表出する場合,他のすべてのメンバーの安全を守ることが重要である。グループや部屋の大きさによっては,怒りの発散は,別室でセラピストの1人と一緒に行うほうがよい場合もある。その際,残りのメンバーに対しては,その怒りは非常に個人的な恐怖に関わることであり,だからこそ別室で行うのだと説明することができる。もちろん当事者の怒りが,グループ内での何らかの葛藤に関わるものである場合もある。その場合は,グループ内でその怒りを扱い,何らかの落としどころや解決策をグループ全体で見つけていく必要があるが,それが難しい場合もある。そういうときはセラピストが解決策を考え,グループに提示する。
　共感的直面化は,グループ内ではなく個別に行うほうがよい。というのもグループ内でそれをすると,当事者は自らを無防備かつ脆弱に感じてしまうからである。とはいえ,同一人物による破壊的な行動がグループ内で繰り返される場合,共感的直面化はグループのなかで行うほうがよいだろ

う。その場合，共感的直面化を行う前に，他のメンバーに対してお膳立てをすることが有用であることに我々は気づいた。お膳立てによって，メンバー全員が共感的直面化に関わり，グループ全体で共感的かつ建設的な雰囲気を保つことができる。ただし共感的直面化として始められたことが，当事者に対する集団攻撃のような様相を帯びた場合，セラピストは直ちに介入しなければならない。当事者の「怒れるチャイルドモード」のかんしゃくによって自分がどういう影響を受けたか，各メンバーが当該の当事者にフィードバックを与えることもできる。セラピスト自身の反応を自己開示してもよい。その場合，「私はあなたのことが大好きよ！　でも，こんなふうにひどい言葉ばかり浴びせられると傷つくし，怒りを感じてしまうの」といった言い方をするとよい。

　行動の「意図」とそれが与える「影響」の違いについて，あるいは「行為者」と「観察者」の体験の違いについて，グループで話し合うのもよい。それらについて互いにフィードバックし合うことで有益なグループワークとなるだろう。パーソナリティ障害をもつ人たちとのグループ療法では，まずは認知的なレベルにおいて，行動の「意図」と「影響」の違いを当事者が理解する必要がある。また自分が取った行動には責任が生じることも当事者は認知的に理解しなければならない。そのうえで当事者には，建設的で調整された怒りの表現を実践的に学んでもらう。そうすれば怒りを爆発させることなく，ちょっとイライラしたときに穏やかにそれを伝えられるようになるだろう。

> **グループワークのための怒りに関する質問集**
> ・「怒れるチャイルドモード」は，あなたにどのような問題をもたらしますか？
> ・「怒れるチャイルドモード」は，どんなふうにあなたの役に立ちますか？
> ・「ヘルシーアダルトモード」として怒りを表現することは可能ですか？　どのようにすればそれができそうですか？

- 怒りを上手に表現できたときのことを思い出し，紙に書き出してみましょう。
- 逆に，怒りを表現するやり方がまずかったときのことを思い出し，紙に書き出してみましょう。
- 生育家庭において，怒りについて何を学びましたか？
- 生育家庭において，怒りはどのように表現されていましたか？ 怒りを表現するのを許されていたのは誰ですか？ お父さん？ お母さん？ それともその両方？
- 幼少期において，怒りに対処したり怒りを適切に表現したりするやり方を，誰かがあなたに教えてくれましたか？

行動パターンの変容のための技法——グループは，当事者の「怒れるチャイルドモード」の引き金を引く格好の設定である。怒りの引き金が引かれることで，当事者はセラピストや他のメンバーの助けを借りながら，フラッシュカードを用いて怒りを制御したり，アサーティブに怒りを表現したりすることを実際に学ぶことができる。

7-4 非機能的ペアレントモード

懲罰的ペアレントモード

「非機能的ペアレントモード」を無力化することは，スキーマ療法の目的のひとつである。サポーティブなグループに参加すること自体が，この目的を達成するのに大いに貢献してくれる。大人の集まりであるグループであれば，自分を無力な子どもと感じている当事者と一人のセラピストから成る個人療法と比べて，強力なパワーで「懲罰的ペアレントモード」に立ち向かい，モードを追放しやすくなるだろう。

「懲罰的ペアレントモード」に対する気づきと認知的技法——「非機能的

ペアレントモード」に対する気づきのワークのほとんどは，認知的レベルで行われる。我々は実にさまざまなことについて話し合う。他のモードと同様に，「懲罰的ペアレントモード」についても，心理教育とモニタリングからワークを始める。心理教育では，グループの初期に一度伝えたことを再度伝える。すなわち，幼少期の発達とはどういうものか，子どもの持つ中核的感情欲求はごく正常であること，健全な養育とはどのようなものか，といったことである。メンバー全員が自らに内在化された「懲罰的ペアレントモード」を理解できるようになった後は，それが誰の声であるかを皆で話し合う。それは親の声である場合もあれば，別の重要他者である場合もあるだろう。それらの声がいつから始まったのかも話し合う。その際に重要なのは，「懲罰的ペアレントモード」は親や養育者そのものではなく，親や養育者の懲罰的な側面だけがモードとなって内在化されていることを明確に説明することである。また「懲罰的ペアレントモード」は当事者自身のスキーマの問題と関連していること，また幼少期に当事者の欲求が満たされなかったことで，このようなモードが形成されてしまったことについてもしっかりと伝える必要がある（「懲罰的ペアレントモード」1，4，および「非機能的ペアレントモードによるメッセージ」というワークシートを参照）。

このモードに「ペアレント」すなわち「親」という用語が含まれていることに対する当事者の反応について話し合うことも重要である。家族に対して強い忠誠心をもつ当事者や，「家族の秘密を漏らす」ことに対して子どものように怯える当事者の場合，個人スキーマ療法よりグループスキーマ療法のほうが刺激が強いかもしれない。「懲罰的ペアレントモード」について何より重要なのは，当事者が許容できる名前を付けることである。たとえば「意地悪ママ」という名前が気に入る当事者もいれば，拒絶反応を示す当事者もいるだろう。これは，命名にはよいも悪いもないこと，同じ名前に対しても人によって反応が異なることを当事者が学ぶよい機会になる。セラピストはまた，「懲罰的ペアレントモード」や「要求的ペアレントモード」は，親による否定的なメッセージだけでなく，養育者や教師

やコーチなど他の大人のメッセージが組み合わされたものであることを明確に伝える必要がある。親だけが唯一の悪い存在であるといったメッセージを決して伝えたりはしない。

BPD当事者からなるグループの場合，メンバー全員がひどい虐待を受けた体験をもつことが多い。その場合，親の事情を考慮するような話し合いをする必要はない。我々セラピストは，どんな種類の虐待であれ（感情的，身体的，性的），それは虐待を行った人が「悪い」ということを直接的に当事者に言う。セラピストは以下のことをはっきりと大きな声で何回も当事者に伝える必要がある。「虐待を受けた子どもに全く非はありません。たとえ虐待をした人が『お前が悪いから』と言ったとしても，子どもに非はないのです」。数回のセッションでこのようなことを伝えただけでは，この件にまつわるBPD当事者の感覚が変化することはまずないだろう。当事者に内在化された「懲罰的ペアレントモード」は非常に強力である。虐待を受けていた当事者の場合，たとえ大人になっても，彼／彼女らのなかの「幼い子ども」は，「親に何をされるんだろう」と怯えつづける。セラピストは当事者に対し，罰が子どもに与える影響について心理教育を行う。罰は自己感覚を損傷し，恥や自己嫌悪の感情を植えつける。「お前は罰を与えないと，いいことと悪いことの区別もつかないんだ」といった親の言葉をそのまま鵜呑みにしてしまう当事者もいる。

我々は当事者に対し，「懲罰的ペアレントモード」は当事者自身ではないことを伝える。育ちのなかで取り入れられたこのモードは当事者にとってポジティブなことを何も与えないので，取り除く必要があることも伝える。多くのBPD当事者は，「懲罰的ペアレントモード」を，自分のなかの，あるいは外から来る「声」として体験する。後者は，BPDが統合失調感情障害と誤診される理由のひとつでもある。他のモードと同様に，我々は，「懲罰的ペアレントモード」の引き金を当事者にモニターしてもらう。また自傷行為や自殺傾向においてこのモードがどのような役割を果たすか，考えてもらう。グループで我々は，「ヤング養育質問紙」を利用しながら，それぞれの「懲罰的ペアレントモード」と「要求的ペアレントモード」を

当事者自身が理解できるよう手助けしていく。当事者はそれぞれの「非機能的ペアレントモード」について語り，皆で共有する。「モードのモニターと気づき」（気づき2-4）には，「懲罰的ペアレントモード」をモニターし，それに気づくための問いかけの例が示されている。

我々は「懲罰的ペアレントモード」に対して，認知再構成法，フラッシュカードの仕様，メリット・デメリット分析，セルフトークといった認知的技法を用いる。これらの技法を通じて当事者は「懲罰的ペアレントモード」に気づき，変えていけるようになる。グループという設定自体がその際，非常に役に立つ。当事者も他者の「懲罰的ペアレントモード」には容易に気づけるので，グループで話し合う際に，互いの「懲罰的ペアレントモード」について指摘し合うのである。話し合いを通じて，「自分は悪い子どもだった」ということではなく「親が悪かった」と再帰属できるようになる。我々はまた，「懲罰的ペアレントモード」の変容の可否について，メリット・デメリット分析を行う。「懲罰的ペアレントモード3」は，実際に使用できる空白のフォームである。

他の不適応的なモードと同様に，当事者自身の認知的な偏りが「懲罰的ペアレントモード」を維持させている面も大きい。我々は，エクササイズとホームワークを通じて，「懲罰的ペアレントモード」に関わる認知的な偏りに焦点を当てていく。

> 「非機能的ペアレントモード」を維持する認知的な偏り
>
> 　生活のなかで，自分の思考をモニターし，「全か無か思考」に気づいたらメモを取りましょう。そして「全か無か思考」が偏った認知であることを自覚しましょう。次にその思考に関する「事実」をリスト化しましょう。その「事実」はあなたの「全か無か思考」と一致しているでしょうか。それとも矛盾するものでしょうか。「事実」に基づいて思考することの効果にはどのようなものがあるでしょうか。「事実」に基づいて考えることによって，あなたの感情や行動はどのように変化するでしょうか。

> ＊認知の偏り
> 　偏った認知が感情に与える影響
> 　偏った認知によって取る行動
> ＊事実
> 　事実に基づく思考が感情に与える影響
> 　事実に基づく思考によって取る行動
>
> 「偏った認知」と「事実」のどちらにあなたは影響を受けやすいですか？

体験的技法——我々はグループで「懲罰的ペアレントモード」を表す人形をつくることがある。実際に手で触れることのできる人形を作ることには，さまざまな治療的な意味がある。人形は，「懲罰的ペアレントモード」はネガティブな対象が当事者に内在化されたものであり，当事者そのものではないというスキーマ療法の理論を具体的に示してくれる。「懲罰的ペアレントモード」を弱めていく最初のステップは，それが自分の声ではないことを当事者自身が理解することである。ほとんどの当事者が，「懲罰的ペアレントモード」の人形の顔をモンスターか悪魔のように描く。この人形の顔は人間的でないほうがむしろ望ましい。というのも，「懲罰的ペアレントモード」は養育者そのものではなく，養育者のネガティブな側面だけが選択的に内在化されているものだからである。これには２つの利点がある。１つは，多くの当事者は両親と完全に縁を切ろうとしているわけではないし，親との関係のなかに多少なりとも「よきもの」を見出していることが多いということに関わる。つまり「懲罰的ペアレントモード」の顔を非人間的にすることで，実在する親との関係を切るということにはならず，同時に当事者の「見捨てられスキーマ」を活性化せずに済む。「懲罰的ペアレントモード」の顔を非人間的にすることのもう１つの利点は，そうすることで我々が「家族への忠誠心」といった問題に直面せずに済むと

いうことである(「家族の秘密を話すことの是非」といった話題は連鎖的に他のメンバーのネガティブな発言を呼び起こしてしまう)。いずれにせよ「懲罰的ペアレントモード」の人形は,当事者のなかにさまざまな感情を喚起する。喚起される感情としては,はじめのうちは恐怖が多いが,次第にそれは怒りや拒絶感へと移行していく。

　我々はまず,その「懲罰的ペアレントモード」を表す人形からのネガティブなメッセージを書き出すよう当事者に求める。これも,当事者から「懲罰的ペアレントモード」を切り離すために非常に役に立つ具体的な作業である。次に我々は,それらのメッセージを「懲罰的ペアレントモード」側に捨て去ることによって,当事者は「懲罰的ペアレントモード」によるネガティブメッセージを手放すことができるのだと伝える。「懲罰的ペアレントモード」に対するモードワークを「安全な場」のイメージで終わらせる際には,「懲罰的ペアレントモード」によるメッセージはすべて,グループルームに置いていくよう当事者に話す。イメージワークの際に「懲罰的ペアレントモード」によるさらなるメッセージに気づいたら,それらのメッセージも書き出し,「懲罰的ペアレントモード」の人形に捨て置くよう当事者に求める。後に「懲罰的ペアレントモード」のロールプレイを行う際には,「懲罰的ペアレントモード」役を担うメンバーは人形を自分の顔にかぶせて仮面として使うことになる。激しい怒りを表出させるようなロールプレイの場合,メンバーは「懲罰的ペアレントモード」役を行わず,代わりに「懲罰的ペアレントモード」の人形を椅子の上に置き,人形に怒りをぶつける。形のある人形を使うことで,我々は体験的ワークにおいて,「懲罰的ペアレントモード」を文字通り「投げ捨てる」ことができる。引き裂いたり踏みつけたりすることもできる。セッションの終了時にはセラピストが必ず「懲罰的ペアレントモード」の人形を手に取り,「この人形はグループのなかでいつでも使うことができますが,今は皆さんの視界から遠ざけます」と言って片づけてしまう。このようにすることで,「懲罰的ペアレントモード」が今や無力な存在で,当事者を害することはないということを示す。「よい親」であるセラピストは「懲罰的ペアレントモード」をい

とも簡単に無力化できるということを，このように当事者に見せていく。

> **セラピストへの提言——オズの魔法使い**
> セラピストのJoanは，「懲罰的ペアレントモード」が幻想に過ぎないことを示すのが得意である。Joanは，「懲罰的ペアレントモード」を表す人形を，映画『オズの魔法使い』に出てくるよく知られたキャラクターになぞらえる。「懲罰的ペアレントモード」は，映画に出てくる魔法使いのようなものであり，それは本当は無力で弱いキャラクターを隠すスクリーンのようなものであるとJoanは当事者に伝える。Joanは「"懲罰的ペアレントモード"は魔法使いと同じで，煙と鏡にすぎないのよ」と言いながら，人形を高く持ち上げて，それを床に叩き落とす。

「懲罰的ペアレントモード」に対するイメージワークでは，セラピストとグループが「防衛軍」となって，当事者が自らの「懲罰的ペアレントモード」を追放するのを手助けする。「懲罰的ペアレントモード」に取り組むには，ロールプレイが非常に適している。「懲罰的ペアレントモード」は実際の「親」そのものではなく，養育者の否定的な側面が選択的に内在化されたものである。「懲罰的ペアレントモード」を人形にして，文字通り「追い出す」ことができるようにすることは，スキーマ療法の目標のひとつである，非機能的なモードを当事者自身が軽減するのを手助けするにあたって非常に役に立つ。その際，最も効果的なのが「懲罰的ペアレントモード」をかたどった人形を使ってのロールプレイであり，このようなロールプレイはグループの力を最大限に引き出す。

一方で，「脆弱なチャイルドモード」に対するイメージの書き換えを行う際には，「そこに親がいるイメージ」を扱う場合もあれば，「小さな子どもを守ってくれる親がそこにいなかったイメージ」を扱う場合もある。「脆弱なチャイルドモード」に対するワークでは，「懲罰的ペアレントモード」に対するワークと異なり，実在の人物をイメージするようにする。グルー

プでワークを行う際には，やはり「防衛軍」のイメージを用いるが，防衛軍は「懲罰的ペアレントモード」と戦うのではなく，「小さな子ども」である当事者を守る方向で動く。また「懲罰的ペアレントモード」が強力な場合，我々はメンバー全員にロールプレイに積極的に関与してもらうようにしている。そうすることで，当事者の「怒れるチャイルドモード」が怒りを発散しやすくなるからである。

「懲罰的ペアレントモード」をテーマとした歌をグループで歌うことは，「懲罰的ペアレントモード」のサイズダウンに貢献し，シリアスなワークのなかに「幸せなチャイルドモード」の楽しさや明るさをもたらすことができる。たとえば Farrell et al. (2005) がつくった「ぞっとする親（Creepy PP）」という歌は，「懲罰的ペアレントモード」の力を弱め，「懲罰的ペアレントモード」をより扱いやすくしてくれる。以下に歌詞の一部を紹介する。

　　考えていたの。私が子どもの頃，あなたにどんな嫌なことをされたかということを。あなたはとっても大きくて，私はちっちゃな子どもだった。私は愛と希望が欲しかったのに，あなたはそれらを私にくれなかったどころか，私に平手打ちを与えた。なんてひどい大人なの！でももういいの。私はもうあなたから自由になった。あなたは単なる間抜けな大人だってわかったから。さよなら！

「懲罰的ペアレントモード」に対するワークには恐怖や怯えを伴うが，このような歌をグループで一緒に歌うことによって，そこに「楽しい」という要素を加えることができる。

ロールプレイを用いたモードワーク（認知的技法，体験的技法，行動的技法を統合する）——前述した通り，モードのロールプレイをグループで行う場合，認知的技法，体験的技法，行動的技法を統合して用いる。「懲罰的ペアレントモード」を追放するには，技法を統合することが最も効果的でパワフルであると我々は考えている。それは本章で紹介した数々の事例

からも明らかであろう。たとえばカレンは，技法を統合的に用いることによって，「懲罰的ペアレントモード」の人形を追い出したところ，「懲罰的ペアレントモード」の声を聞くことがなくなった。それは以前に精神科医から「命令性の幻聴」と指摘されていた症状であった。

　グループが「懲罰的ペアレントモード」に対するロールプレイを行ったり観察したりするには，そのグループが安全で安心な場である必要がある。我々セラピストはそのグループがどれほど安全なものになっているのかを見極める必要がある。「懲罰的ペアレントモード」に対するモードワークには，メンバーの代理学習を手助けする側面がある。あるメンバーのワークを観察することによって，他のメンバーもワークに向けて後押しされる。自らの「脆弱なチャイルドモード」が「ヘルシーアダルトモード」に随時アクセスすることのできない当事者の場合，その「脆弱なチャイルドモード」を何らかの形で，当事者や他のメンバーの「懲罰的ペアレントモード」から守らなければならない。それがたとえ象徴的なものであれ，内在化された「懲罰的ペアレントモード」があまりにも強力な場合，当事者はそれに直面するのをひどく怖がる。そこで観察学習によって，セラピストや他のメンバーが「懲罰的ペアレントモード」と相対しても何も悪いことは起きないということを学ぶ必要が出てくる。特に虐待を受けた経験をもち，自らの「脆弱なチャイルドモード」とつながれるようになったBPD当事者の場合，「懲罰的ペアレントモード」に対するロールプレイは，大きな恐怖の的となる。しかしながらそのような当事者こそ，このロールプレイが真に必要である。

　その時々の当事者のモードや欲求に応じて，セラピストや他のメンバーによる「防衛軍」が当事者を守る。「防衛軍」は当事者の「脆弱なチャイルドモード」の前に立ちはだかって「懲罰的ペアレントモード」から守ろうとする場合もあれば，当事者の「ヘルシーアダルトモード」の横か後ろに座って，当事者の肩を抱いたり手を握ったりしながら，「懲罰的ペアレントモード」と対決する当事者自身の「ヘルシーアダルトモード」を応援することもある。グループでこのように支えることで，当事者は安全のな

かで「脆弱なチャイルドモード」として「懲罰的ペアレントモード」と話ができるようになり，さらに「ヘルシーアダルトモード」となって「懲罰的ペアレントモード」に対峙できるようになる。グループのまとまった力に助けられながら「懲罰的ペアレントモード」と戦い，「懲罰的ペアレントモード」を追い出すといった体験（特に「懲罰的ペアレントモード」をかたどった人形や他の象徴を使って）をすることにより，当事者の内なる「懲罰的ペアレントモード」は徐々に弱められていく。我々はたった1回のセッションで，当事者自身が変化することを度々目撃している。彼／彼女らは，最初は「懲罰的ペアレントモード」をひどく恐れていたものの，グループの力に支えられながらこのワークに取り組むことで，最終的には「ヘルシーアダルトモード」となって自らの「懲罰的ペアレントモードに立ち向かうまでになっていく。

　当事者のなかには「怒り・防衛モード」といったコーピングモードによって，恐怖を麻痺させてきた人もいる。そのような人にとってグループでのワークに参加することは，代理学習のよい機会となる。このような当事者は，最初は枕などでバリケードをつくって，その背後から皆のロールプレイを観察する。次にセラピストや他のメンバーが，その当事者自身の「懲罰的ペアレントモード」をめぐってロールプレイを行う様子を見ることができるようになる。たとえセラピストが「よい親」として守ってくれたとしても，このような当事者はロールプレイで自分自身を演じることをひどく恐れるものである。そこで他のメンバーがその当事者の役割を演じ，当事者自身はそれを見たり聞いたりすることから始めるのである。他のメンバーが自分の役割を演じるのを観察するなかで，当事者は「よい親」の言葉を受け止め，慰めや励ましを感じ取っていく。

　その際セラピストは，当事者の「ヘルシーアダルトモード」と「脆弱なチャイルドモード」の両方を演じることができる。他のメンバーは当事者を守り，応援する役割を演じる。セラピストや他のメンバーのロールプレイを観察する際に，当事者は何からの形で「安全な場」にいる必要がある。それは「安全なシャボン玉」であったり，毛布などで体を包むことであったり，

もう1人のセラピスト（ロールプレイに参加しないほうのセラピスト）や他のメンバーと手をつなぐことであったりする。このようなことを続けていくうちに、グループやセラピストに守られながら、当事者自身が自らの役を演じられるようになり、最終的には、自身の「ヘルシーアダルトモード」役となって自らの「懲罰的ペアレントモード」を追放できるようになる。グループであれば、当事者が自らの「ヘルシーアダルトモード」を演じる際、他のメンバーやセラピストからさまざまなサポートやアドバイスを受けることができる。グループでのロールプレイをさまざまな形にアレンジすることで、すべての当事者の欲求を満たすことが可能となる。すべてのメンバーの欲求を満たそうとすることは、当事者がグループから承認されたという体験にもなる。健全な家庭では誰一人犠牲にならずに、すべてのメンバーが欲求を満たせるのだということを示すこともできる。

ロールプレイを行う際は、部屋に椅子をたくさん用意する。「懲罰的ペアレントモード」の椅子は、離れたところに置く。グループの初期段階に作成した「懲罰的ペアレントモード」の人形を用意し、「懲罰的ペアレントモード」役を演じるメンバーはその人形を顔にかぶり、その椅子に座る。その際に気をつけなければならないのは、「懲罰的ペアレントモード」役のメンバーに、セッション後に「懲罰的ペアレントモード」の感覚が残らないようにすることである。だからこそ我々は「懲罰的ペアレントモード」の人形をつくり、生身の人間と区別する。「懲罰的ペアレントモード」はあくまでも「脆弱なチャイルドモード」に内在化されたモードであり、今後、取り除かれるべき存在だからである。

また、セラピストは2人とも、「懲罰的ペアレントモード」の役はやらないことにしている。この件については、とあるワークショップにてサイコドラマのセラピストたちと議論になったことがある。彼／彼女らの言い分は、ドラマの最後にはすべての登場人物を「退去させる」ことができるのだから、「懲罰的ペアレントモード」をセラピストが演じるのに何ら問題はないというものであった。そこで我々は、グループでのロールプレイのなかで、彼／彼女ら自身に「懲罰的ペアレントモード」を試しに演じて

みてもらった。この体験の後，サイコドラマのセラピストたちは，セラピストが「懲罰的ペアレントモード」の役をやるべきでないことがよくわかったと話してくれた。GSTにおいて我々セラピストは，当事者に「よき親」として受け止められる必要がある。そのような存在であるセラピストが，「懲罰的ペアレントモード」を演じることは「正しくない」のである。当事者の「脆弱なチャイルドモード」はすでに「懲罰的ペアレントモード」に巻き込まれており，その役をセラピストが演じることに治療的な意味はまったくない。もちろん機能レベルの高い当事者の場合は，セラピストが「懲罰的ペアレントモード」を演じてもさほど問題がないかもしれないが，BPDや他の深刻なパーソナリティ障害をもつ当事者の場合，そのようなことをすることは残酷以外の何物でもない。

　一方，他のメンバーが「懲罰的ペアレントモード」を演じることには治療的な意味がある。また当事者にとってこれはさほど難しいことではない。彼／彼女らは最終的にはグループのなかで「懲罰的ペアレントモード」を演じることができるようになり，その際，2つのことを学んでいく。1つは，「懲罰的ペアレントモード」に共通する特徴であり，もう1つは，「懲罰的ペアレントモード」がいかに極端であるか，ということである。後者は特に，他のメンバーのロールプレイを見ているなかで，「懲罰的ペアレントモード」にやられてしまっている当事者に対する共感から生じる。他のメンバーに対しては「かわいそうに。なんてひどい"懲罰的ペアレントモード"なんだろう」と感じることができるのである。それとは対照的に，彼／彼女らは，自らの「脆弱なチャイルドモード」に対しては，そこまで深い思いやりをもてない。しかしながらロールプレイで自らが「懲罰的ペアレントモード」を演じるなかで，「懲罰的ペアレントモード」の極端さを実感し，自らに対する思いやりの気持ちをもつことができるようになっていく。

　「懲罰的ペアレントモード」に対するモードワークを行った後は，必ずグループメンバー全員が安全をしっかりと感じてから，セッションを終える必要がある。安全を脅かされている当事者がいたら，その場で「安全のための計画」をつくる。セッションを終える際の「安全な場」あるいは「安

全なシャボン玉」のイメージワークには十分に時間を取り，そのイメージがセッション後も続くように工夫する。その際のイメージには，「よい親」であるセラピストが「懲罰的ペアレントモード」をその場から追い出し，当事者をしっかりと守るという教示を加えるとよいだろう。

「懲罰的ペアレントモード」の声を取り除く

　モードによるロールプレイで「懲罰的ペアレントモード」を追放した結果として，これまでにずっと悩まされてきた自分を非難する「声」がもはや聞こえなくなったと報告する当事者がいる。カレンという若い女性がそうであった。彼女は「命令幻聴」が聞こえるとのことで「統合失調感情障害」と診断され，我々のところに紹介されてきた当事者である。カレンの「声」は非常に自我違和的で，彼女自身，この「声」に長年悩まされてきていた。カレンはBPDの診断基準を満たしていたが，彼女は時にBPDを超えて，精神病性の症状を呈することがあった。我々はカレンの「声」を「懲罰的ペアレントモード」に関連づけようとしたが，彼女はそのような理解を拒み，「声」が自分の一部であるということを認めようとしなかった。

> **カレンの「懲罰的ペアレントモード」――第1段階**
> 　グループセッションで「よい親」にまつわるエクササイズを皆で行い，その後メンバーには目を開けて，現実に戻ってもらったとき，カレンは身体を震わせながら泣いていた。「どうして私には"よい親"がいなかったの？　お母さんはなぜ私を愛してくれなかったの？　義理の父が私に性的虐待をしたとき，お母さんはどうして私を非難したの？　お母さんは私が望んだから父がそうしたんだろうと言ったのよ！　だから私が悪いんですって！　お母さんは，私が彼女の幸せを台無しにしたんだと言ったのよ！　私は義理の父のことなんか，これっぽっちも好きじゃないのに。お母さんはなぜ私を非難して，父の言うことを信じたの？」。
> 　カレンの隣に座る当事者が「ハグしましょうか？」と申し出たが，

カレンは身体を触れられることを望んではいなかった。そこでセラピストのJoanが「隣に座ってもいいかしら？」と尋ねると，カレンは「それだったらいいわ」と言った。Joanはカレンの隣に座り，カレンの望み通り身体に触れることはしなかった。別の当事者がJoanにコップ1杯の水を差し出した。その後グループメンバーは口々に，ポジティブで心のこもった言葉をカレンに投げかけた。「私はあなたを愛しているわ」とか「あなたはとっても素敵な人よ」とか「あなたはとっても思いやりがあって，みんなに好かれているのよ」といったことである。カレンはさらに激しく身を震わせながら泣きじゃくった。「なんで誰も私を愛してくれないの？　私が何をしたって言うの？」。

　グループではその後，「よい親」のメッセージを布に書いて，それをメンバーの心に刻みつけるというワークを予定していた。当事者の1人がセラピストのIdaに対し，今日はカレンのためにこのワークをやってもよいかと尋ねた。Idaは「とてもよい案ね」とそのアイデアを承認し，グループメンバーはそれぞれ，布の上に「よい親」としてのメッセージをカレンのために寄せ書きした。布がカレンの手元に渡ったとき，彼女の心は大きく揺さぶられた。カレンは自ら，メンバーとセラピストに「ハグしてほしい」と求めてきた。「そうしてもらう価値が自分にあることがわかった」とカレンは言った。彼女はさらに，「家族は私を愛してくれなかったけれども，グループの皆が私を愛してくれているのがよくわかった」とも言った。

　カレンのこの事例からわかるのは，グループにおける体験的なエクササイズを通じて，予想を超えた当事者の反応が引き出されることである。グループメンバーは皆，カレンのことを心から好いており，それがカレンの変化につながった。幼少時の親の言動と，子どもが親に愛される価値があるかどうかということは，まったく別のことである。もちろんそのことはセラピスト自身が強調して当事者に伝えていく。その後，別の当事者が自らの「懲罰的ペアレントモード」を扱うなかで，「自分が悪い子だったか

らだ」と表明するようなことがあれば，カレンのエクササイズに立ち返って，「そうではない」ということを再確認することになる。その際，次のように言えばよいだろう。「ちょっといいですか。カレン（ここで「懲罰的ペアレントモード」に対するワークをすでに終えた当事者の名前を挙げる）のワークのとき，カレンのお母さんがカレンに対してひどい扱いをしたのは，カレンのせいじゃないってあなたも言っていましたよね。あなたの場合もそれは同じことなのではないかしら？」。

カレンの「懲罰的ペアレントモード」——第2段階

その次のセッションでは，グループメンバーのもつさまざまな「懲罰的ペアレントモード」を追放するためのモードのロールプレイを行うことにしていた。グループの開始時に，「あなたは今どのモードにいる？」というエクササイズを行ったとき，カレンはこう言った。「私は今，ヘルシーアダルトモードにいます」。彼女は微笑み，見るからに穏やかであった。カレンは続けた。「今の私は，私が悪い子だったから虐待を受けたとは考えていません。29年もかかったけれども，そういう考えはもう消えてなくなりました。私が責められる筋合いなんかちっともないんです」。それを聞いたグループメンバーとセラピストは皆，幸せな気分になった。カレンは，今なら心の準備が整っているので，「懲罰的ペアレントモード」である母親を追放するワークに取り組みたいと申し出た。そこで我々は他の当事者が「懲罰的ペアレントモード」と戦ったときに使った人形を取り出し，それを使ってカレンのワークをサポートすることにした。カレンは人形に向かって力強くこのように言った。「ママは間違っている！　ママは私を守らなければいけなかったのに！　私がしてほしかったことをママは何ひとつしてくれなかった！　でもいいの，ここには私を愛してくれる人が大勢いるんだから！」。このようなモードワークの後には，「懲罰的ペアレントモード」の人形をぐしゃぐしゃにして部屋の外に放り出す当事者がいるが，カレンもそのようにして人形を放り投げた。カレン

はとてもすっきりとした表情を見せており，Joanがそう伝えたところ，カレンは「生まれて初めて"意地悪ママ"から解放された気がするし，私も人に愛されていいんだと心から思えた」と答えてくれた。

カレンの「懲罰的ペアレントモード」——第3段階
翌週のグループセッションで，カレンは自分が未だに「声」に悩まされていると報告した。その件について少し話を聞いてみると，カレンの「声」が実は2種類あることがわかった。1つは男性の声で，もう1つが女性の声である。そして女性の声のほうは，先週のワークの後には一切聞こえなくなったそうである。そこでセラピストは，「懲罰的な母親」を追放するグループワークによって女性の声を取り除くことができたことをカレンとグループで共有した。

カレンの事例によってわかるのは，認知的ワークと感情的ワークを行った後に，行動の変容が起こることが多い，ということである。カレンの「懲罰的でいじわるな母親」の声は，9カ月後の調査においても聞こえてくることはなかった。これはスキーマ療法における体験的ワークの臨床的効果を示す事例でもある。

行動パターンの変容——GSTにおける「懲罰的ペアレントモード」に対する行動パターンの変容とは，モードのメッセージに気づき，それに対して異議を唱え，モードを捨て去るということを繰り返し行うことによって達成される。グループのよいところは，当事者が自らの「懲罰的ペアレントモード」にやられてしまっていることに気づいていないときに，他のメンバーやセラピストがそれに気づき，指摘ができることである。当事者はグループを「防衛軍」として認識し，自分が防衛軍と共に戦って「懲罰的ペアレントモード」を追放する様をイメージするとよいだろう。そのイメージをセッション外でも使うのである。

当事者の感情発達を促す物体を用いることもできる。たとえば人形を使

えば，セッション外に「懲罰的ペアレントモード」が出てきても，人形をモードに見立て，「懲罰的ペアレントモード」を追い出すワークを当事者自身が一人でできるだろう。

行動変容のために Ida が考案した「懲罰的ペアレントモード」をかたどる小さな人形について

「懲罰的ペアレントモード」をかたどる小さな人形を用いたエクササイズとホームワークの課題——「懲罰的ペアレントモード」をかたどる小さな人形は，紙を使ってつくることもできる。その紙人形に，実際に言われたことのある「懲罰的ペアレントモード」の言葉を書き入れる。一方で「よい親」の紙人形もつくり，そこには「よい親」に言ってもらいたい台詞を書き入れる。当事者はそれらの人形を折りたたみ，別々のポケットや財布やバインダーに入れておく。グループセッション中に，誰かの「懲罰的ペアレントモード」が表面化したときにはいつでも，セラピストは手を止めて，次のように問いかける。「今，誰かの"懲罰的ペアレントモード"の声が聞こえた気がします。皆さんにも聞こえました？」。多くの当事者は，他人の「懲罰的ペアレントモード」の声を聞き取るのはとても上手なので，このようなときには必ず誰かが「私にも聞こえたわ」と応答してくれる。そこで「懲罰的ペアレントモード」が活性化している当事者自身に，それに気づいているかを尋ね，「懲罰的ペアレントモード」が何と言っているのか話してもらう。次にその台詞を「懲罰的ペアレントモード」の人形に書き足してもらい，そのうえで，次のように宣言してもらう。「"懲罰的ペアレントモード"なんかいらない。私に必要なのは"よい親"だけなの！」。宣言後，当事者は「懲罰的ペアレントモード」の人形を視界から追いやる。追いやった後，「よい親」の紙人形を取り出し，さらにそこに「よい親」のメッセージを書き足す。

セッションを終える際，セラピストはこのように言う。「私たちは皆，

> 自らの"懲罰的ペアレントモード"に気づき，それを追いやる練習をする必要があります。ふだんの生活のなかで，"懲罰的ペアレントモード"が出てきたことに気づいたら，すぐに"懲罰的ペアレントモード"の紙人形を取り出し，それを視界から追いやってください。そして"よい親"の紙人形をすかさず取り出して，そこに書いてあるメッセージを読んでください」。多くの当事者はこのエクササイズをとても気に入り，「やってみたらとても効果的だった」と報告してくれる。「懲罰的ペアレントモード」のかたどる人形を使い，その人形を「追いやる」というこのような行為は，当事者にコントロール感覚をもたらすようである。すなわち，「自分は無力でコントロールされるばかりの子どもだ」という感覚の代わりに，「自分自身が何かをしたり，コントロールしたりすることができるんだ」という感覚が当事者のなかに生じる。

「懲罰的ペアレントモード」に対するエクササイズにおいて我々は，「モード変容プランのステップ」(行動的対策3-2)と「モードマネジメントプラン」(行動的対策2-4)を用いている。また，「懲罰的ペアレントモード」に対するモード変容ワークを取りまとめる際には「解毒のためのフォーム」(行動的対策3)を活用している。

要求的ペアレントモード

「要求的ペアレントモード」に対するモードワークの目標は，モードによる高い要求の代わりに「実現可能で妥当な要求」を再設定することである。「要求的ペアレントモード」に対するワークの手順や技法は，先に述べた「懲罰的ペアレントモード」に対するものとほぼ同様である。ここでも，モードの人形をつくったり，モード間のロールプレイを行ったり，ミニチュアの紙人形を使ったり，といった体験的なエクササイズが多用される。フラッシュカードを用いたり，メリット・デメリット分析を行ったり，といった認知的技法も同時に行われる。「懲罰的ペアレントモード」に対して行われる行動パターンの変容の技法もすべて同じように活用される。

「懲罰的ペアレントモード」と「要求的ペアレントモード」への治療における主な違いは，「懲罰的ペアレントモード」はひたすら追い出すのに対し，「要求的ペアレントモード」はそうではない，ということである。すなわち，「懲罰的ペアレントモード」の場合，そのモードによる当事者への「罰」は不要なので，エクササイズでは「懲罰的ペアレントモード」を追放することが目的となるが，「要求的ペアレントモード」の場合は，そのモードによる「要求」を妥当なレベルに引き下げることのほうが，追い出すことより重要である。我々セラピストは，当事者が「懲罰的ペアレントモード」と議論したり言い合ったりすることは推奨しない。そんなことはせずにただ追放することを求める。一方，「要求的ペアレントモード」に対しては，そのモードと話し合い，交渉するなかで何らかの変化を見出すことを当事者に勧めるようにしている。我々は，「要求的ペアレントモード」に含まれる動機づけや願望，高い基準そのものを取り去る必要はないと考えている。「要求的ペアレントモード」における問題は，モードの要求が高すぎてそれに到達できないがゆえにいつまでもホッとできないことだったり，いつでもその要求に振り回されて人生に楽しみを見出せなかったり，といったことである。そこで当事者にとって重要なのは，「要求的ペアレントモード」が活性化し，それがセルフトークとなって表れていることに気づけるようになること，「要求的ペアレントモード」による要求と自らの信念や価値を区別できるようになることである。グループでは，「要求的ペアレントモード」とどう折り合いをつけるか，自らの能力や願望に見合った健全な基準をどう設定するか，といったことについて話し合われる。自分自身の資質や達成についてグループメンバーに賞賛される体験が積み重なることで，当事者は自らの「要求的ペアレントモード」とうまく折り合いがつけられるようになっていく。セラピストの声やメッセージは，すでに自覚している「要求的ペアレントモード」から「ヘルシーアダルトモード」を構築する際の架け橋となるだろう。

　実はセラピストのなかには，自身も「要求的ペアレントモード」をもっており，未だにそれに苦しめられているという人が少なくない。そのよう

なセラピストは,「要求的ペアレントモード」によって自分の達成したことを過小評価したり，生活を楽しめなかったりすることがある。しかし一方で,「要求的ペアレントモード」が原動力となって，長期間の学業を終えたり，臨床訓練をやり遂げたりすることができたのも事実である。

　興味深いことに，スキーマ療法の過程において，一番早く消えてなくなるのは「懲罰的ペアレントモード」であり，最後まで残るのが「要求的ペアレントモード」である。しかしスキーマ療法が終盤に差しかかると,「要求的ペアレントモード」の声も明らかにトーンダウンしてくる。2年間のスキーマ療法を通じて，当事者の「要求的ペアレントモード」は「ヘルシーアダルトモード」に徐々に変換される。「要求的ペアレントモード」の容赦のない厳しい声ではなく，よりヘルシーなセルフトークが生じ，ほどほどに自らを動機づけられるようになる。自らの「ほどよいパフォーマンス」を受け入れ,「それでよし」と思えるようになっていく。我々はこのことについて,「まあまあ」とか「そこそこ」という感覚が身についたのだと当事者に対して説明するようにしている。

7-5　ヘルシーアダルトモード

　「ヘルシーアダルトモード」は,「不適応的コーピングモード」を遠くに追いやり，自らの感情や欲求を表現したり主張したりできるようになる際に，最も重要な機能を担う。「ヘルシーアダルトモード」は同時に，自分のなかの「小さな子ども」の部分を守ったり慈しんだりし，未だに残存する「懲罰的ペアレントモード」を追放する役目も担う。さらに,「怒れるチャイルドモード」には健全なアサーティブネスを通じて怒りを発散できるよう導き,「衝動的チャイルドモード」には現実的な範囲で限界設定をしていく。「ヘルシーアダルトモード」はもともと人に備わっている機能であり，本章で紹介した数々のワークを通じて強化されていく。BPD当事者に対して外来でGSTを行う場合，セッションとセッションの間の日常生

活において，当事者自身に「ヘルシーアダルトモード」の役割を担ってもらい，安全を確保することが必要である。そのためにもグループでは，「安全なイメージ」のワークを行うこと，当事者の強みや能力を指摘し合うこと，他のメンバーに支えられながら「ヘルシーアダルトモード」につながる体験をしておくことが不可欠である。たとえば，セッション中にメンバー全員に手をつないでもらい，セラピストが「グループは皆でつながっています。あなた自身の"ヘルシーアダルトモード"のために，ぜひグループのもつ力や資源を活用しましょう」と言うことができる。グループが2年目に入ると，当事者は自らの「ヘルシーアダルトモード」に目を向けられるようになる。それについては次章で詳述する。

第8章
グループスキーマ療法の流れ [第3段階]
自律性の獲得

Joan M. Farrell and Ida A. Shaw

8-1 「ヘルシーアダルトモード」を育てる──モード変容ワーク, 行動パターンの変容ワーク, アイデンティティの安定化について

　グループスキーマ療法（GST）の2年目は，1年目に得られた治療的変化を強化しつづけ，それらを「ヘルシーアダルトモード」へと結実させ，「ヘルシーアダルトモード」に関わる治療的ワークに集中的に取り組むことになる。「ヘルシーアダルトモード」は，スキーマ療法を始めたばかりのBPD当事者においては非常に脆弱で未発達であるが，1年間のGSTを通じて取り組んだ数々のモード変容ワーク（グループでの気づきのワーク，認知的技法，体験的技法，行動的技法）によって，ある程度発達し，強化されている。「懲罰的ペアレントモード」の声はかなり弱まり，「要求的ペアレントモード」によるメッセージは妥当なものとなり，セラピストの示す「よい親」のあり様が当事者のなかに内在化されている。さまざまな「チャイルドモード」は「ヘルシーアダルトモード」に統合されつつある。「ヘルシーアダルトモード」は以下のような実行機能を有する。すなわち「ヘルシーアダルトモード」の機能を通じて，「脆弱なチャイルドモード」は欲求が満たされ，癒されるようになる。「怒れるチャイルドモード」は，よりアサーティブに怒りを表現できるようになる。「衝動的・非自律

的チャイルドモード」は健全な形で制約を守れるようになる。「幸せなチャイルドモード」は自発性や創造力を発揮し、喜びを感じられるようになる。「行動パターンの変容ワーク」は2年目も引き続き行われ、「ヘルシーアダルトモード」から日常生活での対人関係の領域に、徐々に焦点を広げていく。GSTの2年目に目指すことは、思春期から大人へと成熟していくこと、アイデンティティを確立すること、自律性を獲得すること、健全な対人関係を形成すること、夢と希望をもつこと、そしてGSTから卒業することである。

グループでまとめと振り返りを行う

　当事者はGSTの1年目の終わり頃には、スキーマ療法はどのようなものか、BPDに関連するモードはどのようなものか、といったことを十分に把握するようになっている。また、自らの生活や人生における問題がどのようなものであるかといったことも、モードモデルの観点から十分に理解できるようになっている。この段階までには「脆弱なチャイルドモード」を扱う体験的ワークもかなりの数を行っており、以前と比較するとずいぶんと強力な「ヘルシーアダルトモード」が当事者のなかに育っている。そして自分のなかの「小さな子ども」の欲求を、自ら満たせるようにもなっている。さらに、「遮断・防衛モード」や「怒り・防衛モード」といった不適応的なコーピングモードを使う代わりに、健全なコーピングを用いることができるようになっている。それによって現在の感情体験に留まれるようにもなっている。「懲罰的ペアレントモード」は体験的ワークを通じて消失し、当事者は懲罰的な声に振り回されずにすむようになっている。「要求的ペアレントモード」による過度の期待や厳密な基準、そして「つねにベストを尽くせ」といった要求をよりおだやかなものに修正するためのワークは引き続き行われている。

　この段階で、GSTの1年目のまとめを行い、2年目に移っていくために、セラピストは次に示す1～16までのスキーマ療法の目標を当事者と改めて共有する。この時点でこれらの目標をすべて達成している必要はない。

これらに向けたワークは今もなお進行中であることを，セラピストは当事者に明確に伝える。これらの目標に対して，次の1年間も，当事者は時に前進し時に後退するであろうということについても，改めて念を押す。我々のプロトコルでは，GSTの2年目は，最初の半年は週に1度，次の3カ月は2週に1度，最後の3カ月は月に1度の頻度でセッションを行う。そうやって頻度を徐々に減らすなかで，当事者の自律性が高まるよう我々はサポートしていく。

BPDのためのGSTの流れ

BPDから回復するためには，次のような段階を踏む必要があります。ただし必ずしも順番通りに進む必要はありません。

1. BPDの症状と，それによってもたらされる体験について理解する。
2. スキーマおよびモードの概念を理解する。
3. さまざまなモード，モードを引き起こすきっかけ，モードが活性化される瞬間といった体験を見極めることができるようになる。
4. 幼少期の子どもの健全な欲求について理解する。そしてそれらの欲求が満たされなかったことでモードが形成されたことについても理解する。
5. モードの背景にある「満たされなかった欲求」に気づけるようになる。欲求を満たすための健全な行動が取れるようになる。それは，最初はグループやセラピストとの間で行われる。次に親しい他者との間で行われる。最後に自身の「ヘルシーアダルトモード」が自らの欲求を満たせるようになる。
6. モードを引き起こす主なスキーマについて理解する。自らのスキーマに関連する中核信念について，それが「事実」なのか，あるいは「健全な物の見方」であるのか，現実的に検討できるようになる。
7. 「遮断・防衛モード」に気づけるようになる。治療の場で感情が

生起することについて，メリット・デメリット分析を行う。
8. 「不適応的コーピングモード」の始まりに気づけるようになる。そして「不適応的コーピングモード」に入らずに，「今・ここ」に留まる選択ができるようになる。「脆弱なチャイルドモード」でありつづけることが安全であり，悪い結果につながらないことを理解できるようになる。
9. 「非機能的ペアレントモード」を理解し，それが養育者そのものではなく，養育者のネガティブな側面が内在化されたものであるということがわかるようになる。
10. セラピストやグループメンバーが「非機能的ペアレントモード」に制約を設ける際，グループに留まれるようになる。「懲罰的ペアレントモード」や「要求的ペアレントモード」があれこれと言ってきたら，自らの「ヘルシーアダルトモード」がそれらのペアレントモードに反論し，「脆弱なチャイルドモード」を守れるようになる。「懲罰的ペアレントモード」に対しては，聞く耳を持たず，最終的には追放してしまう。「要求的ペアレントモード」に対しては，それが要求する期待や基準を，より現実的なものに置き換えていく。
11. 「遮断・防衛モード」を徐々に減らすことによって，「脆弱なチャイルドモード」の感情を少しずつ体験できるようになる。「脆弱なチャイルドモード」の恐怖や不安を感じられるようになる。自分の中の「小さな子ども」に対する思いやりを育てていく。
12. 「脆弱なチャイルドモード」を癒すためのイメージ変容ワークに取り組む。その際「よい親」のイメージを使う。「よい親」のイメージは徐々に内在化され，最終的には自分の「一部」となる。そうなれば自らの「よい親」のイメージを使って自分自身を落ち着かせられるようになる。「不適応的コーピングモード」の代わりに「ヘルシーアダルトモード」を使ってイメージワークを行い，自らの欲求を満たせるようになる。

13. 自らの「脆弱なチャイルドモード」に触れ，セラピストからの健全な治療的再養育法（慈しみ，慰め，愛されること，導かれること）を受け止められるようになる。同時にグループメンバーからのサポートや受容を受け入れ，グループへの所属感がもてるようになる。これらの体験で「脆弱なチャイルドモード」の欲求が満たされることを通じて，今度は自分自身の「ヘルシーアダルトモード」が自らの欲求を満たせるようになっていく。
14. 「怒れるチャイルドモード」や「衝動的チャイルドモード」に気づけるようになる。これらのモードのもとにある欲求は正当であると認めつつ，それを満たそうとする方法が間違っているかもしれないということを検討できるようになる。自らの非機能的なチャイルドモードの起源を理解できるようになる。非機能的なチャイルドモードの方法で欲求を満たそうとするとどのような結果になるか，それを考えられるようになる。欲求を満たすために，行動ではなく言葉を使えるようになる。
15. 「怒れるチャイルドモード」や「衝動的チャイルドモード」の始まりに気づき，そのエネルギーをアサーションや問題解決といった「ヘルシーアダルトモード」のスキルに振り向けられるようにする。
16. 「幸せなチャイルドモード」にアクセスできるようになる。また自分のなかに「幸せなチャイルドモード」を育んでいく。遊びを通じて，自らの好き嫌い，興味，楽しみ，他者と交流することのポジティブな側面を体験する。

GSTの2年目には，以下の目標が追加される。

17. つねに「ヘルシーアダルトモード」でいられるようになる。「幸せなチャイルドモード」を通じて人生を楽しんだり謳歌したりできるようになる。「脆弱なチャイルドモード」のもつ傷は回復し

> （あるいは回復のさなかにあり），その欲求は「ヘルシーアダルトモード」により理解され，満たされるようになっている。「ヘルシーアダルトモード」が「脆弱なチャイルドモード」を守ることができている。「怒れるチャイルドモード」の代わりに，「ヘルシーアダルトモード」が欲求を満たすための行動を取ることができる。「衝動的チャイルドモード」は制約を受ける。「不適応的コーピングモード」はごくまれに，危機的な状況においてのみ活性化される。「懲罰的ペアレントモード」は消失する。「要求的ペアレントモード」の基準は，健全で肯定的な自己評価をもたらす基準へと置き換えられる。

　我々はここで，チャイルドモード，不適応的コーピングモード，非機能的ペアレントモードに対する治療戦略を示した計画書（表8.1参照）を当事者たちに渡すことにしている。

「スキーマとモードの瓦礫の山」からポジティブなアイデンティティを見つけて定義する——当事者にはさまざまな不適応的なモードのせいで，「ヘルシーアダルトモード」としてのアイデンティティが形成されていない。当事者のチャイルドモード，とりわけ「怒れるチャイルドモード」や「衝動的チャイルドモード」は退行的であり，対人関係において問題を引き起こす。「遮断・防衛モード」はBPDでは最も頻繁に見られるコーピングモードであり，当事者の感じる悲痛な空虚感の大きな要因である。当事者は「遮断・防衛モード」のせいで，自己について知るための情報源として最も重要な「感情」から切り離されてしまう。「非機能的ペアレントモード」は，当事者自身やその行動に対してネガティブで非現実的，そして容赦のない言葉を浴びせかけてくるため，当事者のアイデンティティは歪められてしまう。これらの非機能的で不適応的なモードの強度と頻度が弱められて初めて，当事者の中核的なアイデンティティが明らかになってくる。その際に重要になるのが以下の2点である。(1)「非機能的ペアレントモード」

表8.1 「脆弱なチャイルドモード」に関する問題の例

スキーマモード	スキーマが活性化されるとき	このモードに関連する問題や課題	モードは切り替わるか？変わるとしたらどのモードに切り替わりやすいか？	どう対処するとよいか？
「脆弱なチャイルドモード」	何らかのきっかけで心が傷つく。母親が自分をどう扱ったかを思い出す。虐待された記憶がよみがえる。誰かが大きな声を出した。「見捨てられた」「怖い」などと感じる。	目の前にあるきっかけによって、過去のつらい体験を想起し、自らの古傷が疼く。自らの内なる「脆弱なチャイルドモード」がこれらの古傷の疼きに耐えられない。	「衝動的チャイルドモード」「懲罰的ペアレントモード」「遮断・防衛モード」に切り替わる。	そのときの自分の欲求をはっきりさせる――誰かに関心をもってもらう、安全であることを感じる。誰かに欲求を満たしてもらう（セラピストやグループメンバーに頼む）――抱きしめてもらう。そばに柔らかな毛布で自分の身体を包む。クマのぬいぐるみを抱きしめる。自分を抱きしめてくれた祖母を思い出す。自らが「ヘルシーアダルトモード」になる例：「ヘルシーアダルト」が存在する大脳皮質の循環に入る。
「怒れるチャイルドモード」あるいは「衝動的チャイルドモード」	今生じた感情を一瞬たりとも我慢できないと感じる。	傷つき感情を一刻も早く終わらせるために自傷行為をする。	「衝動的チャイルドモード」に切り替わる。	自分が安全な状態でいるために、他者に、危険かないように近くに置んでしまうもののそばに飲み込んでしまうものの近くに置かないように頼む。
「懲罰的ペアレントモード」あるいは「要求的ペアレントモード」	内在化された親の声が、「お前は間違っている」「お前が悪い」と言い出す。	自分を「弱い」と罰として身を傷つける。	「懲罰的ペアレントモード」に切り替わる。	自分が安全を保護してもらう必要がある。人に気持ちを打ち明け、元気づけてもらう。「ヘルシーアダルトモード」とつながる。「よい親」からのメッセージを読んだりして、安心感を得る。
「非機能的コーピングモード」	感情が高ぶったと、何らかの負担を感じたときには自動的にこのモードに入る。	後になって感覚を取り戻すために自傷行為をする。あまりにも怖くなると、自分感覚を麻痺させる。「現実ではない」と自分に言い聞かせる。	「遮断・防衛モード」に切り替わる。	自分の感情を表出する方法、より健全な遮断の方法、すなわち安全な場所や体が、身体のストレスを遮断するようになることや自体をより健全に気づけるようにすることを防いでおく。

380 グループスキーマ療法

によって否定的に評価されてしまっていた当事者のヘルシーな特性や資質を再評価し，積極的に取り戻していく。(2) 自分が本当は何が好きで何が嫌いか，自分が本当に関心があるのはどういうことか，何があれば自分は満足できるのか，といったことについて少しずつ情報を集めていく。これはスキーマ療法で，BPD 当事者が「本当の自分」を知りはじめる段階である。この段階では，「あなたの希望や夢は何ですか？」といったことがグループで話し合われる。当事者は当初，自分に希望や夢がもてるとは想像もしたことがないため，この問いにはなかなか答えられない。セラピストは治療的再養育法を通じて，このような問いを当事者に投げかけ，一緒に探索していく。このようなことを当事者は幼少期に親にしてもらうことがなかった。その際，以下に示す課題をエクササイズやホームワークで用いるとよいだろう。これらの課題を通して，セラピストと当事者は，幼少期の体験や各種モードが今もなお当事者にどのような影響を及ぼしているのかということを改めて知ることができる。

> 「ヘルシーアダルトモード」を明確にする
> 　BPD をもつ人が抱えるやっかいな問題のひとつに，「アイデンティティが不安定である」ということがあります。昨年のグループセッションで，皆さんは「スキーマモード」について学んできました。それは，幼少期の感情欲求が満たされたり満たされなかったりしたことで形成される，あなた自身の「部分」です。これからあなたたちは，あなた自身の内なる「ヘルシーアダルトモード」を明確にしていくことになりますが，その第一歩として，それに関連する不適応的なモードに関連するアイデンティティや自己イメージについてもう一度確認してみましょう。あなた自身のアイデンティティにおいてそれらのモードがどこに位置づけられるのか，そしてそれらのモードが本当にそこにあるべきなのか再検討するのです。
> 　「非機能的ペアレントモード」がよく発する，あなたにダメージを与えるお決まりのメッセージのひとつに，「完璧でないなら，お前は

ダメ人間だ」というものがあります。このメッセージには「全か無か」という認知の偏りが含まれることを，あなたはすでに学びましたね。このメッセージにはさまざまなバリエーションがあります。それはたとえば「私は悪い人間だ」「私には価値がない」「私は負け犬だ」「私は足りない」などといったものです。もしあなたがそのようなメッセージ，あるいはそれに関連するメッセージを抱えて苦しんでいるのであれば，それをここに記入してください。

　　　　　　　　　　　　　　

　次に，今書いたメッセージについて，より中立的な「ヘルシーアダルトモード」の視点から検討してみることにします。すなわちこのメッセージが的確で妥当なものであるかどうかを検討するのです。次の手順で作業を進めていきましょう。

1. あなた自身に関する基本情報を挙げてみましょう。たとえばあなたはこれまでにどんなことに成功しましたか？　これまでにどんなことを達成しましたか？　これらについて考えることで，現在のあなたに関する情報を得ることができます。
2. あなたの思考や認知にどのような否定的な偏りがあるか検討してみましょう。これらの情報もあなたに関する基本情報としてあなたのなかに位置づけられていることでしょう。それはたとえば「自分は負け犬だ」「自分は何も手に入れられない」といったものです。
3. ポジティブな事実を新たに付け加えましょう。これまでにグループの仲間やセラピスト，スタッフから受けたポジティブなコメントもここに加えます。これらのポジティブな情報を「事実」として受け止めましょう。そしてそれらを幼少期に「事実」だと感じていた歪められた情報と置き換えます。私たちは成長の過程で，親や重要な誰かから与えられた情報を「事実」として受け入れるものです。しかしその際，ポジティブなフィードバックを全く与

えてもらえなかったとしたら，どうなるでしょうか？　そこで提案です。幼少期に関わった人物（たとえば，親）ではなく，あなたに対して先入観をあまりもたない人物（たとえば，グループリーダー）にあなたについてフィードバックをしてもらい，それを「事実」として受け止めるのです。

4. 幼少期の体験を理解しましょう。「非機能的ペアレントモード」による否定的なメッセージは，幼少期の体験に基づいています。それはたとえば，何らかの虐待，情緒的剥奪，「自分は愛されていない」といった感覚，親の不在，親が子どもを愛せない，といった体験です。虐待をする人はえてして，自らの内なる「悪い何か」を被害者に投影します。虐待者はその投影に基づき，被害者を不当に責め立てます。虐待される側の子どもは，「親は悪い存在だ」「親は自分（子ども）を愛せない」と考えることはあまりにも恐ろしすぎて，そのように思うことはできません。そのように考えてしまうと，虐待は永遠に止むことはなく，自分が無条件に親から愛されることはないということになってしまうからです。代わりに子どもはこう考えるのです。「（虐待されるのは）自分が悪い子だからなんだ。自分がもっといい子になれば，こんなことは起きないし，もっと愛してもらえるだろう」。しかしこの状況では，残念ながら，子どもがどんなに「いい子」であっても虐待が止まることはないでしょう。なぜならこれは子どものせいでは全くないからです。そしてこのような体験には後遺症があります。愛されたり承認されたりすることのない子ども時代を過ごしたあなたは，今もなお，愛情の希薄な，あるいはあなたを虐待的に扱う人をパートナーに選び，そのような相手の愛や承認を求めてしまいがちかもしれません。このような「自滅的な対人希求」も「人生の罠」のひとつです（HAM「ヘルシーアダルトモード」1〜8を参照）。

「欠陥スキーマ」を克服する方法には次のようなものがあります。

- スキーマの起源を探索し，スキーマにおける偏った信念を再検討し，修正する（第7章で紹介した「懲罰的ペアレントモード」によるラベル付けを修正するワークを参照）。
- 過去の過ちを平和な心でもって受け止めることによって自分自身を受け入れ，愛せるようになる。自分自身に対して健全で妥当な期待を抱けるようになる。
- 周りの人たちからの承認や受容のメッセージをしっかりと受け止める。自分を否定したり拒否したりする人たちから自分を守る。

まとめ——幼少期の体験がアイデンティティに及ぼす影響について

　GSTにおけるグループの存在は，当事者の不安定なアイデンティティを発達させる役割を果たす。当事者のアイデンティティは，幼少期の重要他者による当事者に対する視点が内在化されたものである。グループは当事者に対し，新たな，そしてより正確なアイデンティティをもたらしうる。それによって幼少期に内在化された偏った自己スキーマが修正されていく。

「ヘルシーアダルトモード」を育てるための「脆弱なチャイルドモード」のワーク

「脆弱なチャイルドモード」を支える存在としての「ヘルシーアダルトモード」を発達させる

　あなたの「ヘルシーアダルトモード」は，あなたの内なる「脆弱なチャイルドモード」の欲求について知ることによって何ができるでしょうか？

　今日のグループセッションではこのことについて話し合い，各自の計画を立てましょう。次にセッション後にその計画を実行に移すための練習をします。

　例を挙げましょう。たとえばあなたの「脆弱なチャイルドモード」にとって大きな苦痛をもたらす記憶を引き出しかねない状況がどうい

うものであるかを知っていれば，あなたはその状況を避けることができるかもしれません。そのような状況に変化を起こすことによって苦痛を減らすことができるかもしれません。あるいはそのような状況への接触を減らせるかもしれません。その状況を避けられないのであれば，自分を慰めたりなだめたりしてくれる物を持参してもよいでしょう。そのような状況において自分にかける言葉（「よい親」の声）をあらかじめ用意することもできるでしょう。

　　私のプラン：＿＿＿＿＿＿＿＿＿＿＿＿＿＿＿＿＿＿＿＿＿
　　このプランを用いた結果：＿＿＿＿＿＿＿＿＿＿＿＿＿＿＿
　　やってみて気づいたプランの変更点や修正点：＿＿＿＿＿＿
　　＿＿＿＿＿＿＿＿＿＿＿＿＿＿＿＿＿＿＿＿＿＿＿＿＿＿＿

8-2　思春期

思春期段階のモードワークを行うにあたってグループは理想的な場である

　GSTが継続するなかで，幼少期に関連するスキーマモードの問題が徐々に解消され，グループの焦点は児童期および思春期の課題に移っていく。それはすなわち分離個体化やアイデンティティの確立といった課題である。BPD当事者は思春期におけるピアグループ体験をし損ねていることが多く，それが不安定なアイデンティティにつながってしまう。GSTのグループ体験は，当事者にピアグループ体験をもたらし，それがアイデンティティの確立にも大きな役割を果たす。BPD当事者の多くは，自分が承認されない環境，あるいは虐待的な環境で育ち，そのような環境のせいで，そしてそのような環境によって形成された早期不適応的スキーマのせいで，健全なピアグループに接触したり帰属したりすることができなくなってしまう。虐待的な家庭では，外部との接触がほとんど許されないことが多い。そのような状況では，自己に関する肯定的なフィードバックがなかな

か得られない。そしてそのことが「自分は愛されない存在である」「自分には価値がない」といった感覚につながり，当事者はそのような思いを抱えたまま思春期に入ってしまう。思春期段階にある人は「何かに帰属したい」「どこかに所属したい」という欲求が強く，他者とつながるためにはどのような代償を払ってもよいと考える傾向がある。たとえば「欠陥スキーマ」を有する人は，思春期に入ると，薬物乱用や違法行為，家出などを助長するようなグループに所属することが少なくない。あるいは自らの空虚感を埋めるために不健全な恋愛や性関係をもってしまう人もいる。自分の欲求が満たされないことへの対処として，たとえば「回避的コーピングモード」を使って何とか生き延びようとする人もいれば，「社会的孤立スキーマ」に対する「服従的コーピングモード」によって人間関係を断ち切ってしまう人もいるだろう。あるいは「過剰補償的コーピングモード」を使って，不健全な家族のみならず健全な社会的関係さえも拒絶してしまう人もいるかもしれない。

　思春期はまた，健全な分離個体化が起きる発達段階でもある。そこで課題となるのは，家族の枠を超えた広い世界を探索し理解すること，自分がどのように生きたいのかを検討すること，そして人生の意味について思いを巡らせることである。そしてこれらのことについて話のできる仲間を持つことも，対人関係上の課題として必要である。そのような移行対象としてのピアグループをもつことができて初めて，我々は原家族から離れることができる。健全な発達過程において思春期は，充実した人生を送るためにどのような友人をもちたいか，そしてどのような恋愛や結婚をする必要があるか，ということを考えはじめる時期である。子ども時代を過ごした家庭を離れる準備を始め，家族の外で自分自身の生活を築くことに関心をもち，今度は自分自身の家族をもつことに向けて動きはじめる時期である。

　しかしながら我々が治療で出会うBPD当事者の大半は，このような思春期の課題を大人になってもクリアしていないことが多い。人生の意味や生きる価値について十分に考えることができていない。それこそが，BPD当事者の自殺率や自殺企図率の高さの要因であろう。当事者はGSTを通

じて，自らが「ヘルシーアダルトモード」へと移行し，健全なサポートが得られる人生を送るための機会を手に入れる。個人スキーマ療法は従来，幼少期を特に重視し，治療的再養育法に基づきアイデンティティを形成し修正感情体験をもたらすことに焦点を当てる。GSTでも治療的再養育法を通じて幼少期におけるアタッチメントに対する当事者の欲求を満たすが（グループにはセラピストが2名いるので治療的再養育法における「親」も複数となる），グループの場合は当事者が他のメンバーと一緒になって児童期や思春期のアイデンティティをさらに確立していくことが可能となる。グループという設定は，当事者の幼少期の欲求を満たすだけでなく，発達後期の学習体験がごく自然に起こる「実験室」のようなものであり，そこでは「ヘルシーアダルトモード」の形成がより強化されやすい。Farrell et al.(2009)によるRCTで示されたGSTの効果量の高さは，こういったことにその理由があるのだろう。

8-3　グループがもたらすアイデンティティに関する修正体験

　BPD当事者のアイデンティティの不安定さは，彼／彼女らの抱える空虚感，見捨てられ不安，対人関係の困難さの根底にある問題である。アイデンティティは通常，幼少期には主たる養育者から，そして思春期にはピアグループからさまざまなフィードバック（例：他者からの諸反応，ラベル付け，自分が他者からどう記述されたか，承認や拒絶などさまざまなポジティブおよびネガティブな体験）を受けるなかで，それらが内面化されながら徐々に形成されていく。スキーマ療法ではモードワークを通じてBPD当事者の不安定なアイデンティティを扱っていく。当事者はモードワークを体験するなかで，分断されたさまざまな「自己」を癒し，統合し，最終的にはそれが「ヘルシーアダルトモード」として結実することになる。幼少期の「脆弱なチャイルドモード」に対するアイデンティティ形成のモードワークは，個人スキーマ療法でもGSTでも効果的に行うことができる。

その際に役に立つのは，子どもの欲求とそれが満たされる必要性についてセラピストが心理教育を行うことである。当事者はそれを参考にして，自分が養育者からどんな扱いを受けていたのか，自分の欲求がいかに満たされることがなかったのか，ということについて理解できるようになる。当事者は「遮断・防衛モード」を突破する術を身につけ，自分の本当の欲求や望みを探索できるようになる。そして自分が真に好きなことと嫌いなことを区別できるようになる。さらに自らの欲求や望みや好みはすべて，情緒的に剥奪されたかつての不健全な家族ではそうはみなされなかったかもしれないが，実は健全なものであることを理解できるようになる。

認知的介入

「ヘルシーアダルトモード」のアセスメント

> 「ヘルシーアダルトモード」をアセスメントするためのエクササイズ
> 　「ヘルシーアダルトモード」とは，あなたを苦しめる数々のスキーマモードを乗り越えるための認知的そして体験的なツールです。たとえば「脆弱なチャイルドモード」の欲求を満たすために，「ヘルシーアダルトモード」を使うことができます。あるいはあなた自身の強み（strength）を発揮することを無意識に妨げているスキーマの問題を克服するために，「ヘルシーアダルトモード」を使うこともできます。
>
> 1. すでにあなたのなかにある「ヘルシーアダルトモード」について書き出してみます。たとえばあなたにはどのような強み（strength）がありますか？
> 2. あなたの「ヘルシーアダルトモード」はあなた自身のアイデンティティのどれぐらいの割合を占めていますか？　0～100％の数字で示してみましょう。モード円グラフを描いてみるのもよいでしょう。
> 3. あなたはどうすれば自らの内なる「ヘルシーアダルトモード」にアクセスできますか？　「ヘルシーアダルトモード」に常時ア

> セスできるようになると，あなたの未来にはどのような変化が起きるでしょうか？

このエクササイズの補助教材として，我々は次のような資料を当事者に配るようにしている。資料には，「ヘルシーアダルトモード」の特徴と，安定したアイデンティティについて書かれている。

「ヘルシーアダルトモード」というアイデンティティについて
　以下にあるのは，「ヘルシーアダルトモード」をさまざまな角度から検討するための方法です。
　これらを最後まで読み，それぞれの項目について現在あなたはどのような状態にあるのかを考え，次のグループセッションで話し合うための心づもりをしてください。自分に特に関係があると思われる項目を1つ選び，その項目について考えたことをあれこれ書き出してみましょう。
　「ヘルシーアダルトモード」すなわち安定したアイデンティティとは，以下のようなものです。

1. 自分自身の信念，欲求，価値，感情に気づいている。
2. 内なる欲求や感情を「確かにこれは自分のものである」と感じられる。これらを自らの「内的な出来事」として体験し，外部から与えられるものではないとわかっている。
3. 他者の前でも（その他者が力をもつ人であっても），自らの価値，信念，感情，欲求を保つことができる。
4. 弁解がましくなったり，控えめになったり，尻込みしたりすることなく，内なる感情や信念や欲求を明確に言葉にすることができる。
5. いかなる状況においても，「私」「自己」の感覚がつねに内側にある。自分が本当はどう感じ，何を求めているのかがわかっており，

それについて混乱することはない。
 6. 自分にとって意味のある目標を追求し，内なる欲求と価値に沿って生きている。混沌とした人生，方向性のない人生ではない。
 7. たとえストレスフルな状況であっても，「自分が自分の中心にいる」といった内的感覚を保つことができる。
 8. 自己と他者の間に明確な境界がある。他者とつながることができると同時に自律性を保つことができる。
 9. 自分の内面から価値を生み出すことができる。他者からの再保証がなくても自らの価値を認められる。
 10. 大切なことに関してきちんと自己主張ができる。
 11. 自らの直感や感情を信頼することができる。その一方で，育った環境のせいで自分が自分自身の直感や感情を割り引いて捉えがちであることにも気づいている。

　「ヘルシーアダルトモード 5」は当事者用のフォームで，アイデンティティに関してまとめられている。「ヘルシーアダルトモード 6」は実際の記入の仕方を説明している。

「ヘルシーアダルトモード」のための体験的介入

> **グループエクササイズ――「ヘルシーアダルトモード」を育む**
> 　「ヘルシーアダルトモード」を育むために役に立つ方法として，ポジティブな思考，コーピング，将来の計画をサポートしてくれるリマインダーを増やすということが挙げられます。それには実にさまざまなやり方があります。たとえば，あなたを支えてくれる人間関係，あなたを支えてくれる人の写真，あなたの長所を教えてくれる写真やシンボル，勇気づけの文言などです。ポジティブな人生プランをしっかりとつくることができれば，自殺をしたいという思いにも打ち勝つことができるでしょう。

課題──以下の「ヘルシーアダルトモードを育む方法」から少なくとも3種類を選び，実際に試してみます。どれを選んだか，やってみてどうだったか，ということについて記録をつけましょう。

1. これまでに書き溜めた，他者からもらった勇気づけの言葉を使ってみる。そうした言葉がなければ，新たに誰かに聞いてみる。
2. ヘルシーなコーピングスキルを試してみる。
3. ポジティブな感情やつながりを思い起こさせてくれるような対象に触る，匂いを嗅ぐ，写真を見る。
4. ポジティブな記憶をありありと思い浮かべる。自分自身の心を「スライド映写機」とみなし，ポジティブな記憶のスライドを入れていく。もしネガティブな記憶のスライドが映ってしまったら，そのスライドを取り除き，代わりにポジティブな記憶のスライドを入れ直す。頭に浮かぶすべての考えを意識的にコントロールすることはできなくても，その考えをそのまま頭に留めつづけるか，あるいは別の考えに置き換えるか，といったことを選べることを覚えておく。
5. 「ヘルシーアダルトモード」の将来の夢をありありと思い浮かべる。

アイデンティティのブレスレット

　GSTが2年目に入ったときと，GSTの全プログラムが終了するときに，当事者が「ビーズ体験」と名づけたエクササイズをセッションの時間を丸ごと使って行う。以下にその方法と事例を示す。

「アイデンティティのブレスレット」のエクササイズ
　BPD当事者に非常によく見られる「欠陥／恥スキーマ」を克服するために，そして当事者のなかに徐々に芽生えつつあるポジティブなアイデンティティを強化するために，我々は次に示すような体験的で

創造的なグループエクササイズを行っている。それは「アイデンティティのブレスレット」と呼ばれるエクササイズである。セラピストはまず，さまざまな種類のビーズをセッションルームに用意しておく。次に1人のメンバーについて，そのメンバーの長所や価値を表していると感じられるビーズを，セラピストと残りのグループメンバー全員が選ぶ。なぜそのビーズを選んだのかということをセラピストとグループメンバーが当事者に対して順番に伝えながら，それらのビーズをつなぐことによって，「アイデンティティのブレスレット」が完成する。すべてのグループメンバーのブレスレットができあがるまで，この手続きを繰り返す。

次にセラピストはイメージエクササイズを導入する。グループメンバーは目を閉じて，手首にあるブレスレットの存在を感じ，それぞれのビーズを受け取った瞬間をありありとイメージする。ポジティブな感情とともにそのイメージを記憶に残すようセラピストは教示する。その後，当事者は，セラピストや他のメンバーの助けを借りて，今記憶に残したイメージを想起できるようになるだろう。

このエクササイズを最初に行った際，我々はいくつかの準備をあらかじめしておいた。エクササイズの前にメンバー全員に，人間のもつ全般的な強み（strength）やポジティブな特性のうち，特に重要だと思われるもの，特に価値があると思われるもの，特に自分が身につけたいと思っているものを書き出してもらった。Idaはそれらをホワイトボードに書き出し，さらにメンバー全員の名前もそこに書いた。エクササイズを始めるときにはJoanが，各メンバーを表すビーズを選んで渡すときには，そのメンバーを見て思い浮かんだ長所や価値を伝えてもよいし，ホワイトボードに書いてあるリストから選んでもよいということを皆に伝えた。実際に始めてみると，当事者たちは実に雄弁に各メンバーの長所や価値について話してくれることがわかった。したがって我々が行った準備は必ずしも必要なかったのだが，あらかじめ準備をしておくことで我々セラピストが安心してエクササイズに

臨むことができた。

事例

「アイデンティティのブレスレット」エクササイズの後に行ったあるセッションで，ジルという当事者は，「自分は不気味な化け物だ」ということを，頭では「そうではない」とわかっているのに，どうしてもそう感じてしまうのだと訴えた。そこでセラピストはジルに対し，「アイデンティティのブレスレット」エクササイズを覚えているかと尋ねた。するとジルはにっこりと微笑み，腕につけたブレスレットを差し出した。そこでセラピストはジルに目を閉じてもらい，「アイデンティティのブレスレット」のエクササイズで，皆にどんなことを言ってもらってどんなビーズを受け取ったか，ということをありありと思い出すよう教示した。ジルはエクササイズの体験をじっくりと想起することによって，「受け入れられた」「自分には価値がある」といったポジティブな感情が生じ，その感情が「自分は接する人を汚染してしまう悪い存在だ」といった過去のネガティブな感情を上回った。

このように，一度完成したブレスレットは何度も繰り返し活用する。「懲罰的ペアレントモード」や「要求的ペアレントモード」に圧倒されて他者とのつながりが切れそうになったときには，グループが一体となって行ったこのエクササイズのことを思い出し，ブレスレットに実際に触ってみるよう当事者に求める。ポジティブなピアグループ体験を象徴するブレスレットは，「形のある拠りどころ」として機能し，それを土台にしてよりポジティブなアイデンティティを構築することが可能になる。

このエクササイズを行う前は，ジルは時々病院を飛び出してしまうことがあった。ジルは幼少期に故郷の田舎町で皆に悪口を言われるという体験をしており，病院でもそれと似たようなことが起きるのではないかと怖くなってしまうからである。しかし「アイデンティティのブレスレット」エクササイズを通して，彼女の「脆弱なチャイルドモー

ド」は癒された。彼女はそれまで,「遮断・防衛モード」に閉じ込められるか,「懲罰的ペアレントモード」にやられっ放しになるかのどちらかの状態になることが多かったが,ピアグループのなかで受容されたりケアされたりする体験を通じて,そしてブレスレットという形のあるものを手に入れることによって,それらのモードを打ち破ることができるようになったのである。腕につけたブレスレットを見たときのジルの表情の変化は劇的だった。苦痛に満ち,誰とも視線を合わせなかったジルが,ブレスレットを見てそれに触れた途端に笑顔を浮かべ,皆の顔を見ることができたのである。これはこのエクササイズが感情レベルで機能していることの証拠にもなる。このようにジルはブレスレットの存在を想起しつづけ,ブレスレットを身につけたまま退院の日を迎えた。ジルと同様に多くの当事者は,このように「アイデンティティのブレスレット」を身につけたままにしている。

　これはグループを移行対象として治療に用いた一例でもある。これはまた,発達過程における思春期の心性を連想させる。思春期にある子どもたちはしばしば,アクセサリーや洋服を「親友」と交換するが,その過程を通じて彼/彼女らの絆は深まり,それぞれのアイデンティティが形成されていく。GSTでのグループ体験は当事者にそのような「親友」との関わりを提供する機能をもつのだろう。メンバー同士の関わりを通じて当事者は思春期レベルのアイデンティティを獲得していく。このような現象は,入院中のBPD当事者にもっともよく見られる。彼/彼女らはメンバー間で値の張らないアクセサリーをプレゼントし合ったり,グループでお揃いのTシャツを着たり,時に同じ髪型にしたりする。これはGSTではメンバー同士が「兄弟姉妹」となって発達段階を思春期へと進めることのひとつの証拠であるとも言える。

対人関係に関する学習

　第3章でも述べた通り,GSTにおけるグループは,より広い世界の「小

宇宙」として機能し，これがスキーマ療法をグループで行う大きなメリットとなる。グループが安全な環境となり，そのなかでフィードバックを得たり各種のスキルを習得したりすることを通じて，当事者の「ヘルシーアダルトモード」が徐々に強化されていく。拒絶されることに対して非常に敏感な当事者にとって，グループは成長のための「ホームベース」となる。この「ホームベース」という言葉は，GSTが当事者に提供しうるものを的確に表している。これはスキーマ療法における治療的再養育法を用いた家族的な側面をさらに拡張した用語である。

　当事者は，自分と同じような体験をしてきた仲間，そして自分と同じようなモードをもつ仲間が相手であれば，たとえば「もっとつながりたい」「もっと互いに知り合いたい」といった自らの欲求を伝えることができる。BPD当事者の感情体験における神経生理学的な敏感さや強烈さは，非当事者とは大きく異なる。彼／彼女らは対人関係において独自の解釈をしやすく，他者の行動の意味を否定的に受け取ってしまうことが多い。したがってBPD当事者に対する治療では，互いに承認し合うような関わりを意図的にもたらすことによって，スキーマを健全な方向へと癒していく必要がある。このような変化は，BPD当事者の生活上の対人関係では生じにくい。またBPD以外の多様な障害が入り混じったグループ療法でも生じづらい。というのも他者からの拒絶に非常に敏感なBPD当事者は，そのような自然な人間関係や多様な障害によるグループにおいて，「相手に誤解された」と繰り返し傷ついて自ら関係を断ったり，あるいは当事者の極端な行動がもとで関係を断たれたりすることが頻繁に起こるからである。我々は，BPD当事者の社会的交流がグループ療法を中心に展開するべきであると主張したいわけではない。しかしながら治療開始当初のBPD当事者をめぐる対人関係が健全なものであることは滅多になく，したがってGSTにおけるグループが土台となって当事者の健全な対人関係が広がっていくことが実際には非常に多い。当事者の「ヘルシーアダルトモード」が強固になればなるほど，当事者をめぐる社会的なネットワークが広がっていくのである。

次に示す例では，当事者は自らの「スキーマの化学的作用」の働きを理解し，そのうえで新たな対人関係の持ち方を選ぶことができるようになった。

事例——対人関係における「スキーマの化学的作用」
　GSTにおけるグループという文脈も，BPD当事者が対人関係について学ぶよい機会を与えてくれる。治療開始前の当事者は，相手との相性がよいかどうかということではなく，「スキーマの化学的作用」を通じて友人や恋人を自動的に選んでしまいがちである。グループにおいても最初はやはり「スキーマの化学的作用」によってメンバー同士が強く惹きつけられることが頻繁に起きるが，当事者はこのような体験を通じて対人関係について学び，健全な対人関係を能動的に選び取っていくことができるようになる。当事者はグループの助けを借りてグループにおける自らの対人関係のありようを見直し，それをより健全なものに修正していく。
　入院GSTにおけるサムとアンという2人の当事者の関係についての例を挙げる。サムは，「自己犠牲スキーマ」と「服従スキーマ」に巻き込まれており，それらのスキーマによる「脆弱なチャイルドモード」の怯え，淋しさ，愛情のなさに苦しんでいた。同時に「怒れるチャイルドモード」による「自分が利用されていることに対する怒りの感情」があったが，それに対しては「遮断・防衛モード」が発動し，サム自身はあまり怒りを感じないようになっていた。「遮断・防衛モード」があまりにも強く発動すると，サムは自殺を図った。サムは父親不在の家庭で育ち，彼のスキーマやモードを形作ったのはもっぱら母親との関係であった。サムはスキーマ療法を通じて，最終的には母親との関わりを健全なものへと修正していくことができた。とはいえ最初はグループにおいても，「スキーマの化学的作用」によって母親に似た女性当事者に強く惹きつけられるということがあった。それがアンである。アンは「脆弱なチャイルドモード」に入りやすい女性で，幼少

期に特有の欲求，すなわち身体接触を通じて「誰かに世話をしてもらいたい」「安心して心地よく過ごしたい」といった欲求を他者に強く求めていた。それに応じたのがサムである。アンが膝の手術を受けたとき，サムは自らすすんで彼女の世話を引き受け，アンのありとあらゆる「気まぐれな要求」に応じようとした。2人は退院後に一緒に住み，プラトニックな関係を続けようというこれまでの決意をあっという間に覆した。しかしながらサムは，アンが術後の回復を経て他者からの身体的な世話を必要としなくなるにつれて，自分のアンに対する思いが薄れていくのに気がついた。サムはアンとの関係は終わったと口にするのと同時に，これが自分の典型的な対人関係の持ち方であると気づいたと語った。すなわち彼は自分に何かを要求してくる他者に惹きつけられるが，その要求が小さくなると相手に対するサムの気持ちも萎え，関係が終わるというパターンである。

サムが気づいたのは，幼少期の自分が，不在がちな父親との結婚で不幸な思いをしていた母親との関係にあまりにも巻き込まれていた，ということである。サムが10代前半のときに両親は離婚した。離婚後の母親が唯一気を許して何でも話せるのがサムで，彼は母親を「世話する人」となった。しかし10代後半に母親が再婚すると，その再婚相手（義理の父親）がサムに暴力を振るうため，サムは実家を離れることになった。サムは生きる意味や目的を失ってしまった。母親とのつながりも失われてしまった。その空虚感を埋めるためにサムは薬物を乱用するようになり，時に異物を飲み込んで病院に搬送されるようなことも起きるようになった。

サムはスキーマ療法を通じて，自分の生い立ちと現在のスキーマモードとの関連性をようやく理解するに至った。そこで彼は，現在の対人関係，特に親しい人との関係について見直してみることにした。そしてアンに対し，これまでとは異なる健全な関係，すなわちサム自身の欲求も満たされるような「ギブアンドテイク」な関係を築きたいと申し入れた。最初，この申し出はアンとサムとの関係に若干の軋轢

> を引き起こしたが，グループの後押しもあって，次第に2人の関係は健全なものへと成熟していった。サムは最終的に，アンとの同居を取りやめることを決意した。というのも，サムは自分が未だに自らの欲求を無視してアンの世話を焼こうとする傾向を強く持つことに気がついたからである。アンもまた，自分が「ヘルシーアダルトモード」としてのサムに頼りすぎる傾向があること，サムではなく自分のなかに「ヘルシーアダルトモード」を育てていく必要があることに気がついた。

　サムとアンのケースは，GSTにおいてグループ内での付き合いを禁止するのではなく，「よい親」が子どもを見守るように当事者同士の付き合いを観察し，それぞれの当事者のモードを見極め，求められればフィードバックを与えるという「治療的再養育法」が，当事者のスキーマモードに意味のある変化をもたらすことの好例である。GSTにおいて我々セラピストは，当事者の言動から明らかな害が予測される場合を除き，彼/彼女らの言動を見守りはするが，それを阻止するようなことはしない。そもそも我々はそうした権限をもたない。セラピストはあくまでも支援者として，自分の言動や決断がどのような結果を生むか，うまくいかなかったときは次にどのような決断をすればよいか，といったことを当事者自身に学んでもらう。サムとアンの例もそうである。もし我々が2人の付き合いを阻止するといった「あからさま」な態度に出たとしたら，2人は「両親」に反抗し，さらに不健全で親密な関係に拘泥しただろう。しかし決断を任された2人は，自分自身で悩み，考え，自分たちなりの解決策を自ら見つけていったのである。

「卒業」か「見捨てられ」か？

　GSTにおいて，グループを「卒業」までに持ち込むことは可能である。この時期まで来ると，当事者の自律性が強化され，人生に対する期待感や自分が有能であるという感覚もだいぶ育ってきている。しかしながらグ

ループの卒業については段階を踏んで少しずつ進めていく必要がある。グループで学んだり実践してきたりしたスキルや対人関係上の能力は，グループ外の日常生活にも般化されていく。当事者はグループ外にも健全な対人関係を新たに築きはじめる。セラピストやグループから与えられた移行対象を通じて，当事者はグループとのつながりを感じつつ自律性を獲得することができるだろう。

　とはいえ卒業に向けたこのような動きは，当事者における「見捨てられ」感情を惹起することにもなる。グループでこの感情について話し合い，それが正当な感情であることを互いに承認し合うことが重要である。我々が行った2回目のGSTは，やむをえない事情があり（NIMH（アメリカ国立精神衛生研究所）の助成金による研究事業だったため），8カ月という期間であった。グループ終了の時期が近づくにつれて，当事者たちが抱いているであろう「見捨てられ」感情に関する問題を扱わねばならないことは我々も理解していたが，なかなかそれを言い出せないでいた。当事者たちの反応が怖かったからである。結局，卒業の6週間前になって当事者からこの話題が持ち出された（我々セラピストはこの体験から「そこにある問題は当事者にも見えているのだから，見て見ぬふりはできない」ということを改めて学んだ）。卒業に対する当事者の感情を尋ねてみたところ，「よくわからない」という回答が返ってきた。そこで質問の仕方を変え，「どうすれば『見捨てられた』と思わずにすみそうですか？」と尋ねてみたところ（このような質問のほうが我々にも当事者にも馴染みがある），以下のような回答が戻ってきた。セラピストによる手書きのカード。グループのメンバー皆で撮った集合写真。メンバーの住所と電話番号が記載された名簿（変更時には更新するとの約束をつけて）。最後のセッション後に行うランチ会の約束。このアジェンダについては最終セッションまで継続して話し合った。

8-4　BPD 当事者のためのサポートグループについて

　2 年間のスキーマ療法を終えた後は，当事者主体で行うサポートグループに引き継ぐのが理想的であると我々は考えている。GST の卒業後，当事者はそれぞれ自分の人生を自律的に歩んでいくことができるが，それと同時にサポートグループがあれば，グループのもつ強力なリソースの恩恵を当事者が受けつづけることができるからである。これは一般的な発達段階にたとえることができる。子どもは成長して思春期と青年期を経て自分の生活を始める。そして自らの家族を形成して，ときおり実家に里帰りする。これが健全な発達というものであり，GST の当事者もそれと同じプロセスをたどる。

　このようなサポートグループを運営する主体は当事者でも助言的立場にある人でもよく，「親」すなわちセラピストは，定期的あるいは不定期的なタイミングで時折グループに参加するというスタンスを取ることができる。サポートグループは GST のエンパワメントモデルにほどよく適合しており，当事者の「ヘルシーアダルトモード」としてアイデンティティを強化し，スキーマ療法の最終段階である「行動パターンの変容」がさらに展開する際の支えとなってくれる。グループメンバーは最終的には，社会的文脈において友人同士として集うようになるかもしれない。これは大学で女子学生たちが仲良しグループをつくり，卒業後も「女子会」を続けるようなものである。このような流れは今後さらに探究されるべきテーマである。マインツ〔訳注：ドイツの都市〕にある我々の大学では，サポートグループを作った BPD 当事者たちがいるが，それが非常によい効果をもたらしたということを参加者の一人が報告している（Reiss & Vogel, 2010）。このサポートグループは GST が終了してから 2 年間継続しており，グループの活動資金として少額の助成金を得ることにも成功している。

　以下に本章の結論を述べる。GST を通じて，当事者の「脆弱なチャイルドモード」が安心感を得ることによって当事者が幼少期に受けた傷が癒

える。同時に内在化された「懲罰的ペアレントモード」が追放され，「怒れるチャイルドモード」「衝動的チャイルドモード」が有能でしっかりとした「ヘルシーアダルトモード」へと変容する。「ヘルシーアダルトモード」は「脆弱なチャイルドモード」を慰めたり支えたりすることでその欲求を満たす。同時に「幸せなチャイルドモード」を大事にすることで人生の喜びを見出す。我々が最初に「地獄のグループ」と名づけた BPD 当事者によるグループは，最終的には最高にパワフルな媒体となり，当事者の QOL が格段に向上することを我々は目撃しつづけている。我々が GST を開始して 25 年になるが，その過程を通じて我々も自分自身について多くを学ぶことができた。そして治療においてグループがいかに重要な力をもつか，そして当事者とセラピストとの人間的な触れ合いがいかに不可欠であるかということについても学ぶことができた。

第**9**章
当事者用ワークブックの内容と使用法
Joan M. Farrell and Ida A. Shaw

　本章ではまず，グループスキーマ療法（GST）の治療の流れと，各治療段階における目標と介入について示す（表9.1）。次に，GSTの各段階における治療コンポーネントについて示し（表9.2），さらに各治療段階において用いられる当事者用のワークブックの内容（ハンドアウト，エクササイズ，ホームワークを含む）について紹介する（表9.3）。このワークブックには，治療コンポーネントおよびターゲットとなるモードが系統的に整理されている。当事者用のワークブックの内容はWileyのウェブサイトからダウンロードして使用することができる。GSTの主要な介入についてはDVDを視聴することができる（Zarbock, Rahn, Farrell, & Shaw, 2011）。このDVDでは，FarrellとShawの指導によってマニュアル化されたGSTモデルに基づき，スキーマ療法のセラピストたちが当事者役を演じる形で90分のセッションが収録されている。

　表9.1には，BPD当事者に対するGSTの標準的な流れを示した。実際にこのような流れに沿って我々はGSTを実施している。ただしこれについては，BPD当事者に対するスキル訓練を主眼とした他のアプローチのようなマニュアル的な使い方はしないでほしい。我々は，スキーマ療法は各当事者そして各グループに高度に特化した治療であることをこれまでに強調してきた。個々のセッションは，その時々に活性化した当事者のスキーマモードに応じて，そしてその時々に行われている体験的ワークのありようによって，行きつ戻りつしながら多様な方向に展開する。個々のグループは，当事者の個性，当事者のモードのパターン，セラピストと副セラピ

表9.1 グループスキーマセラピーの一覧表——最初のモード焦点、タスク、当事者用ワークブック資料のおおまかなスケジュール

週	その時期に活性化されやすいモード	治療の焦点	セラピストの課題——メンバー全員に対してよい親であること	グループの課題——互いに助け合うこと	当事者用ワークブック資料のおおまかなスケジュール	関連するハンドアウト、エクササイズ、ホームワーク
1年目						
1〜6週でのセッション概要	・「要求的ペアレントモード」 ・「脆弱なチャイルドモード」	・絆を形成しはじめる ・「安全な感覚」を知ってもらう ・グループセラピー、スキーマ療法モデル、BPDについての心理教育	・アイコンタクトを通じてメンバーとつながる、あたたかく、誠実である ・選択的かつ戦略的に自己開示する ・メンバーそれぞれの存在がグループにとって重要であることを示す ・受容的に接する ・安全を保障する	・まずはグループに参加する ・グループの基本ルールに取り組む ・他人の話を聞く	・「つながり」と「一体感」に関わるエクササイズを行う ・BPDの診断基準が記載されたシャボン玉ハンドアウトの用紙組を配布する ・モードに関連するBPDの症状リストを配布する ・スキーマ療法の心理教育用の資料を配布する ・BPDのスキーマ療法モデル、病因論の資料を配布する ・「安全な場所」イメージのエクササイズを行う ・緊急時の計画を作成する
週ごとの詳細						
1週目	・「要求的ペアレントモード」 ・時に「怒り」・防衛的である「いじめ」・攻撃モード」	・導入をする ・BPDおよびスキーマ療法の理論についての心理教育を行う ・メンバー同士の共通点を見つけていく	・承認すること ・誠実である ・肯定的な態度を取り、希望をもってもらう ・メンバーがお互いに絆を形成することを手助けする	・承認する ・互いに敬意を払う ・グループの基本ルールを形成する	・グループの基本ルールを確認する ・グループで「安全なシャボン玉」のエクササイズを行う ・ホームワーク1—BPD症状リストを書いてくる	
2週目	・「要求的ペアレントモード」 ・ときに「脆弱なチャイルドモード」	・ホームワーク1：BPD症状リストについて書いてきたことについて共有しはじめる	・メンバーの症状の共通点と相違点を見出す ・すべての共通点と相違点を受け入れ、承認する	・情報を共有する	・BPDのスキーマ療法モデル、病因論についての資料 ・モードについての資料 ・安全が保障されたうえでの「円形のモニター」の実施 ・ホームワーク2の計画を作成する	
3週目または4週目	・「幸せなチャイルドモード」 ・時に「懲罰的ペアレントモード」に切り替わるかもしれない	・楽しいことを織り交ぜてバランスを取る	・心理教育を十分に行う	・話し合いに積極的に参加し、発言する	・「私のモードは何？」ゲームや、モードとなる他の教育的ゲームを行う ・モードの例に関連する映画やTVの一部を見せる	

表 9.1 グループスキーマセラピーの一覧表 ― 最初のモード焦点、タスク、当事者ワークブック資料のおおまかなスケジュール（続き）

週	その時期に活性化されやすいモード	治療の焦点	セラピストの課題	グループの課題―メンバー互いに助け合う「家族」になること	当事者ワークブック資料のおおまかなスケジュール	関連するハンドアウト、エクササイズ、ホームワーク
3週目または4週目	・「ヘルシーアダルトモード」	・安全を育むような危険な行動を防ぐ・生活のための計画	・過去の記憶への対処法を伝える、これは過去の記憶を共有する最初の機会となる	・過去の記憶によるつらい気持ちをグループで癒やすことにトライする	・円形の数週間にわたって行う予定の、さまざまなモードに対するモニター・必要に応じて見直しをする「安全のための計画」の評価	・ホームワークのモニター・ホームワーク：次の数週間にわたって行う予定の、さまざまなモードを書き出す関連する「過去の記憶」を書くための計画
5週目	・あらゆるモード	・モードが活性化する瞬間に気づく	・モードの概念を用いることによって構造を和らげ、構造の不安を有する　これまでのメンバーとの関係性と新たな関係性のバランスを取る	・自分が他のメンバーの各モードが活性化する瞬間に気づくためのワークを行う・自らの欲求をグループのなかで言語化することを始める・積極的なグループ参加者になれない場合は、「安全な場所」からグループを観察することも許される	・モードをモニターするためのフォーム	・ホームワーク：モードをモニターするためのフォーム
6週目	・これまでのふりかえりをする	・スキーマ療法のモデルを理解し、自分自身にそのモデルを適用する	・ケースの概念化を行う・当事者のこれまでの体験や葛藤に共通点を見つけていく	・グループセッションに参加し、積極的なワークに取り組む	・安全を確保する・「モードをマネジメントする」計画を立てる	―
7〜10週目	・「要求的ペアレントモード」時に「脆弱なチャイルドモード」「怒れるチャイルドモード」「孤立したチャイルドモード」	・遮断・防衛モードを突破する・遮断・防衛モードが当事者の生き残りのために役に立つことを理解する・遮断・防衛モードがどのように形成されるのか、といったことを心理教育する（不適応的なコーピングモード）を健康なモードに置き換える	・アイコンタクト、共感的な関わり、承認を通して脆弱なチャイルドモードにアクセスする・当事者同士のつながりを維持しながら、グループの縦横性を高めていく・メリット・デメリット分析といった認知的分析法（正法エクササイズ）を行う	・遮断・防衛モードや「脆弱なチャイルドモード」を登場させるため、できるだけオープンになるように努める	・つらい感情を和らげるための資料を渡す・遮断・防衛モード：メリットリスト・グラウンディングや「安全なエクササイズ」を行う・遮断・防衛モード：玉のエクササイズ・他の当事者のロールプレイを観察学習したことによる感想を書き出してくる	・モード間のロールプレイ・紙風船のジャグリング・手品・種々のゲーム
8週目	・「要求的ペアレントモード」時に「脆弱なチャイルドモード」	・幼少期における正常な欲求、よい親について心理教育を行う・さらにそれら（正常な欲求、よい親）が損なわれることによっての影響があるか、ということについて心理教育を行う	・「怒り・防衛モード」を突破する直面化に対する正常なエクササイズをする気づきを通じて「遮断・防衛モード」を突破する・他の当事者のエクササイズを観察学習する	・「怒り・防衛モード」について共感的な直面化を行う・ロールプレイや感情に対するエクササイズを通じて「遮断・防衛モード」を突破する		

404　グループスキーマ療法

表 9.1 グループスキーマセラピーの一覧表——最初のモード焦点、タスク、当事者ワークブック資料のおおまかなスケジュール（続き）

週	その時期に活性化されやすいモード	治療の焦点	セラピストの課題——メンバー全員に対して「よい親」できること	グループの課題——互いに助け合う「家族」になること	関連するハンドアウト、エクササイズ、ホームワーク
9週目	・「脆弱なチャイルドモード」 ・「懲罰的ペアレントモード」からの反撃 ・「要求的ペアレントモード」「防衛モード」への切り替わり	・「脆弱なチャイルドモード」を癒す ・幼少期のトラウマの影響を知る ・「脆弱なチャイルドモード」の欲求に気づき、それを満たす方法を知る	・「脆弱なチャイルドモード」の欲求（例：思いやりがほしい、慰めてほしい、育ててほしい、愛してほしい、承認してほしい、苦痛や恥辱といったものを認めてほしい）を満たす ・安全を確保し、「懲罰的ペアレントモード」から当事者を守る ・記憶の書き換え作業を行い、「懲罰的ペアレントモード」の非難や恥辱を排除する ・当事者の恐怖を、保護や慰めに置き換える	・他のメンバーの前で「脆弱なチャイルドモード」になり、自分の欲求を伝える ・「脆弱なチャイルドモード」の欲求を満たす ・全員のメンバーが「脆弱なチャイルドモード」になることを認めて許す	・「心地よくなるためのエクササイズ」を行う——実際に何らかの物体を用いて、カードや録音データを使った「よい親」のイメージを維持する ・「自分で自分を慰める」ことについての心理教育用の資料を手渡す ・「よい親」を表すものをつくる ・脆弱なチャイルドモード」への手紙を書く ・脆弱なチャイルドモード」のための宝箱を作る——移行対象やよい思い出となるものを箱にしまっておく
10週目	・「怒れるチャイルドモード」「衝動的チャイルドモード」 ・「懲罰的ペアレントモード」の反撃	・満たされない欲求に対する生得的反応としての「怒れるチャイルドモード」の機能について話し合う ・アイデンティティを更新する ・「怒れるチャイルドモード」の欲求を知る ・怒りの感情と衝動的な行動を分離させる ・衝動的な行動の代わりに「待つ」という戦略を使う ・怒りをアサーティブな行動に変換するワークを開始する	・感情を発散してもいいということを当事者に伝える ・「怒れるチャイルドモード」の欲求に同意し、承認する ・怒りを安全なやり方で抱える ・アンガーマネジメントやサーミッションを教え、怒りと上手に付き合えるようになってもらう	・「怒れるチャイルドモード」を発散する部屋をつくる ・同時に「脆弱なチャイルドモード」の欲求に耳を傾ける ・「脆弱なチャイルドモード」が保護されることを望むなら、グループ全体を「安全な空間」とする	・感情を発散する ・共感的直面化を行う ・「感情を解放するワーク」（例：「怒り」ながら楽しむ、歌、身体を解放する）を行う ・「怒れるチャイルドモード」に宛てた「ヘルシーアダルトモード」からの手紙、ないしはセラピストからの手紙を読む ・怒れるチャイルドモード」に入るときのきっかけをモニターする

第9章 当事者用ワークブックの内容と使用法

表 9.1 グループスキーマセラピーの一覧表 ── 最初のモード焦点、タスク、当事者ワークブック資料のおおまかなスケジュール（続き）

週	その時期に活性化されやすいモード	治療の焦点	セラピストの課題 ── メンバー全員に対して「よい親」であること	グループの課題 ── 互いに助け合う「家族」になること	関連するハンドアウト、エクササイズ、ホームワーク
11週目	・「衝動的チャイルドモード」「懲罰的ペアレントモード」の反撃	・欲求が満たされないときの非機能的な対処として登場する「衝動的チャイルドモード」のふるまいを知る ・新たなアイデンティティモードにおいて限界設定を行う ・「衝動的チャイルドモード」のきっかけに気づく ・衝動的な行動の代わりに「待つ」という戦略を使う	・「衝動的チャイルドモード」の行動に対して限界設定を行い、「衝動的チャイルドモード」のある相手に脅威や限界設定を与えないようにする	・他のメンバーの衝動的な行動を観察する	・「衝動的チャイルドモード」のきっかけをモニターする
10～12週目	・ふりかえり	・これまでに取り組んできたことを振り返る	・さまざまなモードに気づけるようになる		・「ケースの概念化」の初回バージョンを作り上げる ・円グラフ法を用いてさまざまなモードに分類する
13週目	・「幸せなチャイルドモード」あるいは「懲罰的ペアレントモード」に切り替わる	・「幸せなチャイルドモード」を体験し、遊び、賞賛を受け止め、楽しみ、自分が何に興味があるのか、といったことを探索する	・楽しむことを手助けしたり励ましたりする勇気をもつ ・それらの体験が生き生きとしたものになるよう手助けする ・グループでの楽しい体験をイメージのなかで想起してもらう	・遊ぶ	・「楽しいエクササイズ」を行う ・グループで遊ぶ機会をもつ ・遊ぶことと、楽しむことを課題とする 例：動物園に行ってみる
14-16週目	・「懲罰的ペアレントモード」あるいは「要求的ペアレントモード」 ・時に「要求的ペアレントモード」に切り替わる	・「懲罰的ペアレントモード」あるいは「要求的ペアレントモード」の起源を同定し、自己からそれらのモードを切り離す ・体験的なワークを行う	・「よい親」になる ・脆弱なチャイルドモードの庇護者として「要求的ペアレントモード」に挑むことと同じになるようなロールプレイを当事者ができるようになるようグループで練習してもらう ・「懲罰的ペアレントモード」あるいは要求的ペアレントモードと闘うこと ・体験的なワークを通じて「懲罰的ペアレントモード」を追放する	・ワークや遊びのなかで互いにサポートし合う	・健全な発達、子どもの欲求、「よい親」についての心理教育 ・親への手紙（実際には送付しない） ・ロールプレイあるいは、人形を使用したサイコドラマを通じて、セラピストとグループが「懲罰的ペアレントモード」に直面化する

406　グループスキーマ療法

表 9.1 グループスキーマセラピーの一覧表——最初のモード焦点、タスク、当事者ワークブック資料のおおまかなスケジュール（続き）

週	その時期に活性化されやすいモード	治療の焦点	セラピストの課題——メンバー全員に対して（よい親）であること	グループの課題——互いに助け合う「家族」になること	関連するハンドアウト、エクササイズ、ホームワーク
17～20週目	・すべてのモードが活性化しうる	・モード変容のためのワーク ・体験的、認知的ワーク	・その時々のモードと欲求に合った「よい親」になる．例：慰め、承認、共感的直面化、限界設定 ・チャイルドモードは思春期モードにまで成長した姿を見せるかもしれないが、その成長的モードに対して共感的面化を行う場合もある	・メンバーは，より「姉」として積極的な役割を担う．時に「兄」「姉」として他のメンバーに対して限界設定を行ったり，「要求的ペアレントモード」に対して共感的直面化を行うこともある	・「脆弱なチャイルドモード」に対するイメージワークやロールプレイ（第7章参照）
20～30週目	・「ヘルシーアダルトモード」他のすべてのモードに切り替わりうるが，その時間は短い	・「ヘルシーアダルトモード」のためのワーク	・「ヘルシーアダルトモード」に基づく行動に気づいたり観察したりする ・「ヘルシーアダルトモード」に基づく行動に気づいてもらえるよう支援する ・ポジティブな点を見つけるやり方を目立つところでつくり，ポジティブな面に気づく方法を見つけ，それを記録してもらう	・ワークや遊びのなかで互いにサポートし合う	・「ヘルシーアダルトモード」で行動できたことを記録する ・「ヘルシーアダルトモード」で行動できたことをセラピストや仲間に気づいてもらう ・「ヘルシーアダルトモード」に基づく行動を増やしていく ・アイデンティティのブレスレットを身につける
30週目で行うこと：これまでのふりかえり，現状のアセスメント，「ケースの概念化」の更新					
31～42週目	・「ヘルシーアダルトモード」が増えていく．他のモードへの切り替わるが，他のモードへの気づきが増す	・イメージを使ったモード変容のためのワーク ・モードのロールプレイどちらを行うかは当事者が決める	・セラピストは「親」として，グループに対して信頼を寄せ，グループを成熟させていく ・思春期に特有な反抗に挑戦してくれることに対してはピアサポート ・必要な限界設定をしながら，その背景にある欲求を同定し，承認する	・グループが発達すると，ピアグループ化する．当事者同士は積極的にピアサポートし合う ・グループ外の人付き合いが増えていて，そこで起きた問題がグループに持ち込まれることもある	・「ヘルシーアダルトモード」の記録をつける ・スキーマを弱め，自分を守るためのカードをつくる

表 9.1 グループスキーマセラピーの一覧表 — 最初のモード焦点、タスク、当事者ワークブック資料のおおまかなスケジュール（続き）

週	その時期に活性化されやすいモード	治療の焦点	セラピストの課題	グループの課題 — 全メンバーに対して「よい親」になること	当事者ワークブック資料 — 互いに助け合う「家族」に親しんでいること	関連するハンドアウト、エクササイズ、ホームワーク
36〜45週目	・［ヘルシーアダルトモード］「幸せなチャイルドモード」 ・個人によって他の異なるモードが活性化する短い時間にすぎない	・新たなアイデンティティを明確化し定着される ・価値、信念、キャリアの選択、パートナーの選択についてサポートを受けながら探索しはじめる				・「ケースの概念化」モードの円グラフを更新する ・モードを新たにつくる

2年目: 1〜6カ月間のうちにセッション数を減らしている。まずは週1回のセッションになる。

週	その時期に活性化されやすいモード	治療の焦点	セラピストの課題	グループの課題	当事者ワークブック資料	関連するハンドアウト・ホームワーク
1〜22週	・［ヘルシーアダルトモード］ ・時に［要求的ペアレントモード］がまだ追放されずに残っている ・セッションの頻度が減ることに対して［脆弱なチャイルドモード］が反応するかもしれない	・自律的になる ・［懲罰的ペアレントモード］はすぐに追放される ・当事者自身の健さに合わせて［要求的ペアレントモード］を変化させる ・［脆弱なチャイルドモード］を癒すためのイメージワークを立てるグループで行う	・グループの「ヘルシーアダルト」度が増えたことに対応して、セラピストのリーダーシップスタイルを変化させていく ・各自の当事者が健さを保つためにグループを支えるピアグループが健全なグループでいるのか望ましい何をグループで確認する。そしてそれを満たすためのワークを行う。当事者のなかにもまだ強く残っているトラウマを癒すことについて計画を立てる	・ピアグループの力が強まる。そのためにも何ができるかというのをグループでやっている ・ピアセラピストは必要な健全さを保つためにグループが健全さを支えるのかを知っている ・当事者は、「不適応的コーピングモード」のきっかけを知っている ・「不適応的コーピングモード」が活性化したらさらになったら「脆弱なチャイルドモード」に気づき、それに対してサポートをするチャイルドモード」を呼び出す	・「行動パターン変容のためのワーク」をやっていく ・アイデンティティに関する資料を読み、エクササイズを行う

2年目: 7〜9カ月 さらにセッション頻度を隔週へと減らす

週	その時期に活性化されやすいモード	治療の焦点	セラピストの課題	グループの課題	当事者ワークブック資料	関連するハンドアウト・ホームワーク
23〜34週目	・［ヘルシーアダルトモード］「他のモードが活性化されることもあるが、その頻度は減少する	・目標設定のために、そしてQOLの改善のために新たなアイデンティティを確立し、それに焦点を当てる	・子どもではなくヤングアダルトとして当事者を扱い、当事者のエンパワメントに焦点を当てる	・グループメンバーは互いに非常に活発に関わる		・生活のなかで「不適応的コーピングモード」のきっかけをより早くみつけるようになる ・特別な課題に取り組むというよりは、当事者の内なる「ヘルシーアダルトモード」と「幸せなチャイルドモード」さらに強めていくことにより焦点を当てる

408　グループスキーマ療法

表 9.1 グループスキーマセラピーの一覧表——最初のモード焦点,タスク,当事者ワークブック資料のおおまかなスケジュール(続き)

週	その時期に活性化されやすいモード	治療の焦点	セラピストの課題——メンバー全員に対して「よい親」であること	グループの課題——互いに助け合う「家族」になること	関連するハンドアウト,エクササイズ,ホームワーク
2年目:10〜12カ月 セッションを月1回へとさらに減らす					
35〜43週目	・「ヘルシーアダルトモード」 ・他のモードが活性化されることもあるが,その頻度は減少する	・プログラムを卒業する ・今後の人生でどのようなサポートが必要か,ということについて考える	・エンパワメント ・同時に,セッションの頻度が減ることに対する当事者の反応に敏感でいる	・グループメンバーは互いに非常に活発に関わる	・これまでに実施したワークのふりかえり
44週目	・「ヘルシーアダルトモード」 ・すべてのモードが活性化しうるが,当事者はそのことにリアルタイムで気づき,モードに振り回されることはない	・グループを卒業することについてお祝いをし,グループに別れを告げる ・グループは卒業後もピアサポートとして機能するか,互いに連絡を取り合うかして,今後も関わりは続いていく ・必要であればセラピストにも相談ができるようにしておく ・これらはスキーマ療法の「哲学」とも言うべきことである			

表9.2　当事者向けの資料およびワークブック（および用いられる略語）

治療の構成要素	目標	ハンドアウト／ホームワーク	インデックス
心理教育	・BPDを理解し、自らのBPD症状に気づく ・BPDの症状にモードがどのように関わるのかを理解する ・BPDの病理をスキーマ療法のモデルを通じて理解する ・スキーマ療法の概念と用語を理解しはじめる	・BPDの症状チェックリスト ・スキーマ療法とは何か ・幼少期の中核的感情欲求とは何か	ED
気づき	・モードについて理解する ・自らの人生においてモードがどのような役割を果たしたか、そして今どのような役割を果たしているのかを理解する ・自分が今どのモードにあるか気づけるようになる ・治療のターゲットとなる現在の問題、すなわちBPDの症状をモードに関連づけて理解できるようになる	・体験的な気づきのエクササイズ ・モード情報シート ・このモード（　　　　　）における私の体験 ・円グラスのモニターシート ・モードのモニターシート	AW
認知的なモード変容	・モードに対する認知的ワーク ・モード間の対話 ・モードに対するメリット・デメリット分析 ・モードの持続因子を探索する（例：認知の偏り） ・各モードに対するフラッシュカードを作る	・認知的ワークについて ・メリット・デメリット分析リスト ・各モードに関わる認知の偏りについて ・フラッシュカード	COG
体験的なモード変容	・セラピストとグループに対して安全かつ愛着をもった絆をつくる ・安全のためのワーク ・治療的再養育法 ・イメージ変容ワーク ・モードロールプレイ（例：「懲罰的ペアレントモード」をロールプレイで追い払う） ・体験の象徴となるような物理的対象を見つける（例：「よい親」の脚本を読む際にフリースを使う。「懲罰的ペアレントモード」をかたどった何らかの物体をつくってみる）	・安全なシャボン玉 ・安全な場所のイメージ ・「よい親」の脚本とイメージ ・体験的ワークについて ・移行対象を使う ・「よい親」の象徴を使う	EXP
行動パターンの変容	・モードが活性化されたことに気づく ・モードの背景にある自らの欲求を理解する ・各々のモードに対する健全なコーピングのプランをつくる ・自らの欲求を満たすための健全な行動を見つける ・「モード・マネジメントプラン（MMP）」を作り、それを使う ・最終的にMMPは「ヘルシーアダルトモード」のスキルレパートリーの一部となる	・モード・マネジメントプラン（MMP） ・最初のうち（第1〜12セッション）は主要なモードに焦点を絞る／慣れてくればグループで活性化されたモードであれば何であれ柔軟に焦点を当てる	BEH
ヘルシーアダルトモードの形成と強化	・「ヘルシーアダルトモード」を形成し、強化する ・各々のモードに対して「ヘルシーアダルトモード」を巧みに使う（例：「コーピングモード」を迂回する。「脆弱なチャイルドモード」を癒したり守ったりする。「怒れるチャイルドモード」の言い分を聞く。「衝動的・非自律的チャイルドモード」に制約を与える。「懲罰的ペアレントモード」を追放する。「要求的ペアレントモード」の要求を改善するかないしは追放する）	・「ヘルシーアダルトモード」のワークシート ・アイデンティティに関する資料	HAM
参考資料	この当事者用ワークブックには、さまざまな参考資料が含まれる（例：セラピストへのヒント、グループの基本ルール、GSTの機能）		REF

表 9.3 当事者用ワークブックのインデックス

治療の構成要素	タイトル
心理教育（EDUCATION = ED）	
心理教育 1	スキーマモデルの定義
心理教育 2	スキーマ療法の目標
心理教育 3	BPD に対する GST のプロセス
心理教育 4	モードの起源について
心理教育 5	幼少期の中核的感情欲求
心理教育 6	スキーマモード―幼少期の満たされなかった欲求―BPD の症状
心理教育 7	自分自身の体験からモードを理解する
心理教育 8	スキーマ療法の理論に基づき現在の問題（BPD の症状）を理解する
心理教育 9	モードが活性化するきっかけ
心理教育 10	モード活性化の脳生物学
心理教育 11	スキーマ療法の理論に基づき BPD の病因を理解する
BPD の心理教育 1	BPD の診断について理解する
BPD の心理教育 2	BPD の症状ワークシート
感情についての心理教育 1	感情についての基本情報
感情についての心理教育 2	カラーゲーム
感情についての心理教育 3	感情を和らげる
気づき（AWARNESS = AW）	
気づき 1-1	円グラフモニターのフォーム
気づき 1-2	円グラフに基づく気づきについて
気づき 1-3	円グラフに基づく情報：コーピングモードに基づく自分の体験
気づき 2-1	モードのモニターと気づき：「遮断・防衛モード」の例
気づき 2-2	モードのモニターと気づき：「脆弱なチャイルドモード」の例
気づき 2-3	モードのモニターと気づき：「怒れる・衝動的なチャイルドモード」の例
気づき 2-4	モードのモニターと気づき：「懲罰的ペアレントモード」の例
気づき 2-5	モードのモニターと気づき：※空白
気づき 3-1	モードのモニターと気づき：「脆弱なチャイルドモード」の例
気づき 3-2	モードのモニターと気づき：※空白
認知的ワーク（COGNITIVE = COG）	
認知的ワーク 1	モードによる認知的対処の概要
体験的ワーク（EXPERIENTIAL = EXP）	
体験的ワーク 1	「感情に気づきを向けるエクササイズ」のレベル
体験的ワーク 2	「よい親」の脚本
体験的ワーク 3	「よい親」のイメージ

表 9.3 当事者用ワークブックのインデックス（続き）

治療の構成要素	タイトル
体験的ワーク 4	「脆弱なチャイルドモード」を落ち着かせるイメージ
体験的ワーク 5	スキーマに関連する幼少期の記憶の書き換え
体験的ワーク 6	イメージ変容：ポジティブなイメージとともに行うワーク
体験的ワーク 7	ポジティブなイメージの記録
体験的ワーク 8	スキーマモードの起源を探るためのワークシート
体験的ワーク 9	「安全なシャボン玉」のイメージ
体験的ワーク 10	「安全な場所」のイメージ
行動パターンの変容（BEHAVIOR ＝ BEH）	
行動パターンの変容 1-1	安全と危機対応のプランのサンプル
行動パターンの変容 1-2	安全と危機対応のプラン：※空白
行動パターンの変容 2-1	モードマネジメント計画：「不適応的コーピングモード」の例
行動パターンの変容 2-2	モードマネジメント計画：「脆弱なチャイルドモード」の例
行動パターンの変容 2-3	モードマネジメント計画：「怒れる・衝動的なチャイルドモード」の例
行動パターンの変容 2-4	モードマネジメント計画：「懲罰的ペアレントモード」の例
行動パターンの変容 2-5	モードマネジメント計画：※空白
行動パターンの変容 3-1	モードマネジメントの次のステップ：「脆弱なチャイルドモード」
行動パターンの変容 3-2	モードマネジメントの次のステップ：「懲罰的ペアレントモード」
行動パターンの変容 3-3	モードマネジメントの次のステップ：※空白
行動パターンの変容 4-1	モードマネジメント計画：全体のまとめの例
行動パターンの変容 4-2	モードマネジメント計画：全体のまとめ：※空白
行動パターンの変容 5-1	ホームワークとグループエクササイズの組み合わせ：※例
行動パターンの変容 5-2	ホームワークとグループエクササイズの組み合わせ：※空白
行動パターンの変容 6	あなた自身のモードマネジメント計画のアセスメント
行動パターンの変容：対応 1	行動変容：「不適応的コーピングモード」に対応する
行動パターンの変容：対応 2	行動変容：「脆弱なチャイルドモード」に対応する
行動パターンの変容：対応 3	行動変容：「懲罰的ペアレントモード」に対応する
行動パターンの変容：対応 4	行動変容の記録：※例
行動パターンの変容：対応 5	行動変容の記録：※空白
行動パターンの変容：対応 6	行動変容に関するハンドアウト
行動パターンの変容：問題解決 1	問題の理解とモード変容の計画：※例
行動パターンの変容：問題解決 2	問題の理解とモード変容の計画：※空白

表 9.3 当事者用ワークブックのインデックス（続き）

治療の構成要素	タイトル
モードに関する追加資料	
不適応的コーピングモード（MCM）	
不適応的コーピングモード 1	「ヘルシーアダルトモード」の形成につながらないコーピングスタイルについての解説
不適応的コーピングモード 2	これまでのコーピング行動を変容するにあたってのメリット・デメリット分析：※例
不適応的コーピングモード 3	これまでのコーピング行動を変容するにあたってのメリット・デメリット分析：※空白
不適応的コーピングモード 4	不健全なコーピングモードを維持する「認知の偏り」
不適応的コーピングモード 5	モードへの気づきを深める：あるモードが活性化する手がかりについて知る
脆弱なチャイルドモード（VCM）	
脆弱なチャイルドモード 1	「脆弱なチャイルドモード」についての解説
脆弱なチャイルドモード 2	「脆弱なチャイルドモード」の中核欲求（安全，養育，慰め）を満たす
脆弱なチャイルドモード 3	「脆弱なチャイルドモード」のための移行対象
脆弱なチャイルドモード 4	「助けを求めていた自分」の幼少期の記憶を探索する
脆弱なチャイルドモード 5	幼少期の記憶を探るためのエクササイズ
脆弱なチャイルドモード 6	スキーマモードの起源を知る重要性についての解説
脆弱なチャイルドモード 7x	「脆弱なチャイルドモード」を救うための大計画
怒れる・衝動的チャイルドモード（ACM）	
「怒れる・衝動的チャイルドモード」1	「怒れる・衝動的チャイルドモード」についての解説
「怒れる・衝動的チャイルドモード」2	認知的モードワーク：ハンドアウト，ホームワーク：フラッシュカード
「怒れる・衝動的チャイルドモード」3	「怒れる・衝動的チャイルドモード」への対応のポイント：モードの健全な面に注目する
「怒れる・衝動的チャイルドモード」4	ホームワーク：視点を変えて「怒れる・衝動的チャイルドモード」とつながる
非機能的ペアレントモード（PPM）	
「非機能的ペアレントモード」1	「非機能的ペアレントモード」についての解説
「非機能的ペアレントモード」2	「非機能的ペアレントモード」のメリット・デメリット分析：※例
「非機能的ペアレントモード」3	「非機能的ペアレントモード」のメリット・デメリット分析：※空白
「非機能的ペアレントモード」4	認知的モードワーク：「非機能的ペアレントモード」に向けたメッセージ

表 9.3　当事者用ワークブックのインデックス（続き）

治療の構成要素	タイトル
「非機能的ペアレントモード」5	「非機能的ペアレントモード」に対する対処方略についての解説
ヘルシーアダルトモード（HAM）	※ GST の 2 年目は，主にこのモードに焦点を当て，不安定なアイデンティティを修復していく
「ヘルシーアダルトモード」1	「ヘルシーアダルトモード」を形成する
「ヘルシーアダルトモード」2	自分自身の「ヘルシーアダルトモード」に基づくアイデンティティをアセスメントする
「ヘルシーアダルトモード」3	どうすれば「ヘルシーアダルトモード」に移行できるのか
「ヘルシーアダルトモード」4	スキーマモードと健全なアイデンティティについて
「ヘルシーアダルトモード」5	「アイデンティティの円グラフ」について
「ヘルシーアダルトモード」6	「アイデンティティの円グラフ」の作り方
「ヘルシーアダルトモード」7	「ヘルシーアダルトモード」への気づき
「ヘルシーアダルトモード」8	グループエクササイズ：自分自身の「ヘルシーアダルトモード」を強化する
参考資料（REF）	
参考資料 1	GST の目標とグループの基本ルール
参考資料 2	スキーマ療法についてのプレスリリース
参考資料 3	モードの気づきとマネジメントの各段階について
参考資料 4	GST におけるセラピストのコツ
参考資料 5	GST におけるスキーマ概念化の方法
参考資料 6	副セラピストとつながるためのセンタリング・エクササイズ
参考資料 7	グループセラピストのツール集
参考資料 8	モード変容ワークの各段階について

ストのチームのありよう，セラピストのスタイル，そしてセラピスト自身のスキーマによって，個別の展開をそれぞれたどることになる。

　リストにある個別セッションの治療内容は，グループを進行させるうえでの大まかなガイドラインとして活用できる。セラピストはこれまでの経験と現在のグループのありように基づき，臨機応変にセッションの順番を入れ替えるとよいだろう。我々はこれらのリストを，異なるオリエンテーションのセラピストや経験の少ないスキーマ療法のセラピストに向けて，あえて詳細なものにした。しかしスキーマ療法の進行には寄り道や回り道がつきものである。時には治療初期のトピックやホームワークに立ち戻らなければならない場合もあるだろう。このように治療初期の課題に立ち戻って，アタッチメント，グループの一体感，安全な環境の確立といったテーマに取り組む間は，目下の課題の進行が非常にゆっくりになってしまうこともあるだろう。

　本章で示す表は，各ハンドアウトがそれぞれのモードとワークに対応し，それは本書の第5章から第8章の内容にも対応したものとなっている。我々は，各モードを当事者に紹介したり示唆したりするための大雑把な目安を週単位（例：1〜6週間）で示した。そしてそれを単独のセッションに分割し，それぞれのセッションにおける内容を示した（例：第1セッション，第2セッション，第3セッション……）。個々のセッションでは，そのセッションで主に強調する教育的テーマやモードについておおまかに示されている。また個々のセッションで示されているのは，そのセッションで実施できる最大限の内容（ハンドアウト，ホームワーク，エクササイズ）である。1回のセッションのなかで，我々はセッション開始時のアジェンダをすませたら，ケースの進行と当事者の様子を見てそのセッションのなかで焦点を当てるモードを選択し，当事者にそれらのモードについて話し合ってもらったり，モードに合わせたエクササイズを行ったりする。

　例を示す。セラピストはその日のセッションで「脆弱なチャイルドモード」に焦点を当てることにした。そこで皆でこのモードについて話し合うことにしたが，ある当事者が話し合いのなかで「遮断・防衛モード」に入り，

思考停止状態に陥ってしまった。それに気づいたセラピストは，当事者のモードを同定し，話し合いの内容がこの「遮断・防衛モード」というコーピングモードをどのようにして活性化したのか，ということについて探索していった。そして皆の許可を得たうえで，その当事者が「遮断・防衛モード」を乗り越えて「脆弱なチャイルドモード」にアクセスするための体験的ワークや認知的ワークにグループ全体で取り組んだ。別のセッションでは，セラピストは「怒れるチャイルドモード」について扱おうと心づもりをしていた。しかしそのセッションの冒頭で，当事者全員がそのときたまたま「脆弱なチャイルドモード」にあることがわかった。ひとつのやり方としては，セラピストが当事者の「脆弱なチャイルドモード」を安全な場に移し，「怒れるチャイルドモード」を予定通りに扱うということができる。しかし，そのときせっかく当事者全員が「脆弱なチャイルドモード」にいるのであれば（スキーマ療法では「脆弱なチャイルドモード」は最もアクセスしたり癒したりしたい対象である），予定を変更してその日のセッションでは「脆弱なチャイルドモード」を主に扱うこともできる。その場合，「怒れるチャイルドモード」については後日グループで扱えばよい。あるいは1回のセッションのなかで複数のモードに対するワークを柔軟に行うこともできる。特にそれらの複数のモードの関連性を，ロールプレイを通じて体験的に理解するといったワークが有用である（例：「脆弱なチャイルドモード」の欲求が満たされないために，「遮断・防衛モード」や「怒れるチャイルドモード」に切り替わることをロールプレイによって理解する）。

　個々のグループに対して，そのグループに特有のモードの特性を見出して柔軟に対応することはスキーマ療法においては非常に重要である。スキーマ療法では，個別のいかなるスキルやワークを「それさえあれば万能である」とは考えない。グループや当事者個人の個別性に柔軟に対応するという我々のやり方に対して，BPD当事者は非常に好意的に反応する。このことが，スキーマ療法の脱落率が他のアプローチに比べて低いことの大きな要因であると思われる。スキーマ療法では，個々の当事者の欲求，強み，特性，トラウマを総合して捉え，対応していく。そして体験的ワーク

へと昇華させていく。この一連の流れそのものが当事者を癒しに導くのであろう。そもそもBPD当事者は，あらかじめ意図された画一的な治療やスキル訓練に反発を示す傾向がある。それらの治療や訓練は当事者の個別性を否定しようとするものではないが，当事者はそのような治療に入ると「否定された」「承認されていない」といった感覚を抱いてしまうようである。したがって本章で示す各セッションの課題や戦略的なワークはあくまでも柔軟に用いてもらいたい。だからこそ当事者はスキーマ療法を通じて，非機能的な人生のパターンを変容し，治療外でも適切な仕方で自らの欲求を満たすことができるようになるのである。

第 10 章

個人スキーマ療法とグループスキーマ療法の組み合わせ

Hannie van Genderen, Michiel van Vreeswijk, Joan Farrell, George Lockwood
and Heather Fretwell

　本章では，個人スキーマ療法（ST）とグループスキーマ療法（GST）の組み合わせについて，これまでに行われた効果研究や臨床実践でわかったことを簡潔に示し，その成果と今後の見通しについて提案したい。個人STもGSTも，境界性パーソナリティ障害（BPD）に対して効果的であることが，これまでの治療効果研究から実証的に示されている（第12章参照）。Farrellたちは，スキーマ療法ではない個人療法を受けているBPD当事者に対し，週に1度のGSTセッションを加えた場合の治療効果についてRCT（無作為化比較試験）を行った（Farrell et al., 2009）。その結果「通常治療群」（個人療法のみの群）はBPDの症状や当事者の機能レベルに有意な効果をもたらさなかったのに対し，GSTを加えた群では大幅な治療効果や改善が得られた。

　BPDに対する個人STが，BPDの症状およびQOLを大幅に改善することはRCTなどの臨床研究において示されている（Giesen-Bloo et al., 2006；Nadort et al., 2009）。我々は現在，個人STとGSTの組み合わせ治療について予備的な臨床研究を行っている最中だが，両者の組み合わせが治療効果を増強するという現象が示されている（入院BPDに対する研究はReiss et al.（投稿中），外来BPDに対する研究は，Dickhaut & Arntz（2010））。個人STとGSTの組み合わせによる大規模な多施設臨床試験については第1章ですでに紹介した。また第5章では，両者の組み合わせのさまざまなあり

ようについて示している。本章の著者のうち 3 名が，この 20 年にわたり入院および外来で，個人 ST と GST を組み合わせた臨床実践を行っている。残りの 2 名は経験豊富な個人 ST のセラピストである。

　個人 ST と GST の組み合わせ治療は，双方の治療法を適合・調整して行う。治療に関わるセラピストは全員，臨床の場やスーパービジョン（ピア・スーパービジョンを含む）で定期的に顔を合わせ，当事者や治療に関する情報を共有する。組み合わせ治療の目標は個人 ST や GST と同様であり，それらの治療モデルを用いる。グループと個人セッションの割合は柔軟に決めることができるが，どのような割合を設定するにせよ，それぞれに利点と課題があるだろうと思われる。

10-1　治療プロトコル

　個人 ST のプロトコルは，Young et al.（2003）および Arntz & van Genderen（2009）に基づく。そして本書が GST のプロトコルとなる。入院 BPD の個人 ST および GST の組み合わせ治療の例は，Reiss, Jacob, & Farrell（2011）に示されている。

10-2　個人 ST および GST のセラピスト

　BPD に対する GST モデルでは，グループ療法を 2 名のセラピストが担当する。この 2 名は個人 ST のセラピストを兼務することが可能で，できれば 2 名のセラピストがグループの当事者を同数ずつ担当するのがよいだろう。我々はこのようなやり方で入院 BPD のスキーマ療法（組み合わせ治療）を行った。外来の場合はもう少し変動的になる。我々が行った最初の研究では，個人療法（スキーマ療法ではない）を行うセラピストと，GST のセラピストは別で，それらは互いに独立した治療として実施され

た。外来で組み合わせ治療を行う場合，個人 ST のセラピストが GST のセラピストを兼務するか否かで，治療効果が大幅に変わる可能性がある。現在我々は，全組み合わせ治療において，セラピストが個人とグループを兼務するようにしている。外来の場合，個人とグループの組み合わせのありようは，臨床現場の実情によって左右されるであろう。我々のこれまでの経験からは，どのような組み合わせであれ，それは治療的に有益であった。どのような組み合わせが最適か，ということについては今後さらに研究を重ねる必要がある。

10-3　セラピストの訓練

　GST の多施設臨床試験におけるセラピストは全員，スキーマ療法の認定セラピスト以上の資格を有している。さらに 6 日以上の GST の訓練を受け，継続的なスーパービジョンを受けている。スーパービジョンは最初週に 1 度のペースで行われ，半年後には 2 週に 1 度のペースとなり，その後治療が 2 年目に入ると月に 1 度のペースとなる。

10-4　個人 ST のセッション

情報の共有について

　当事者には，個人 ST のセラピスト（以下，「個人セラピスト」）と GST のセラピスト（以下，「グループセラピスト」）の間ですべての情報が共有されることをあらかじめ伝えておく。一方，個人セッションにおける情報をグループメンバーに開示するかどうかについては，当事者本人の許可を必ず得るようにする。グループセッションにおいて当該の当事者について共有された情報については，個人セッションで個人セラピストが当事者と改めて共有する。時として，個人セッションで個人セラピストと共有され

た情報がグループセラピストの目に留まり，それがグループで共有すると有用なのではないかと思われる場合がある。その場合は，その情報をグループセッションで共有してもよいかどうか，当事者に確認する必要がある（その方法については第4章で詳述した）。その場合，我々は当事者に対し，「この問題についてあなたが経験したことを，グループメンバーと分かち合いたいと思いますか？」と尋ねることが多い。このような問いかけでは当事者がピンとこない場合は，「先週あなたは〇〇モードが急に△△モードに切り替わるという体験をしましたね。それについて次のグループセッションで手短に紹介してもよいでしょうか？」といった尋ね方をする。同時するか否かは当事者に委ねられるが，たいていの場合，当事者は同意してくれる。ただし当事者が，その話題をグループに出すだけであまりにも恥ずかしい気持ちがする，あるいは自分をさらけ出しすぎてしまう気がする，といった場合，グループでの共有は時期尚早であるということになる。その場合，当事者の気持ちの準備ができるのを待つ必要がある。このようにグループでの情報共有については当事者が決めることができるということを，治療の開始時にあらかじめ当事者に伝えておく。

　個人STとGSTという2種類の治療間で，治療計画と事例概念化を共有する。個人STでは徹底的な事例概念化を行うとよいだろう。個人セラピストは，グループで扱うテーマやワークが当事者にとってどのように当てはまるか，その理解を手助けすることができる。また，当事者がグループにどのように反応し，グループのあり方をどのように理解しているか，といったことを，個人セラピストはグループセラピストに情報提供することができる。個人セラピストはさらに，グループで出された課題を当事者に合わせて詳細に見直し，課題の理解や使い方について当事者を手助けすることができる。個人セラピストのこういったフォローによって，当事者はグループによりコミットし，ドロップアウトを防ぐことが可能になる。

　個人セラピストとグループセラピストは互いの治療の進行をおおまかに知っており，互いに記録を閲覧しておく。またそれぞれの治療の進行についても定期的に確認し合う。そうすることで，たとえば個人セッションで

の内容をグループで共有してみたいかどうかをグループセラピストが当事者に尋ねることが可能になる。あるいは個人セラピストが，グループでの体験を当事者に定期的に確認するといったことも有益であろう。グループの最中に浮上した個人的な問題を当事者が扱いかねた場合，それは個人セッションでの恰好の話題となりうる。当事者がグループとどの程度つながれるのか，そして幼少期の被虐待体験といった苦痛を伴う個人情報をどれだけグループで開示するか，といったことも個人セッションで時間をかけて徐々に話し合っていくことができる。当事者がセッションをキャンセルした場合（個人STであれGSTであれ），個人セラピストは次のセッションで必ずそれについて話題にするべきである。

10-5　個人STとGSTをどのように組み合わせるか

- 個人STとGSTという異なる種類の治療によって，当事者の異なるモードが引き出せる可能性が高まる。その結果，当事者の全体的な機能についてより包括的な理解が可能となる。
- 回避傾向の強い当事者の場合，GSTよりも個人STにより早くなじむであろう。
- 自己愛性パーソナリティ障害，あるいは反社会的なパーソナリティ傾向をもち，同時に過剰補償的なコーピングスタイルを有する当事者は，第三者の存在しない個人セッションのほうが，セラピストによる「共感的直面化」にポジティブに反応しやすい。
- GSTは，各当事者の個人的な情報を詳細に共有することに焦点を置かない。GSTで必要なのは，その時々のグループの課題に関連した情報が「断片的に」共有されることである。したがって自分の個人的な体験を詳細に聞いてもらいたい，幼少期の被虐待体験をもっと詳しく話したい，といった場合，まずそれは個人セッションに委ね，その後，その体験をグループでの「イメージの書き換えエクササイズ」に

活用するとよいだろう。

- トラウマ記憶を扱うには，グループセッションの限られた時間では足りないと感じる当事者もいる。あるいはトラウマ体験をグループで話すのは恥ずかしすぎると感じる当事者もいるだろう。トラウマをグループで扱えるようになるためには，当事者の「脆弱なチャイルドモード」がしっかりとしたアタッチメントのなかで安全や安心を感じ，そのようなアタッチメントのなかでモード変容ワークが行えるようになっておく必要がある。言い換えれば，そのような状態になる前にグループでトラウマを扱うワークを行ってはならない。さもないとそのワークは単なる「再体験」として機能してしまう。記憶の想起によりある程度の苦痛を感じることは防ぎきれるものではないが，安全や安心が確立される前に，トラウマといった「深い」レベルのワークは行うべきではない。一方で，当事者が治療の終盤に入っても自らのトラウマについて語ることができない場合は，回避について当事者と話し合うことが必要になってくる。これは個人セッションとグループセッションの両方で扱うべき問題である。

- グループセッションで語られた話題は，個人セッションでさらに展開したり深めたりすることができる。それはたとえばトラウマにまつわる問題，自らのコーピングスタイルに対する気づき，他のグループメンバーとの関係性，グループセラピストとの関係性などである。個人セッションではかなりデリケートな問題について話し合えるという利点がある。また個人セラピストは，個人セッションで語られた話題をグループにどの程度持ち込むべきか，あるいは持ち込むべきでないか，といったことを当事者と話し合うことができる。

- 当事者は通常，個人セッションのほうが，より豊富な体験をし，より安心感を抱くことができる。個人セラピストは，当事者のどの問題や欲求をグループで扱うとよいのか，当事者に助言するとよいだろう。グループにおいて自らの欲求を伝える場面を，個人セッションでロールプレイを用いて練習することも有用である。一方で，個人 ST に対

して感じている問題をグループで話し合うほうが気が楽だという当事者もいる。というのも、当事者はその問題を個人セラピストに話すことで、セラピストから見捨てられることを恐れているからである。我々が最初に行った RCT では、個人セラピストに対して（この RCT での個人療法は ST ではない）自らの欲求をどのように伝えるかといったことをグループで話し合ったりロールプレイを行ったりすることがよくあった。その結果、当事者は自らの強烈な苦悩や欲求を、自傷行為などに頼ることなく、個人セラピストに伝えられるようになった。

- 何か重要な出来事が当事者にあった場合、それが一方の治療だけで語られた場合でも、個人セラピストとグループセラピストが情報を共有することによって、両者が同時にそれを知ることができることは非常に有用である。「当事者に今何が起きているのか」ということを知っていれば、当事者のモードが急激に変化したり、グループにおいて当事者の何らかのコーピングモードが発動したりしたときにも、その意味が理解できるからである。
- 危機的状況を乗り越えるための具体的な手助け（例：住居や金銭をめぐる問題や対処など）については、個人セッションのほうがやりやすい。
- 体験的ワーク、特にモード間のロールプレイを行うには、グループのほうがより強力である。

10-6 個人 ST と GST の組み合わせに潜在する問題

- 複数のセラピストを同時に「親」とみなすのが難しい当事者がいる。その場合、当事者はどちらか一方のセラピストを理想化し、他のセラピストをこきおろす、といった行動に出ることが多い。そして理想化したセラピストとの治療だけを好み、それだけに集中することになってしまう。
- 同じセラピストから治療を受けている当事者たちの間に嫉妬や競争が

生まれる場合がある。すなわち複数の当事者が1人のセラピストを共有することに困難が生じるということである。
- セラピストの間で対応に違いがあると，その違いに当事者が敏感に反応し，一方のセラピストから不公平に扱われているといった感覚が生じることがある。

10-7　合同スーパービジョンとピア・スーパービジョン

グループセラピストも個人セラピストも，ミーティングには定期的に出席する。入院治療におけるピア・スーパービジョンやチーム・ミーティングは，当事者に対するセッションと同頻度にする。

ピア・スーパービジョンの目的は以下の通りである。

- 当事者に関する情報を共有する。
- 治療マニュアルに基づき次回セッションの計画を立てる。
- セッション中に活性化するセラピスト自身のスキーマについて話し合い，対策を立てる。
- 治療について相互にサポートしたりアドバイスを与え合ったりする。

ピア・スーパービジョンに潜在する問題には以下のものがある。

- 個人STおよびGSTそれぞれの評価が不十分なものになりやすい。
- 個人セラピストとグループセラピストとの間に競争が生じる場合がある。
- 個人セラピストは担当する当事者を特別扱いしやすい傾向にある。個人セラピストが当事者の「お気に入りのセラピスト」になりたがることがある。
- 個人セラピストが自分の担当する当事者に感情移入しすぎてしまうこ

とがある。たとえば，その当事者が他のグループメンバーとの間に対人的問題を抱えた場合，個人セラピストは「ヘルシーアダルトモード」に基づく「よい親」のように振る舞えず，2人の当事者それぞれの視点を尊重しつつ話し合いを導くということができなくなってしまう（セラピストにとって重要なのは，当事者のすべての行動をモードの表出として捉え，最適な治療的介入を導き出すことである）。

- 当事者の目標や欲求に対するセラピストの見解が食い違う。
- 個人セラピストが，グループセラピストの査定や介入に同意できない場合がある（その逆も然り）。当事者のモードに対する両者の査定が相違すると，結果的に治療的再養育法に基づく対応が食い違ってしまう（例：一方のセラピストは「脆弱なチャイルドモード」に注目して，当事者の欲求を承認し，満たそうとするのに対し，もう一方のセラピストは「衝動的なチャイルドモード」に注目して，限界設定を行おうとする）。
- 一般家庭と同様に，「子ども（すなわち当事者）」は時に，親同士を対立させ，自らの欲求を満たそうとすることがある。個人セラピストとグループセラピストの全員がこのようなことがありうることを認識し，セラピストの見解の食い違いは複雑な問題を解決するための糸口であると受け止め，セラピスト同士の対立に自ら身を投じないようにすることが重要である。
- グループセラピストが特定の当事者の個人的なプロセスに集中しすぎてしまい，グループ全体のプロセスを見失ってしまうことがある（副セラピストがこのような現象に早めに気づくとよい）。

個人 ST と GST の組み合わせにあたっての潜在的な問題は，全セラピストによるチーム・ミーティングによって解消できると我々は考えている。我々の臨床経験からは，個人 ST と GST の組み合わせは良好に機能し，互いの効果を高め合う。多施設で行われる GST の臨床試験を通じて，個人 ST と GST の最適な組み合わせ方が明らかになるだろう。個人 ST と GST

が良好に組み合わされるとき，治療に関わるすべてのセラピストが互いへの信頼感を抱き，それを当事者に伝えることになる。そして個人セラピストもグループセラピストも互いの治療を尊重し合う。このような良好な組み合わせによって，当事者における個人 ST と GST 療法の「いいところ取り」が可能になる。

第11章
グループスキーマ療法の治療的再養育法を通じて中核的感情欲求を満たす

Poul Perris and George Lockwood

　グループスキーマ療法（GST）では，治療的再養育法を通じて，当事者の満たされなかった中核的感情欲求を満たしていく。その際，セラピストと副セラピストは「両親」，グループメンバー同士は「きょうだい」，そしてグループ全体が「健全な家族」として機能する。GSTで治療的再養育法を的確に行うためにグループセラピストに必要なのは，中核的感情欲求とはどのようなものか，それらが満たされることによってどのようなヘルシーなスキーマやモードがどのように形成されるのか，といったことを明確に知っておくことである。幼少期の子どもの心が健全に成長するにあたっては，社会文化的な「栄養」が不可欠である。そのような栄養を欲する神経生物学的な感情状態のことを我々は「中核的感情欲求」と呼ぶ。我々は「早期不適応的スキーマ（Early Maladaptive Schema：EMS）」とともに「早期適応的スキーマ（Early Adaptive Schema：EAS）」という概念を提唱したい。EASはEMSに対応する健康的なスキーマである。我々の考えでは，「早期適応的スキーマ（EAS）」とは，EMSと同様に，その人のなかに広範囲にわたって浸透したテーマやパターンであり，自分自身および他者との関係性に関する記憶，感情，認知，神経生物学的な反応に基づくものである。EASは幼少期と思春期に形成され，その後徐々に精緻化されていく。そして成人期における健全な機能と適応的な行動につながっていく。

　幼少期や思春期において，家庭や社会文化的な状況で中核的感情欲求がほどよく満たされるとEASが形成される。形成された当初のEASは，ま

だ固定化されていない柔軟なひな形のようなものであるが，当事者のなかにポジティブな表象として内在化される。こうしたひな形が当事者の特性や状態となり，それが今度は良好な対人関係や当事者の自律的な機能につながる。そうなると当事者の中核的感情欲求がさらに満たされていくことになる。そこでは誰も傷つくことがない。このようなひな形は，人生早期においてはポジティブではあるが素朴かつ大雑把である。たとえば「人は信用できる」といったEASをもつ子どもは，すべての人を信用してしまう。子どもの認知能力が発達し，その間も中核的感情欲求が適切に満たされ続ければ，EASは徐々に精緻に洗練されていく。そして結果的には「後期適応的スキーマ」とでも呼ぶべき，柔軟で，バランスが取れていて，精緻で，健全な行動選択に結びつくような統合的かつ流動的な状態へとつながっていく。先に示した「人は信用できる」といったEASを持つ子どもが大人になると，個々の状況における個々の人をどれだけ信用するのかといった微妙な判断ができるようになり，「慎重に人を信用する」といったバランスが取れるようになる。

　このように成長の過程でひな形を修正したり拡張したりすることは重要なことだが，我々の仮説は「幼少期のひな形がその人の中核的な感情を形作る」というものである。EASに基づく健全な行動が生まれるのは，「ヘルシーアダルトモード」の機能による。「ヘルシーアダルトモード」は，あらゆる適応的スキーマと適応的なモードからもたらされる情報やエネルギーを統合したり調節したりする。「ヘルシーアダルトモード」のこうした実行機能は生涯にわたって発達するが，その始まりはあくまでも幼少期である。幼少期に蒔かれたEASの種は，「ヘルシーアダルトモード」の働きによってより広範で柔軟なEASへと成長し，適応的な行動選択につながっていく。そしてこのようなプロセスを目指すのがGSTにおける治療的再養育法である。

　中核的感情欲求のモデルは，治療的再養育法のガイドとなる。中核的感情欲求を参照することによって治療的再養育法においてターゲットとなるEASと適応的行動傾向が明らかになる。対人関係において何が「栄養」と

なるかということについてのリストは，治療関係を用いた介入におけるある種の目標として役立つ。EAS の定義づけに用いられる個別の用語は重要である。というのも，人間にとって本質的に何が健全な機能であるのか，ということを示しているからである。一方，適応的行動傾向は，こうした本質的な健全さが日常生活にどのように行動として表れてくるかを明らかにしてくれる。対人関係における「栄養」は当事者が健全なパターンを内在化するのに大いに役立つ。（本章で示す数々の用語や定義については，Jeffrey Young との継続的な議論によって定式化されたものである）

　ところで次節では EAS（早期適応的スキーマ）の「早期」を取り除いた「適応的スキーマ（Adaptive Schemas：AS）」について解説する。というのも，成人の当事者の場合，治療で扱うのは早期のスキーマだけではないからである。適応的スキーマは大人になってからでも形成可能である。次節の解説では BPD 当事者に最も関連の深い AS に的を絞ることにした。したがって「身体的安全／レジリアンススキーマ」と「情緒的開放スキーマ」はそこには含まれていない。それぞれの AS には，それが必要とする対人関係のあり方について，そしてグループでセラピストが用いうる治療的再養育法の戦略について記載されている。また，当事者が自らの AS や「ヘルシーアダルトモード」を成長させるためのセルフヘルプ課題についても記してある。

　本章では，BPD に関連性の高いと思われる 3 つのスキーマ（「評価と承認の希求スキーマ」「否定／悲観スキーマ」「罰スキーマ」）について触れているが，これらの 3 つのスキーマは最近の因子分析研究によって省かれたスキーマであり，強いエビデンスをもたないものであることに留意されたい。このような理由から，これらの 3 つのスキーマに関連する中核的感情欲求について我々はここでは解説をしないし，3 つのスキーマについては表 11.1 にも含めなかった。

表11.1 早期不適応的スキーマ、中核的感情欲求を満たす対人関係、早期適応的スキーマ、適応的行動の特徴

早期不適応的スキーマ	中核的感情欲求を満たす対人関係 以下の欲求：	早期適応的スキーマ	適応的行動傾向（成人の場合） 以下の能力：
見捨てられ／不安定スキーマ	情緒的なアタッチメントの対象がある。それは安定しており予測可能である。	安定したアタッチメントスキーマ	自分を見捨てずに必要なときにそばにいてくれる人を見つけ、そのような人との関係を維持する。
不信／信頼スキーマ	誠実さや信頼性があり、搾取的でない。	基本的信頼スキーマ	ほど他者の警戒心をもちながらも、他者の意図を信頼し、それらの意図を好意的に受け止める。
情緒的剥奪スキーマ	温かな心、愛情、共感、保護、助言が与えられ、個人的な体験を互いに共有する。	情緒的充足／親密スキーマ	重要他者と親密な関係を築き、その関係のなかで互いの欲求、感情、思いを共有する。
欠陥／恥スキーマ	遊び心をもち、自由な愛情が与えられる。公私において、自由に振る舞う重要他者が存在し、そのような存在のおかげで自分自身も遊び心を持って自由に振る舞うことができる。自分の感情を表出したり自分の思いを話ったりすることを重要他者が認めてくれる。	感情自在スキーマ	感情を自由に表出したり、自分の感情について気楽に話し合ったりできる。感情、思いやりを抑制せずに適切な形で表出したり行動したりする。
欠陥／恥スキーマ	無条件の受容や愛情が与えられる。公私において、継続的に批判されたり拒絶されたりすることがない。自信を失ったときにはその思いを押し込めずに誰かに打ち明けることができる。	自己承認／自尊スキーマ	自己受容する。自分自身に対して思いやりをもつ。他者に対して偽ることなく正直に振る舞う。
社会的孤立／疎外スキーマ	何らかのコミュニティに受け入れられ、コミュニティにおいて興味関心や価値を他者と共有する。	社会的包摂／親密スキーマ	自らの興味関心や価値を共有できる社会的グループを見つけ、それとつながることができる。他者との類似点や共通点をみつけることができる。
失敗スキーマ	自分で選んだ領域（学業、職業、趣味）において能力を伸ばし習熟することを、サポートし助言を与えてもらう。	習熟／成功スキーマ	自分にとって意味のある領域（学業、職業、趣味）において目標を達成する。
損害と疾病に対する脆弱性スキーマ	損害や疾病に対して「それらに対処できるかもしれない」という思いをもちながら適度に関心を抱き、心配や過剰防衛をしすぎずリスクに適切に対処できる人が手本となる。	身体的安全／レジリアンススキーマ	身体の安全性やレジリアンスについて現実的な感覚をもつ。身体的危険がない状況ではさまざまな状況に自由に入っている。ささいな身体症状には落ち着いて対処する。損害や疾病をもたらしうるリスクに対しては自信をもって積極的に対処する。

表11.1　早期不適応的スキーマ、中核的感情欲求を満たす対人関係、早期適応的スキーマ、適応的行動の特徴（成人の場合）(続き)

早期不適応的スキーマ	中核的感情欲求を満たす対人関係 以下の欲求：	早期適応的スキーマ	適応的行動傾向（成人の場合） 以下の能力：
依存／無能スキーマ	他者から過剰な援助を受けずに以下のことを行う。自己の意思決定、サポート、挑戦、課題への取り組み、問題解決。	有能／自己信頼スキーマ	必要な時には誰かに助けを求めつつ、他者に頼りすぎずに日々の日課に取り組み、意思決定を行う（他者とのつながりを保ちながらの自立）。
巻き込まれ／未発達の自己スキーマ	自分が独立したアイデンティティや独自の進路を持つことを受け入れてくれる重要他者は個人的な境界線を尊重してくれる。	健全な境界／発達した自己スキーマ	自分らしい人生の方向性、信念、感情をもっている。他者との間に適切な境界線を持っている。
服従スキーマ	重要他者との関係において、罰や拒絶されることの脅威を感じずに、自分の欲求や感情や意見を自由に表出できる。	自己主張／自己表出スキーマ	重要他者と相容れない場合でも、対人関係において、自らの欲求、感情、願望を主張したり表現したりできる。必要であれば妥協もする。
自己犠牲スキーマ	すべての人に等しく欲求があることを認め、バランスを取る。罪悪感によって自分の欲求の表現を抑えない。	相互性／セルフケアスキーマ	他者の欲求を自分の欲求に無条件に優先させない。自らの欲求を満たすことと他者の欲求を満たすこととの間にバランスを取る。
厳密な基準／過度の批判スキーマ	低すぎず、同時に厳しすぎもしない適切な基準を設定し、その基準いや不完全さがあったりしてもよしとしてもらう。間違いや不完全さに寛容である。基準を達成することよりも、その他の欲求、他者への非現実的な要求は差し控える。（健康、親愛、休養）とのバランスを取る。	現実的な基準／不完全さの受容スキーマ	能力や状況に応じて柔軟に対応する。失敗や不完全さを受け入れる。
権利要求／尊大スキーマ	指導と共感的な限界設定に対する他者の反応に気づき、それによって自分の行動を改める。他者の考え、権利、欲求を尊重することができる。自分が他者の誰よりも優れているとは考えず、他者への非現実的な要求は差し控える。	互恵性／公平性スキーマ	他者も自分も等しく価値のある存在であると考える。それによって他者の考えを受け入れたり、他者に配慮を示したり、他者の欲求や感情を尊重できるようになる。
自制と自律の欠如スキーマ	指導と共感的な快楽や不快さを後回しにしてやってべき日課や責務を完遂する。不適切な要求を制御する感情表出を制御する。	自制／自律スキーマ	他者に対する責任を果たしたり自らの長期目標を達成したりするために、短期的な満足や急な衝動を適切に制御する。

※訳注：表11.1における記載と以下の本文での「適応的スキーマ」の名称や解説が微妙に異なっている。これは表中の適応的スキーマが「早期適応的スキーマ」であり、本文で解説されるスキーマは「早期」という縛りを除いた「適応的スキーマ」であるからだと思われる。

11-1　社会的所属スキーマ

　この適応的スキーマは，世界や他者に対する全般的な帰属感やつながりに関するものである。たとえば，計画や活動の仲間に入れてくれる友人がいる，他者といろいろな点で相通ずるものがあると感じる，などといったことである。
中核的欲求——価値観を共有するコミュニティに恵まれ，受け入れられる。
欲求の満たし方——各グループメンバーに，良いことも悪いことも含めて子ども時代の体験を話してもらう。セラピストもそれに節度を持って参加する。そこでは，家庭，学校，友人から得た価値観や規範について話す。趣味や関心事，子どものときに好きだったTV番組，読んでいた漫画，よく聴いていた音楽，等々について話し合う。メンバーたちの感情的苦痛を中核的欲求と関係づけて共有し，中核的感情欲求が満たされなかったことで体験する苦痛は深いレベルでは皆同じであることを明らかにする。グループ外でも，自分と同じ興味や価値観を有する人やコミュニティを探し，つながろうとする当事者をサポートする。当事者同士やセラピストとの共通点や一致点を見つけられるようなエクササイズを行う。

11-2　安定したアタッチメントスキーマ

　このスキーマは，感情的に安定した感覚や安全基地に関するものである。これは，自分には十分にコミットしてくれる重要他者がおり，その人は何があっても自分のそばにいてくれるだろうという感覚を継続的に抱く体験から形成される。
中核的欲求——安定し，予測可能なアタッチメント対象がいること。
欲求の満たし方——セッションとセッションの間も，できるかぎり当事者に対応できるようにする。セラピストはいつでも共にいることを当事者に

伝える。セッションとセッションの間に，時折当事者の様子をメールなどで尋ね，セラピストがセッション外でも当事者を気づかっていることを示す。セラピストは安定し，予測可能な状態を保つ一方，ストレスを感じた時には，それを健全な方法で表現する。必要があればセッション外でも当事者のために動く。グループはチームとして積極的に活動し，当事者に安定感を提供する。グループそのものが当事者の居場所であり，当事者を守ってくれることを当事者自身が感じられるようにする。グループ外にも，安全なアタッチメントが築ける重要他者を見つけるようメンバーを励ます。

11-3　情緒的充足スキーマ

このスキーマは，愛する相手から自分も愛され，理解され，導かれ，守られているという感覚に関するものである。他者と何かを深く分かち合う，一緒に過ごす時間を大切にする，といったことも含まれる。

中核的欲求——あたたかさや親愛の情に触れること，共感されること，保護されること，個人的体験を共有し合えること。

欲求の満たし方——セラピストはセッション中，当事者に対して情緒的に関わり，当事者一人ひとりに対して注意を向け，好奇心を抱き，時には遊び心を示す。「脆弱なチャイルドモード」に対してはあたたかく落ち着いた口調を用い，「幸せなチャイルドモード」には遊び心を示す。あたたかさ，遊び心，優しい目線は，当事者との結びつきを確立するうえで強力な手段となる。そのためには，当事者の「大人」の顔のなかに「楽しげな子ども」を見つけるとよい。当事者がセッション中に何らかの苦痛を感じた場合，それを早期不適応的スキーマと幼少期の体験につなげて理解することで，当事者とのつながりはさらに深まる。当事者が動揺しているときには，より直接的かつ明示的に慈しみやケアを与える。場合によっては身体的な接触（ハグする）などもありうる。ただしそれは，セラピストが当事者に触れることが性的な意味ではなく慈しみやケアのためであると当事者自身

が理解しており，セラピストに触れられることを心地よいと感じている場合に限る。写真や小物を移行対象として用いることもできる。セラピストが当事者の長所を伝えることも役に立つ。グループ外でも親密な対人関係を築き，相手に自らの欲求や感情や思いを伝えることを推奨する。当事者が自らの「脆弱なチャイルドモード」に気づき，そのモードに対して愛情や思いやりを向けられるようになることを手助けする。グループメンバー同士がそのような体験を共有できるようになるとよい。さらにメンバー同士が，あたたかさ，親愛の情，相互理解，互いに守り合うといった思いを伝え合えるようサポートする。

11-4 基本的信頼スキーマ

　このスキーマは，自分が頼りにしている人たちは正直で信頼できるという感覚や，それらの人たちは自分のために最善を尽くして動いてくれるという感覚に関わるものである。

中核的欲求——正直で，信頼でき，忠実であること。そして虐待やいじめを受けないこと。

欲求の満たし方——セラピストとして隠し事なく「透明」であること。それには，オープンで丁寧であること（たとえば，新たなテーマを導入したり新たな介入を行ったりするときには明確な根拠を伝えるなど），適切な自己開示をすることなどが含まれる。もしセラピストがストレスを感じたり何らかの否定的感情を抱いたりした場合は，「ヘルシーアダルトモード」として，適切に自己開示すればいい。たとえば「ねえ，アンバー，エリックが怒りを爆発させるたびにあなたが割り込むから，私自身がちょっとイライラしてしまうの。でも，彼が怒るたびにあなたが動揺してしまうのもわかっているわ」といった言い方である。またセラピストが間違いを犯した場合，自分の面目を保とうとするのではなく，間違いを認めてしまったほうがよい（例：「ごめんなさいね。確かにあのとき私の頭はいっぱい

いっぱいで，あなたがいることにも，あなたの気持ちにも気が回らなかった」)。また，「誰かに助けを求める」というのはリスクを冒すことではあるが，それは健全な行動である。セラピストはそのような健全なリスクを冒すことを当事者に勧める。その際，どのような人であれば信頼できるのかということも当事者に教え，最終的には当事者がそのようなことを見抜けるように手助けする。さらに他者の意図と顕在化した行動を区別できるよう当事者に教えていく。

11-5　成功スキーマ

　このスキーマは，「うまくいった，成功した」という感覚や「自分は意味のある重要なことを成し遂げた」たという感覚に関するものである。
中核的欲求——自分が選択した領域（学業，仕事，趣味など）において，サポートやガイドを得ながら，自分の能力を伸ばし，成功や達成をすること。
欲求の満たし方——当事者が興味をもっていることについて，努力をすれば達成できるかもしれないと思えるようなエクササイズやホームワークを出す。当事者が努力をし，何らかの成果を上げたら惜しみなく賞賛する。それはたとえば，「お母さんと対決するスキルが驚くほど伸びましたね。ここまで頑張って成長したあなたを誇りに思います」といったことである。当事者が他のグループメンバーに助け船を出したときも褒めるようにする。当事者が自らの好きなことや情熱を傾けられることを見つけたり伸ばしたりすることを手助けする。結果だけでなく当事者が何かに打ち込んでいること自体を賞賛する。

11-6　自己承認／愛される自己スキーマ

　このスキーマは，「自分は愛されている」「自分は自分のことが人として

好きだ」という感覚に関わっている。それには自らの欠点を受け入れ，自分は注目され敬意をもたれるべき存在であると感じることも含まれる。自分の容姿にもそれなりに満足であるという感覚も含まれる。

中核的欲求――公私ともに無条件に承認され，愛されること。つねに誰かから褒められること。つねに批判や拒絶を受けるといったことがないこと。
欲求の満たし方――オープンで，無条件に受容されていると感じられるような雰囲気をグループにもたらす。当事者の示すさまざまな思考，感情，行動をノーマライズする。空想，衝動，感情，欲望を抱くことと，それらを実行に移すことの違いについて話し合う。後者（実行に移すこと）には誰かを傷つけないために制約が設けられるが，前者（空想，衝動，感情，欲望）には制約はない。グループの雰囲気がオープンで受容的であれば，当事者は自らの弱みや欠点にも目を向けられるようになる。当事者が「恥ずかしい」と感じる問題を，受容や理解，そして思いやりをもって捉え直せるよう手助けする。当事者が「恥ずかしい」と感じる状況をイメージワークのなかで思い描いてもらい，そこに当事者の「ヘルシーアダルトモード」が入り込み（必要であれば，セラピストや他のグループメンバーも入り込む），理解や思いやりを示す。セラピストはつねに当事者を褒める。そして当事者自身が自らの努力や存在を誇れるよう手助けする。

11-7　健全な境界／発達した自己スキーマ

　このスキーマは，「独立した自己」という感覚に関するものである。それには，「自分はこういう人間である」「自分はこういうことに価値を置いている」「自分は他者から独立した一人の人間である」といった思いが含まれる。またこのスキーマは，自分と他者の間に明確な境界線を引くということにも関わる。
中核的欲求――重要他者の支えと受容を通じて，自分には独自のアイデンティティがあること，人生において独自の方向性があること，自分と他者

の間に境界線があること，といったことを感じられるようになる。
欲求の満たし方——当事者がセラピストの真似をするときは，「巻き込まれ／未発達の自己スキーマ」の表れであるかもしれないので気をつけるようにする。セラピストは当事者自身の意見や好みを尋ね，独立した自己意識の成長を促す。たとえばイメージワークにおいて「立ち入り禁止」の札がかかった個室をイメージし，そこに家具や装飾品を好きなように置いてもらう。それを絵などに外在化し，居心地のよさや安全であることを同時にイメージしてもらう。さまざまな人生の領域において（例：パートナーなどとの親密な対人関係，学業，仕事，趣味，友人づきあい，原家族），自らのビジョンを大事に育み追求するよう手助けする。*Reinventing Your Life* (Young & Klosko, 1993)〔訳注：YoungとKloskoによるスキーマ療法のセルフヘルプ本。今のところ日本語の翻訳本は出版されていない〕の第17章を読むことをホームワークの課題とする。

11-8　有能／自己信頼スキーマ

　このスキーマは，「自分は自分で自分のケアができる」「毎日の生活のなかで自分は自分を頼りにできる」といった思いに関わるものである。
中核的欲求——他者からの多大な助けがなくても，日々の決断や問題解決を自分でできるように，課題やサポートや指導が与えられる。
欲求の満たし方——セラピストは当事者が取り組める段階にあると判断した課題を選び，それに向き合い取り組むよう，熱心に働きかける。当事者が課題への効果的な取り組み方を見つけられるよう手助けし（時間管理，整理整頓，優先順位の決定），建設的なフィードバックと賞賛を与えつづける。当事者が次第に難度の高い課題に取り組んでいくのを助ける。当事者が自力で行えたこと，他者に助けてもらったこと，やるべきことを当事者がやらなかったこと，といったことの評価をする。

11-9　自己主張／自己表出スキーマ

　このスキーマは，自分の意見，欲求，感情といったものを親密な人間関係のなかで自由に話したいという感覚に関わる。
中核的欲求——罰を受けるとか拒絶されるといった心配がないなかで，自分の欲求，感情，意見を，重要他者との関わりにおいて自由に表現できること。
欲求の満たし方——感情や思いについて心理教育を行う。中核的感情欲求は感情や思いとどのように関連しているか（例：「慰めてほしい」という感情欲求と「それが得られなくて悲しい」という感情や思いが関連する，「受け入れてほしい」という感情欲求と，「それが得られなくて恥ずかしい」といった感情や思いが関連する），といったことについて伝える。たとえ他のメンバーとは違うものであっても，自分の欲求や思いをグループ内で明確に表現するよう励ます。同時に，他のメンバーの思いをオープンに聞いたり，時に妥協したりする必要があることについても伝える。

11-10　他者への共感的配慮／他者尊重スキーマ

　このスキーマは，「人は誰もが等しく重要である」という感覚や，「自分が思い通りにすることより，皆が平等であることのほうが重要である」といった感覚に関わる。
中核的欲求——自分の行為が他者にどう影響するかを教えられ，共感的な態度で限界設定をしてもらうこと。
欲求の満たし方——当事者が他者の欲求を踏みにじる行為をしたり，不当な要求をしたりした場合，セラピストは適切な限界設定を行う。その際，公平でバランスの取れた対応を心がける。当事者が他者視点に立って他者の欲求や感情に配慮と敬意を示せるよう促す。また自己と他者の価値が平

等であることを受け入れられるよう手助けする。

11-11　健全な自制／自律スキーマ

　このスキーマは，感情や欲求の衝動を適度にコントロールできるという感覚に関わる。また，構造化，注意の持続，組織化といった機能にも関わる。さらに，短期的利益と長期的利益のバランスを取るための能力にも関連する。

中核的欲求――共感的だかきっぱりとした態度で，長期目標を達成するために短期的な快楽や心地よさを手放すよう導かれること。制御不能で不適切な感情や衝動に対して限界を設定してもらうこと。

欲求の満たし方――グループにおいて当事者が衝動的な行動を示したり，他のメンバーに対して激しい怒りなどの否定的感情をぶつけたりした場合，治療的再養育法の文脈のなかで，共感的な限界設定を行う。その際，感情表出は認めつつ，それらの感情と幼少期の体験とのつながりを明らかにしたうえで，現在の状況に対して現実検討を行ってもらう。また自分の言動が自分自身や他のメンバーにどのような影響を与えるかを考えてもらう。そして当事者の言動の根底にある欲求を明らかにし，他のメンバーの欲求にも配慮しながら，自らの欲求を適切に表現するやり方を見つけられるよう手助けする。新たな適応的行動についてはロールプレイを行い，皆からのフィードバックを受ける。セッション中に時間を記録しながら，セラピスト自身が構造化と規律の手本を示す。自他に対する責任を引き受け，長期目標を達成するために，短期的満足を手放す必要があることを伝える。当事者が日常生活で直面している「自制と自律の欠如」に関する問題を解決するために，適切なホームワークの課題を設定する。

11-12　楽観／希望スキーマ

　このスキーマは,「大体において物事はうまくいく」「未来は可能性に満ちている」といった感覚に関わる。またリスクや問題に対する現実的な認識は保ちながらも, うまくいかないことよりうまくいっていることに焦点を当てることにも関わる。
中核的欲求——困難を前にして現実的, 建設的, 楽観的に対処する手本を見せてくれる重要他者がいること。
欲求の満たし方——当事者が行き詰まっている具体的問題に楽観的な態度で焦点を当て, グループで問題解決を図る。当事者の強みや能力を見出すエクササイズを行い, 物事は解決し得るという希望や楽観性を高める。

11-13　現実的な基準と期待スキーマ

　このスキーマは, 目標に取り組むとき「これで充分だ」と受け入れる感覚に関わる。また, 自他に対してバランスの取れた現実的な期待をもつ感覚に関わる。
中核的欲求——適度な基準と目標を設定し, 目標達成と他の欲求（健康, 親密感, リラックスなど）とのバランスを取る。
欲求の満たし方——セラピストは現実的な基準や目標を設定する手本を示す。セッション中に何かミスをしたときはそれをオープンに認め, セッション外で犯した小さな過ちについても自己開示する。自分を思いやったり許したりする方法を示す。能力や状況に応じて基準や目標を柔軟に変化させ, 失敗や不完全であることを許容できるよう, 当事者を手助けする。

11-14　自己への健全な関心／セルフケアスキーマ

　このスキーマは，他者の幸福を気遣うと同時に，自分自身の幸福を追求することに関わる。
中核的欲求──そこにいる全員の欲求を等しく扱ってくれる重要他者がいること。
欲求の満たし方──すべての当事者に気を配り，慈しむ。当事者からのいたわりや慈しみをセラピスト自身も（現実的な制約のなかで）受け取る。適応的なセルフケアの手本を示す。グループ内で自分の欲求を満たすことと他者を助けることのバランスを取るよう，当事者に働きかける。

11-15　本章のまとめ

　すでに述べたように，早期適応的スキーマ（EAS）は当事者の成長とともに進化していくものである。重要なのは，現実的な期待の中で，当事者の成長に着目し，それを強化することである。最初はセラピストが「ヘルシーアダルトモード」として当事者の欲求を満たす。当事者はセラピストの言動を少しずつ自らの内面に取り込み，同時に治療的再養育法の教育的な側面やスキル訓練的な側面のサポートを受けながら，自らの欲求を満たす能力や頼りになる重要他者を見つける能力を育んでいく。当事者の中核的感情欲求を満たすために治療的再養育法を行うことは，セラピストにとって時として困難な作業になる場合もある。というのも，治療的再養育法においては，当事者の成長を促す無条件の愛情や自由意思を示すと同時に，当事者の社会適応を図るために現実的な限界設定を行う必要があるからである。「他者とつながりたい」といった当事者の欲求に応えることはセラピストにとってさほど困難なことではない。それよりは「現実的な限界を設定してもらいたい」という欲求に応えるほうが困難な課題となるだ

ろう。しかしスキーマ療法を提供するセラピストであれば，治療的再養育法のなかでこの2つを両立させる必要がある。GSTの場合，愛情を与える役割と限界設定をする役割を，2人のセラピストで分担し，さらに交互に役割を変更することができる。役割交換することで，どちらか一方が「よい警官」，もう一方が「悪い警官」に固定化されるリスクを最小限に抑え，当事者たちは2名のセラピストが自分たちのあらゆる欲求を満たしてくれる存在であると感じられるようになるだろう。

第12章
境界性パーソナリティ障害に対する
スキーマ療法の系統的レビュー

Arnoud Arntz

　我々の知る限り，外来で実施した境界性パーソナリティ障害（BPD）に対するスキーマ療法の効果に関する研究は6本ある。また，入院中にスキーマ療法を実施した3つのパイロット研究の結果を報告した論文が1本ある。なお，単一事例報告もあるが，方法論的に脆弱なため本章では除外することにした。

12-1　外来でのスキーマ療法の臨床試験

　6件の外来スキーマ療法臨床試験のうち，4件はRCT（無作為化比較試験），1件は複数症例研究（ケースシリーズ），残りの1件はオープン試験である。いずれの研究も，BPDの診断にあたっては構造化診断面接を行っている（5件の研究ではSCID-2を，1件の研究ではDIB-Rを用いている（Farrell et al., 2009））。つまりこれらの研究における当事者はDSM-IVにおけるBPDの基準を明らかに満たしているということになる。
　ここではまず6件の研究について紹介し，これらの研究に関する2種類のメタ分析の結果を報告する。メタ分析とは，異なる研究の結果を組み合わせる統計的手法であり，これによって臨床研究の全般的な結論を得ることが可能になる。

以下が 6 件の研究である。

1. Giesen-Bloo たちと van Asselt たちの臨床試験について（Giesen-Bloo et al., 2006 ; van Asselt et al., 2008）。この研究は外来の BPD 当事者を対象とした多施設における RCT であり，個人スキーマ療法（ST）と，力動的精神療法の一種である転移焦点化療法（TFP）を比較したものである。3 年間の治療を研究対象としているが，3 年以内に終結した治療も，3 年を超えて続いた治療も含まれる。主要評価項目は BPD の重症度であり，これは「境界性パーソナリティ障害重症度指数（Borderline Personality Disorder Severity Index : BPDSI）」によって評価されている。ST 群は TFP 群に比べて治療が継続されやすい傾向がみられた。とりわけ，治療から脱落した当事者の割合は TFP 群より ST 群のほうがずっと少なかった（ST 群が 27%，TFP 群が 50%）。主要評価項目についても，ST 群は TFP 群より優れていた（BPDSI において統計的な回復基準を満たした割合は治療開始 3 年後で ST 群が 45%，TFP 群が 23.8%，4 年後のフォローアップ時で ST 群が 52.3%，TFP 群が 28.6% であった。また BPDSI において「明確な効果」を示した割合は ST 群が 66% で，TFP 群は 43% であった）。また，副次評価項目（パーソナリティの病理，自尊心，QOL）においても，ST 群は TFP 群に比べて有意に優れていた。今回のメタ分析では，我々は BPDSI の低下を主要評価項目とすることにした。van Asselt et al.（2008）の研究では，この RCT の費用対効果についての分析が報告されている。ST 群は TFP 群に比べて，主要評価項目において低費用・高効果であることが明らかになった。ただし QOL については「質調整生存年」という指標において両群に有意な差は認められなかった。おおまかにまとめると，治療の維持，BPD からの回復，BPD 症状の現象，パーソナリティ障害および全般的な精神病理，QOL，費用対効果の点で，ST は高水準の代替療法である TFP より優れていたということになる。
2. Zorn らの臨床試験について（Zorn et al., 2007, 2008）。これはさまざ

まなパーソナリティ障害をもつ当事者に対して，スキーマ療法を含む認知療法（CT）を外来で行った群と，ソーシャルスキルトレーニング（SST）を同じく外来で行った群とを比較したRCTである。100分のセッションが30回，7〜10人のグループで行われた。93名の当事者のうち20名がBPDを有していた。CTとSTの組み合わせ群に比べて，SST群の脱落率は非常に高かった（CT&ST群が6.4%，SST群が34.8%）。この研究では多くの評価項目が報告されている一方で，主要評価項目は提示されていない。そのため，我々は報告された評価項目の数値を平均化することで効果量を算出した。本研究ではBPD当事者の割合が少なくBPDの重症度評価が行われていないこと，そしてスキーマ療法が完全に用いられているわけではないことから，今回の我々の研究との関連性は疑わしいと考えるが，万全を期すために本研究の一部のみをメタ分析に組み込むことにした。

3. 次にFarrellらの臨床試験について（Farrell et al., 2009）。このRCTは，すでに「通常治療（treatment as usual：TAU）」を受けているBPD当事者に対し，追加治療としてGSTを行った場合の効果を調査したものである。同研究ではTAUにGSTを追加した治療とTAUのみの治療を，32名の外来通院のBPD当事者を対象に比較している。GST群では90分間のセッションが30回，8名のグループで8か月にわたって行われた。GST群では脱落者はいなかったが，TAU群では16名のうち4名が脱落した（GST群が0%，TSU群が25%の脱落率）。主要評価項目は，BSIという評価尺度から測定されるBPDの重症度である。結果は，GSTが限定的に用いられただけでも大きな治療効果が得られるというものであった。一方，TAUの効果は皆無に等しかった。GST群では，治療終結後，16名中15名（94%）の当事者が，DIB-R基準による評価においてBPD診断基準を満たさなくなっていた。一方，TAU群では治療終結した12名のうち11名（92%）が未だにBPDの診断基準を満たしていた。ただしこのような結果は，GST開発者自身が治療を行ったこと，また研究開始前にすでに6カ月の治療を続けることができて

いた当事者が本研究に選別されたことを考慮して解釈するべきである。本研究の効果が，他の施設や当事者群に対してどの程度一般化できるかということについては，今後の研究によって確認する必要があるだろう。

4. 次に Nadort たちの臨床試験について（Nadort et al., 2009）。この RCT は多施設で施行された。本研究ではスキーマ療法を臨床現場で実際に実施してみるという文脈において，緊急電話サポート付きの個人スキーマ療法と，電話サポートなしの個人スキーマ療法を比較した。主要評価項目は BPDSI である。その結果，サポート付きの ST 群とサポート無しの ST 群には有意な差はみられなかった。我々の今回のメタ分析では，研究終了時に得られた両条件の他の結果（Nadort et al., 2009）も組み込むことにした。というのも電話サポートの有無についての考察が我々のメタ分析の目的ではないからである。この RCT における両群の ST は，1 年目は週 2 回，残りの 2 年はセッションの頻度を落として行われた。1 年半の時点での脱落率は 21% で，この結果は Giesen-Bloo et al.(2006) の結果と同様である。系統的なトレーニングと定期的なスーパービジョンのもとであれば，標準的な臨床現場においてもスキーマ療法を効果的に実施できることが本研究によって示された。

5. Nordahl と Nyaseter の臨床試験について（Nordahl & Nysaeter, 2005）。これは 6 名の外来通院の BPD 当事者を対象とした連続ケースシリーズ研究である。週 1 回の個人スキーマ療法が，当事者のニーズに応じて 1 年半から 3 年にわたって行われた。この研究ではさまざまな評価項目が用いられているが，今回のメタ分析では，治療開始前と終結後の 6 名の平均値から効果量を算出した。脱落はなく，終結 12 カ月後のフォローアップ時に 50% の当事者が BPD の診断基準を満たさなかったことが報告されている。

6. Dickhaut と Arntz の臨床試験について（Dickhaut & Arntz, 2010）。マーストリヒト研究グループによるオープン試験で，BPD 外来当事者を対象に，GST と個人スキーマ療法を組み合わせた際の効果を対象として

いる。2年間にわたり，1週間のうちに90分のグループセッションを1回，そしてそれとは別に個人セッションを1回受けるというものである（都合当事者は週に2回のセッションを受けることになる）。今のところ治療開始18か月後の結果は報告されているが，2年後の結果は報告がない。主要評価項目はBPDSIで評価したBPD重症度である。

メタ分析

　我々はこのメタ分析を"intent to treat analysis"〔訳注：脱落したケースも含めた全参加者の分析〕を用いて行った。BPDの重症度評価を行っている場合はそれを評価項目とした。行っていない場合は，他の評価項目から算出された効果量を平均化した（Nordahl & Nysaeter, 2005；Zorn et al., 2007）。

　Zornたちによる研究は，参加者のうちBPD当事者はわずか21.5％だけであること，また臨床試験に用いられたスキーマ療法は本格的なものではないことから，本メタ分析との関連性には限度があるとみなした。ただしスキーマ療法と他の治療法とを比較したRCTの数が少ないことを考え，同研究は条件間のメタ分析のみに用いた。あえて言えば，同研究の効果量は比較的小さいものであったため，総合的な推定効果量はやや控えめな結果となった。スキーマ療法それ自体の効果については，他の5件の研究によってデータが入手可能であったため，同研究は分析から除外した。分析には変化値の標準偏差（SD）を用い，試験前後における従属変数の変化から算出したCohen's dをメタ分析した。dスコアは，「変化の平均値」を「変化の平均値の標準偏差」で割ったものである。この効果量は，「治療効果の平均値を参加者全員に共通する効果の分散で割ったもの」を治療効果とみなすということである。いわゆる対照効果量，すなわち他の治療と比較したスキーマ療法の効果を測るため，これらの研究の検定からCohen's dを算出した。これは試験前後の変化の平均値における2つの治療の差異を，2つの条件における変化の統合標準偏差で割ったものである。すなわ

ち d =「スキーマ療法の変化の平均 − 統制群の変化の平均」を「統合標準差異変化の平均」で割ったものである。この場合，正の Cohen's d は改善を意味する。スキーマ療法と統制群の治療法を比べると，正の d はスキーマ療法が統制群に比べて勝っているということになる。d の値が 0.8 以上であれば効果大，d = 0.5 であれば中程度の効果，d の値が 0.2 以下であれば効果小を表す。

「スキーマ療法」対「統制治療群とのメタ分析」

3 件の RCT では，スキーマ療法（またはそのバリエーション──Zorn et al., 2007）と統制治療群とを比べている。統制群の治療法としては，転移焦点化療法（TFP）（Giesen-Bloo et al., 2006），ソーシャルスキルトレーニング（SST）（Zorn et al., 2007），通常治療群（TAU）（Farrell et al., 2009）である。図 12.1 に，条件間の効果量（Hedges g）のフォレストプロット（forest plot）を示す。治療間の差異はおそらく次の 2 つの要因に関係している。ひとつは，TAU が最も効果が低く（ES = 0 以内），TFP は最も効果的である（ES > 1 以内）という対照治療法の差異，そしてもうひとつは，Zorn et al.,（2007）の研究には完全なスキーマ療法のパッケージが含まれていなかったということである。メタ分析の結果からは，研究間（特に統制治療群間）に差異があるものの，1.28 という大きな平均効果量を見ると，スキーマ療法は他の治療より効果があるという明らかなエビデンスが得られていることがわかる。

スキーマ療法それ自体の効果に対するメタ分析

我々は BPD 外来当事者のみを含む 5 件の研究から，スキーマ療法の効果量を導き出した（前後の効果量, Cohen's d）。図 12.2 にフォレストプロットを示す。条件内の効果量はよく似ており，それはスキーマ療法にはかなり安定した効果があることを示している。加えて，平均効果量は d = 2.49 と非常に大きい。異なる条件間の効果量における RCT 間の差異（図 12.1）は，研究で用いられた条件の差異に左右される。GST を用いた 2 件の研

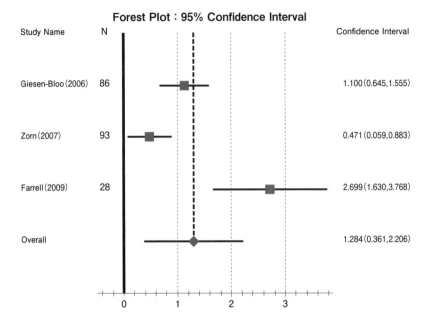

図12-1 3つのRCTのST群対統制治療群の条件効果量（Hedges g）のフォレストプロット（正の値はスキーマ療法がより優れた効果をもつことを示している。ランダム効果モデル。Meta-Analyst（Beta 3.13）にて分析）

究（Farrell et al., 2009；Dickhaut & Arntz, 2010）の治療期間（最長18カ月）が，個人スキーマ療法の治療期間（最長3年）よりはるかに短いことに留意されたい。

12-2 入院環境でのスキーマ療法

入院環境におけるスキーマ療法の予備研究3件について，その結果を報告している論文がある（Reiss et al., 投稿中）。

3件のうち最初の研究は，Farrellとその共同研究者たちによって行われ

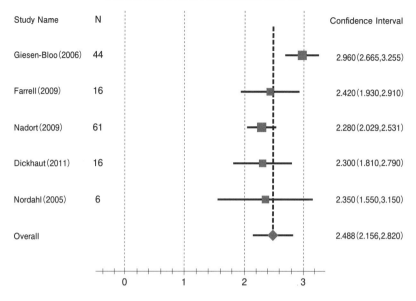

図12-2 5つのST試験の条件効果量（Cohen's d）のフォレストプロット
（正の値はスキーマ療法がより優れた効果をもつことを示している。ランダム効果モデル。Meta-Analyst（Beta 3.13）にて分析）

た（Reiss et al., 投稿中）もので，米国インディアナポリス州の41名の入院BPD当事者を対象に実施された。BPDの診断は，経験ある臨床家による臨床面接と「BPD診断面接（改訂版）」（Diagnostic Interview for BPD-Revised : Zanarini et al., 1989）が8ポイント以上という条件によって確定された。治療後の評価は，平均4.5カ月の入院期間を経た退院時に行われた。当事者は，GSTを専門とする2名のセラピストの治療を受ける。個人スキーマ療法は，訓練を受けたセラピストによって行われた。非常に大きな効果が報告されているが，退院後の経過観察が行われていないため，効果がどの程度持続したかは不明である。正式な経過観察は評価されなかったが，治療から1年後の再入院，治療を必要とする自傷行為または自殺企図

が見られたのは，42名の当事者のうち28名（67%）であった。ただしこの28名のうち，86%（24名）は再入院がなく，6%は短期の入院（10日未満）で済み，8%が2度の短期入院を必要とした。治療開始30日以前には治療を必要とする自傷行為が生じたことを100%の当事者が報告しているのに対し，終結1年後のフォローアップ時には治療を必要とする重度の自傷行為が行われたのはわずか18%の当事者においてであった。自殺企図に関しては，治療開始1年前には100%の当事者がそれを行っていたのに対し，終結からその1年後のフォローアップまでの間にそれを行った当事者は14%に留まっていた。これらのデータから，医療を安定して受けられる環境で終結後の経過観察ができた当事者のほうが，経過観察を受けなかった当事者と比べて良好な結果を示す可能性があることがわかる。そして少なくとも治療開始前の重篤な症状を考えると，スキーマ療法が大幅な改善をもたらしたことが考えられる。

第2の予備研究も，Farrellと共同研究者たちによって行われた（Reiss et al., 投稿中）。これは第1の予備研究より後の時期に実施されたコホート研究で，36名のBPD当事者を対象としている。診断は臨床面接および「DSM-IV パーソナリティ障害のための臨床面接（SCID-II）」（First et al., 1996）によって確定された。治療の評価は入院治療が開始されてから12週間後に行われている。個人スキーマ療法は訓練されたセラピストによって行われ，主要な治療様式はGSTである。ただしGSTは，病院の財政的な制約により1名のセラピストのみによって行われた。このコホート研究ではさほど大きな効果が報告されておらず，おそらくセラピストの人数が変化したことと関係していると思われる。退院後の経過観察は行われていないため，効果がどの程度持続したかは不明である。

第3の研究はReissとVogelによってドイツのマインツで行われた（Reiss & Vogel, 2010）。当事者はSCID-II（First et al., 1996）によってBPDの診断を受けた，15名の女性当事者を対象としている。ここでもGSTが主要な治療様式であったが，セラピストは個人スキーマ療法の訓練はされているものの，GSTに特化した訓練は受けていなかった。当事者は10週間のプ

ログラム終了後に治療評価を受けて退院した。この研究では，3カ月後の経過観察が行われている。アメリカでの予備研究と比べると効果の低い報告となっているが，治療プログラムの違いと，セラピストにGSTの訓練や経験が皆無であったという事実が関連している可能性がある。経過観察からは，治療後に若干の（つまりそれほど深刻ではない）悪化があったことが見られる。

入院環境におけるスキーマ療法それ自体の効果に対するメタ分析

3件の予備研究はいずれも，BPDの重症度評価を用いて治療効果を検討している。メタ分析ではこれらの研究結果を用いた。図12.3は試験前後の効果量Cohen's dを示しており，いずれも非常に有意な改善が見られる。外来環境での研究とは対照的に，3件の予備研究で症状改善に大きなばらつきがある。にもかかわらず平均効果量はd＝1.44と大きい。これらの予備研究が非対照研究であることに留意されたい。そのため，入院環境におけるスキーマ療法の効果のどの部分がスキーマ療法に関連し，どの部分が時間経過，入院という制御された環境，他者からのケアといった他の因子に関連するかは不明である。また，1件の予備研究のみが正式な経過観察（3カ月後）を行っており，また1件では67％の当事者についてBPD症状に関する外来治療提供者からの報告（1年後）を含んでいることにも留意されたい。

12-3　結論

これまでの研究から，外来スキーマ療法がBPD治療に対して非常に効果的かつ安全な治療法であることが示されている。治療前後の効果量はおしなべてよく似ており，再現可能な結果であることが示唆される。それに比べて条件間の効果量はばらつきを示しているが，これはおそらく，統

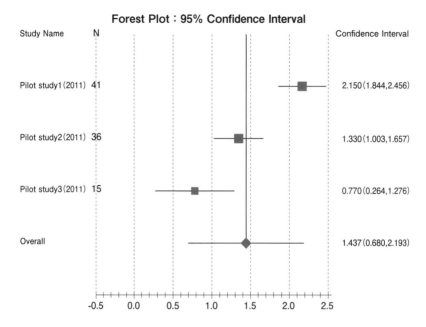

図12-3 3つの入院STの先行研究の条件効果量（Cohen's d）のフォレストプロット
（正の値はスキーマ療法がより優れた効果をもつことを示している。ランダム効果モデル。Meta-Analyst（Beta 3.13）にて分析）

制群となった治療法が研究ごとに異なり，効果のない通常治療群（TAU）（Farrell et al., 2009）から，高い効果のある力動的精神療法（転移焦点化療法）（Ginsen-Bloo et al., 2006）まで幅広かったことと関係しているであろう。BPDのGSTを含む2件の研究では，個人スキーマ療法と同様の効果がより短期間で得られており，GSTが回復プロセスを早めることを示唆している。GSTが示す有望な結果については，多施設における多様な環境下で臨床試験を行って研究をさらに進める必要がある。実際すでに14の施設で448名の当事者が参加する研究が，国際的なワーキンググループによって進められている。

　一方，入院当事者を対象としたスキーマ療法のエビデンスは限られている。予備研究は非対照試験であり，症状の改善報告のうちスキーマ療法に

依拠した要因も特定されていない。入院治療を評価するにあたっては，1日24時間を通してケアされるだけでBPDの症状が軽減する可能性があるという難しさがある。入院治療の場合，入院治療期間の長さを考慮したり，当事者が病院という守られた環境から退院して外部の生活に戻った際に，どれほど治療効果が持続するのかを検討する必要がある。ドイツの入院スキーマ療法試験における結果から，ある程度の効果は持続すると考えられる。米国での研究における，再入院・自傷行為・自殺企図に関する外来治療提供者からの報告を見ると，グループによる症状改善の維持には積極的な外来環境での経過観察が関与していたことがわかる。よって，入院スキーマ療法の効果を維持・深化していくためには，退院後の外来スキーマ療法プログラムを開発することが役立つであろう。また，デイホスピタルや集中外来治療など中間レベルの医療におけるスキーマ療法プログラムの検討も有益であると考えられる。ある国際的ワーキンググループは，実際にその検討を始めている。その際GSTにおけるグループという治療形態は，さまざまなレベルでの外来経過観察を行ううえで，効果的かつ効率的な様式となりうるであろう。

第13章
結論とグループスキーマ療法の今後の展望
Neele Reiss, Joan Farrell, Arnoud Arntz and Jeffrey Young

13-1 BPD 以外のパーソナリティ障害の治療に GST を活用する

　BPD に対して GST に治療効果があることは明らかになった。では，GST は他のパーソナリティ障害にも有効なのであろうか。現在，この疑問を明らかにするためにいくつかの予備研究が行われており，さらに，種々のパーソナリティ障害に対する心理療法の効果を検討するために大規模な予備研究も行なわれている（McMain & Pos, 2007；Verheul & Herbrink, 2007）。BPD 以外のパーソナリティ障害も「スキーマモード」との関連性が高いことを考慮すると，これらの研究の結果から，我々は種々のパーソナリティ障害に対する GST モデルの有効性をさらに検討することができるようになるだろう。Lobbestael, van Vreeswijk, & Arntz（2008）と Bamelis et al.（2012）は，BPD に多く出現するモードと，その他のパーソナリティ障害に見られるモードが，ほぼ重複することを明らかにしている。Lobbestael et al.（2008）によれば，BPD にはすべてのカテゴリーのモード（「チャイルドモード」「不適応コーピングモード」「非機能的ペアレントモード」「ヘルシーモード」）が出現するため，BPD を対象として構築された GST は，すべての基本的なモードへの介入を組み込みながら発展してきたということになる。

C 群のパーソナリティ障害

　回避性パーソナリティ障害（APD），依存性パーソナリティ障害（DPD），境界性パーソナリティ障害（BPD）は，いずれも幼少期に虐待を受けたという体験を高頻度で有し，一連のスキーマモードのパターンの類似性が高い。したがって BPD のみならず APD や DPD にも GST は効果的であると考えられる（Lobbestael, Arntz, & Bernstein, 2010）。種々のパーソナリティ障害においてよくみられる非機能的コーピングモードに対応するにあたって，GST におけるグループ環境は大変効果的な観察学習の機会となる。BPD に対する GST に，安心感やサポート，寛容さをさらに加えれば，GST は APD に対する治療法として最適化されるであろう。実際に我々はこれまでに，APD 傾向を有する当事者たちに数百時間のグループ治療を行ってきたが，その経験からもこのように考える次第である。

　その一例として第 7 章で紹介したカレンの事例が挙げられる。彼女は BPD と APD を併発していたが，GST におけるグループ内での観察学習に対して良好な反応を示した。カレンは当初，ロールプレイにおいて自分はどのモードも演じることができないと言っていたが，我々が彼女のいくつかのモードについてロールプレイを行うのを観察するうちに，彼女自身の「脆弱なチャイルドモード」が感情レベルで強烈に反応したのである。このような反応は，GST に参加した APD 当事者によく見られる。

　幼少期の中核的感情欲求（Young et al., 2003）はすべての人に共通する。Bamelis et al.（2012）は強迫性パーソナリティ障害（OCPD）の男性の例を挙げている。彼は，「欠陥／恥スキーマ」「見捨てられ／不安定スキーマ」「情緒的剥奪スキーマ」「不信／虐待スキーマ」が活性化すると，「過剰補償コーピングモード」で反応していたことが明らかになった。治療では「見捨てられたチャイルドモード（脆弱なチャイルドモード）」に焦点が当てられた。彼と違って，BPD 当事者であれば同じ状況に対して異なるコーピングモードで反応するかもしれない。しかしながら，アタッチメントに関する中核的感情欲求が根底にあり，それと「脆弱なチャイルドモード」が関連して

いるという構図には全く変わりはないのである。

B群のパーソナリティ障害

　BPDと同じB群のパーソナリティ障害として，犯罪傾向の高いパーソナリティ障害当事者に対するGSTの効果が見込まれる。しかしながら，自己愛性パーソナリティ障害（NPD）および反社会性パーソナリティ障害（ASPD）を有する当事者は，たとえBPDを併発していても，GSTに組み込まないのが一般的である。というのも，彼／彼女らの過剰補償的なコーピングスタイルは，BPDや回避性パーソナリティ障害当事者の安心感を脅かす可能性があるからである。もちろん「いじめ・攻撃モード」による行動はBPD当事者にも頻繁に見られる（Bamelis et al., 2012）。だからこそGSTでは共感的直面化や限界設定を行う。NPDやASPDを有する当事者がグループに入るとしたら，特に過剰補償的なコーピングモードに対してはしっかりと限界設定をし，「他のグループメンバーへの攻撃を一切禁ずる」というグループの基本原則をセラピストが強調する必要がある。

　一方，触法当事者は，人に敵意を向けられたり誰かに中傷されたりすることに対してある程度免疫がある。司法領域において触法当事者だけで形成されたグループであれば，「過剰補償コーピングモード」に関する問題はある程度減じるであろう。Bamelis et al.（2012）によれば，「過剰補償コーピングモード」は，「本来その人がもつスキーマと反対の姿こそが本当の自分である」と思わせる機能がある。実際には過剰補償を示すパーソナリティ障害当事者であっても，「脆弱なチャイルドモード」や「非機能的ペアレントモード」を有するのだが，彼／彼女らは，そのことに気づけなかったり報告できなかったりする。これらの当事者にスキーマ療法を行うと，そのうちにこれらのモード（「脆弱なチャイルドモード」や「非機能的ペアレントモード」）が出現するようになる。

　回避性パーソナリティ障害の当事者にとってGSTモデルを観察学習することは大変有効である。その過程で自らの「脆弱なチャイルドモード」

に触れることも大いに役立つであろう。Bernstein & Arntz, & de Vos（2007）は，触法当事者に対するスキーマ療法の扱いについて記述している。反社会性パーソナリティ障害（ASPD）はBPDとかなり似ており，「見捨てられ・虐待されたチャイルドモード」「怒れるチャイルドモード」「懲罰的ペアレントモード」「遮断・防衛モード」は，ASPDにとってもBPDにとっても主要なモードである。実際に主診断がBPDであっても男性当事者の場合は，精神科病院よりもむしろ犯罪現場にいるほうが多い。今はまださほど盛んではないが，司法領域においてもGSTは効果を発揮するのではないかと我々は考えている。Bernstein et al.（2007）によれば，触法当事者の治療的ニーズに合わせてマイナーチェンジをすればスキーマ療法は十分に適用可能なアプローチである。彼らによると，触法当事者に対しては，セラピストは通常のスキーマ療法以上に当事者のモードに気づき，積極的に働きかける必要があるということである。彼らは現在，触法当事者に対するスキーマ療法の効果に関する臨床試験を行っている。さらにBernsteinたちのグループでは，触法当事者でパーソナリティ障害をもつ人に特化したGSTの開発を始めている。

　Beckley & Gordon（2010）もまた，犯罪傾向のある当事者に対するグループアプローチの予備研究を進めている。我々の知る限り，これらの研究はまだ刊行されておらず，本書で紹介しているGSTモデルは採用されていないため，GSTモデルとの比較を行なうことができない。Farrell & Shaw（2010）は，触法当事者に対してBPDのためのGSTを全面的に適用しうることを示唆している。その際，仲間を尊重し決して攻撃しないという基本ルールを徹底させること，セラピストが陰性逆転移を起こした際にそれに気づくことが必要だと述べている。回避性パーソナリティ障害当事者に対するスキーマ療法以外のグループ療法，回避性パーソナリティ障害当事者に対するBPDのためのGST，触法当事者へのGSTの予備研究をスーパーバイズした経験が，Farrell & Shaw（2010）の主張の根拠となっている。

13-2　すべてのパーソナリティ障害に対するGSTの適用可能性

　スキーマ療法はあらゆるパーソナリティ障害を治療するために考案されたものである。スキーマ療法ではモードや欲求に合わせた治療的再養育法を行うので，さまざまな障害に適用可能である。GSTもスキーマ療法のモデルと同様，当事者の現在のモードに対応することに焦点を当てる。この方法は，どのような障害にも，どのようなパーソナリティ障害にも適用可能である。前述の通り，「いじめ・攻撃モード」のようにグループを破壊する可能性のあるモードを扱うとしたら，同一障害のグループが最も扱いやすい。BPD当事者にGSTを施行する場合にも同じことが言える。一方で，これまでのGSTに関する臨床試験や予備研究を概観すれば，同一障害のグループではない場合や，BPD当事者が他のパーソナリティ障害も併発している場合にも，GSTは適用可能であると言える。グループメンバーに共通する幼少期の体験や「脆弱なチャイルドモード」に焦点を当てることでグループの初期段階にその凝集性を高めることができれば，異質性の高い当事者から成るグループであっても治療は成立し，BPD以外のパーソナリティ障害をもつ当事者を受け入れることが可能となる。先行研究のサンプル数では，併存するパーソナリティ障害に対するGSTの効果は検証することができない。しかしながら，先行研究で得られた効果量の大きさを考えれば，併存する他のパーソナリティ障害に対する治療も，GSTにおいてある程度成功していると考えることは可能であろう。

　GSTのRCTや弁証法的行動療法（DBT）のスキルグループの効果が公表されるまでは，BPD当事者はグループ療法にとって「招かれざる客」であった。我々にとって必要なのは，BPD当事者の欲求に合わせてグループ環境を整えることであった。当事者の欲求に合わせることはすべてのスキーマ療法において最も重要な治療要素である。だからこそ個人療法であれGSTであれ，我々は高い治療成績を示すことができたのである。他のパーソナリティ障害に対するGSTも，BPDに対するのと同様に，当事者

の欲求を大事にするべきである。本書の第2章でGSTの利点について述べたが，これはBPDのみならず他のすべてのパーソナリティ障害にも当てはまることである。その際，心理教育の部分は，各パーソナリティ障害に合わせて調整するとよいだろう。

13-3 「ヘルシーアダルトモード」の役割

「よい親」を演じるセラピストと，自律的に仲間関係をつくっていくグループの役割とのバランスは，当事者の「ヘルシーアダルトモード」がどれだけ機能するかによって異なる。したがって，セラピストは当事者の「ヘルシーアダルトモード」の強度に注意深くあるべきである。治療開始時は，BPD当事者の「ヘルシーアダルトモード」は弱々しく，そのためセラピストがより「しっかりとした親」である必要がある。BPD以外のパーソナリティ障害の当事者は，BPD当事者よりは「ヘルシーアダルトモード」が機能している。そのためセラピストも早い段階で「脆弱なチャイルドモード」を養育することができる。しかし，他のパーソナリティ障害であってもそれがかなり重症である場合，BPDとそこまで大きな差があるかどうかは疑わしい。

というのも，種々のパーソナリティ障害は，相違点よりも類似点のほうが多いからである。スキーマ療法の目的は以下の通りである。

- パーソナリティ障害の当事者誰しもが「脆弱なチャイルドモード」を有する。彼／彼女らは幼少期に自らの欲求が満たされなかったという体験をしている。「脆弱なチャイルドモード」にはいくつかのサブタイプがあるが（例：虐待，見捨てられ，寂しい，依存），サブタイプによって治療的再養育法をいくらかアレンジする必要があるかもしれない。たとえば「依存的なチャイルドモード」をもつ人は，他者とのアタッチメントが全くもてないBPD当事者に比べ，親との結びつき

がかえって強すぎるため，治療的再養育法では自律性を育てることのほうが重要になるかもしれない。いずれにせよ「脆弱なチャイルドモード」に対しては「よい親」が必要である。したがってセラピストやグループ，そして当事者自身の「よい親」がどれほど機能できるか，ということが重要である。

- グループではさまざまなタイプのコーピングモードが現れるが，そのすべてが防衛的で非機能的であり，より健全なコーピングに置き換えていく必要がある。反社会性パーソナリティ障害当事者の場合，「脆弱なチャイルドモード」を守るために形成された「非機能的コーピングモード」を突破するのは最初はかなり難しく，それには時間がかかる。コーピングモードにはいろいろなものがあるが，それはすべて生き延びるために形成されたものである。それぞれのコーピングモードに合わせてセラピストは対応する必要がある。またグループのルールとして「他のメンバーを攻撃しない」「他のメンバーとの違いを受け入れる」といったものをあらかじめ決めておくことも重要である。「過剰補償コーピングモード」をもつ当事者には，共感的直面化としっかりとした限界設定が必要である。「従順・服従モード」をもつ当事者に対する対応は，「遮断・防衛モード」への対応とは異なるものにする必要があるだろう。
- 「非機能的ペアレントモード」は「懲罰的ペアレントモード」と「要求的ペアレントモード」に分けられる。前者は追放し，後者はその要求度を下げてもらう必要がある。
- 全ての当事者が「ヘルシーアダルトモード」を有する。これを強化し，同時に「幸せなチャイルドモード」を喚起し，強めていく必要がある。

13-4　重症 BPD 当事者に対する集中的な GST

入院やデイホスピタルで遭遇する重症 BPD 当事者に対しても，GST は

非常に有望な治療法である。スキーマ療法の治療効果に関する研究の多くが外来当事者を対象にしていたため，入院 BPD 当事者に対するスキーマ療法の治療効果や費用対効果についてのデータは多いとは言えない（Zanarini, 2009）。そもそも同じ BPD であっても，非常に重症度が高い当事者は手厚い医療的保護を必要としているため，研究対象からも除外されてきたという経緯がある。たとえば，入院治療を必要とする当事者の場合，症状がより重篤であり，外来治療では効果をあまり示さないであろうし，そもそも病院の管理外では安全性が維持できない。当事者の命に危険があるような場合は入院が不可欠である。しかしながら，措置的あるいは医療保護的に入院し，臨床医による治療を強制的に受けさせられるという治療形態には実はあまり効果がない。というのも，措置的あるいは医療保護的な入院治療は，重症の I 軸障害に対して考案されたものであり，BPD 当事者のニーズを満たすためのものではないからである。伝統的な入院治療は，BPD 当事者の治療的退行を引き起こす可能性があるとさえ考えられている（Gunderson & Links, 2008）。

このような知見があるにもかかわらず，Lieb et al.（2004）によると，BPD 当事者の 75％ が治療中に入院をするという。ドイツでは入院率が 80％ とやや高く，年間の入院日数の平均は 65 日という報告がある（Bohus et al., 2004）。このような実態がある一方で，入院した BPD 当事者への治療プログラムを評価するデータは見受けられないし，BPD 当事者の入院治療においてどのような設定でどのような手法が用いられたのかさえ報告がなされていない。91 名の入院当事者に個人スキーマ療法と GST を実施した Reiss たちの研究（投稿中）は，入院中の BPD 当事者に対する DBT 以外の治療法を評価した初めての研究である。それによると，入院中に GST を中心としたスキーマ療法を行った場合，BPD 症状や他の精神病理の重症度が有意に軽減されたという結果が得られたとのことである。

入院のほか，入院ほどには制限や費用を要さないデイホスピタルやナイトホスピタル（米国では「イブニングセラピー」と呼ぶ）でも，GST を集中的に行うことができるかもしれない。特にデイホスピタルは，多く

の BPD 当事者が選択できる効果的な治療形態である。前節で述べた通り，BPD 以外のパーソナリティ障害当事者に対しても，入院およびデイホスピタルなどの治療形態において，どのように GST を適用できるか，ということは今後研究が進められるべき重要なテーマである。

今後の課題としては，集中的な GST の効果研究にあたって，統制群を設定する，無作為化する，治療期間の統制を行うといったことが必要となる。Reiss et al.（投稿中）によると，入院中の重症 BPD 当事者に対する GST は，これまでの入院治療における「外的統制によって安全性が保たれる高価な治療」以上のエビデンスが示されているという。こういった集中的な GST については，入院以外でも，デイホスピタルや集中的な外来治療において同様の効果が見られるかどうかを検討する必要がある。もし入院以外の治療設定でも効果が認められれば，集中的な GST は今後，公共的なヘルスケアにおいて手頃な値段で広く活用しうる重要な選択肢となるであろう。

13-5　結論

本章では BPD 以外のパーソナリティ障害を有する当事者への GST の有効性について検討した。これについては，今後さらに，実証的な研究を進め，確かな考察や検証可能な仮説を提供する必要がある。たとえば，特定の発達段階で必要とされる情緒的学習やスキーマの変化は，これに特化した特定の治療様式によって最も促進されるという考え方がある。ある当事者のもつ「ヘルシーアダルトモード」がある程度強力で利用可能であれば，この人にとって必要なのは，「家族」ではなく「ピア」としてのグループであろう。一方，「見捨てられスキーマ」や「情緒的剥奪スキーマ」が強力で，満たされない感情欲求ばかりがむき出しになっているような BPD のグループの場合，セラピストが 2 人いることが重要で，2 人のセラピストは「子どもたちを育むよい両親」として重要な役割を担う。BPD 以外の

当事者グループであれば，セラピストは1人で十分かもしれない。また臨床現場においては，グループにセラピストを2人もつけることは難しい場合が少なくないだろう。我々の考えでは，BPD当事者のグループで，特に触法当事者が含まれる場合は，副セラピストをつけてセラピストを2人にする必要がある。そうすることによって初めて，メンバー全員とのつながりを保ちつつ，グループの基本原則を遵守することが可能になる。

　今後，さらに追加で検証するべき事項は山のようにある。それはたとえば，GSTに必要なセッションの頻度，個人スキーマ療法とGSTとの最適な組み合わせ，治療効果の予測，治療継続のありよう，費用対効果や費用効用，セラピストの訓練のありよう，治療に関する当事者・セラピスト・その他の関係者の利害関係の調整などである。すでに現在，これらに関するGSTの臨床試験が各所で実施されている。たとえば，BPD当事者を対象としたGSTと個人スキーマ療法の組合せ治療に関する国際的な大規模多施設研究（n＝448）が現在行われている。この研究では，オランダではBPDおよびそれ以外のパーソナリティ障害が混在したデイホスピタルにおけるGST，スイスではBPD以外のパーソナリティ障害を含む入院治療におけるGST，オーストラリアでは触法当事者に対するGSTが試みられている。このようにGSTのモデルは，パーソナリティ障害に対する効果的な治療としてのスキーマ療法に，熱心に取り入れられつつある。GSTには明らかな費用対効果があり，今後もグループの形態をあれこれと試しながら発展させ，幅広く提供していく価値のある治療法である。個人スキーマ療法は現在，実に多種多様な当事者や問題に用いられ，実証的研究が増えつづけている。今後，GSTも同じように広まり，検証されていくであろう。

文献

Arntz, A. (2010). New developments in schema therapy for borderline personality disorder. Sixth World Congress of Behavioral and Cognitive Therapies, Boston, 2-5 June, 2010.

Arntz, A., van den Hoorn, M., Cornelis, J., Verheul, R., van den Bosch, W., & de Bie, A. (2003). Reliability and validity of the borderline personality disorder severity index. *Journal of Personality Disorders, 17*, 45-59.

Arntz, A. & van Genderen, H. (2009). *Schema Therapy for Borderline Personality Disorder*. John Wiley & Sons, Ltd, Chichester.

Arntz, A., Klokman, J., & Sieswerda, S. (2005). An experimental test of the schema mode model of borderline personality disorder. *Journal of Behavior Therapy, 36*, 226-239.

Bamelis, L., Giesen-Bloo, J., Bernstein, D., & Arntz, A. (2012). Effectiveness studies of schema therapy. In M. van Vreeswijk, J. Broersen, & M. Nadort (Eds), *Handbook of Schema Therapy: Theory, Research and Practice*. John Wiley & Sons, Ltd, Chichester.

Beckley. K.A. & Gordon, N.S. (2010). Schema therapy within a high secure setting. In Tennant, A. & Howells, K. (Eds), *Using Time Not Doing Time: Practitioner Perspectives in Personality Disorder and Risk*. John Wiley & Sons, Ltd, Chichester.

Bernstein, D.P., Arntz, A., & de Vos, M. (2007). Schema focused therapy in forensic settings: theoretical model and recommendations for best clinical practice. *International Journal of Forensic Mental Health, 6 (2)*, 169-183.

Bieling, P.J., McCabe, R.E., & Antony, M.M. (2009). *Cognitive Behavioral Therapy in Groups*. Guilford, New York.

Blum, N., St. John, D., Pfohl, B., Stuart, S., McCormick, B., Allen J., Arndt, S., & Black, D.W. (2008). Systems Training for Emotional Predictability and Problem Solving (STEPPS) for outpatients with borderline personality disorder: a randomized controlled trial and 1-year follow-up. *American Journal of Psychiatry, 165 (4)*, 468-478.

Bohus, M., Haaf, B., Simms, T., Limberger, M.F., Schmahl, C., Unckel, C., Lieb, K., & Linehan, M.M. (2004). Effectiveness of inpatient dialectical behavioral therapy for borderline personality disorder: a controlled trial. *Behaviour Research and Therapy, 42*, 487-499.

Comtois, K.A., Russo, J., Snowden, M., Srebnik, D., Ries, R., & Roy-Byrne, P. (2003). Factors Associated with High Use of Public Mental Health Services by Persons with Borderline Personality Disorder. *Psychiatric Services, 54 (8)*, 1149-1154.

Derogatis, L.R. (1993). *BSI Brief Symptom Inventory. Administration, Scoring, and Procedures Manual* (4th edn). National Computer Systems, Minneapolis, MN.

Dickhaut, V., & Arntz, A. (2010). Individual and group schema therapy combined as treatment for borderline personality disorder: An open trial. Sixth World Congress of Behavioral and Cognitive Therapies, Boston, 2-5 June, 2010.

Farrell, J.F., Fretwell, H.M., & Shaw, I.A. (2008). BASE: A foundation treatment program for borderline personality disorder. Using schema focused therapy in a group format. International Society Schema Therapy Congress, Coimbra Portugal, October 2008.

Farrell, J.M. & Perris, P. (2010). Development of a fidelity measure and a competency rating scale for Group Schema Therapy. International Society Schema Therapy Congress, Berlin, 2010.

Farrell, J.M., Shaw, I.A., & Reiss, N. (2012). Group Schema Therapy for BPD: catalyzing mode change. In M. van Vreeswijk, J. Broersen, & M. Nadort (Eds), *Handbook of Schema Therapy: Theory, Research and Practice*. John Wiley & Sons, Ltd, Chichester.

Farrell, J., Shaw, I., & Webber, M. (2009). A schema-focused approach to group psychotherapy for outpatients with borderline personality disorder: a randomized controlled trial. *Journal of Behavior Therapy and Experimental Psychiatry, 40*, 317-328.

Farrell, J.M., Shaw, I.A., Foreman, T., & Fuller, K.E. (2005). Group psychotherapy for borderline personality disorder: ordeal or opportunity? American Psychological Association Annual Convention, Washington, DC, August, 2005.

Farrell, J.M. & Shaw, I.A. (2010). Schematherapie-Gruppen für Patienten mit Borderline-Persönlichkeitsstörung: Das Beste aus zwei Welten der Gruppen-Psychotherapie. In E. Roediger & G. Jacob (Eds), *Fortschritte der Schematherapie. Konzepte und Anwendungen*, Hogrefe, Göttingen, pp. 235-258.

Farrell, J.M. & Shaw, I.A. (1994). Emotional awareness training: a prerequisite to effective cognitive-behavioral treatment of borderline personality disorder. *Cognitive and Behavioral Practice, 1*, 71-91.

First, M.B., Spitzer, R.L., Gibbon, M., & Williams, J.B.W. (1996). *Structured Clinical Interview for DSM-IV Axis I Disorders*. American Psychiatric Publishing, Washington, DC.

Giesen-Bloo, J. (2005). The BPD Checklist. University of Maastricht Department of Medical Clinical and Experimental Psychology. Test available from author www.maastrichtuniversity.nl

Giesen-Bloo, J., van Dyck, R., Spinhoven, P., van Tilburg, W., Dirksen, C., van Asselt, T., Kremers, I., Nadort, M., & Arntz, A. (2006). Outpatient psychotherapy for borderline personality disorder: randomized trial of schema-focused therapy vs. transference-focused psychotherapy. *Archives of General Psychiatry, 63*, 649-658.

Gunderson, J.G. & Links, P.S. (2008). *Borderline Personality Disorder: A Clinical Guide.*, Arlington, VA, American Psychiatric Publishing, Inc.

Herman, J., Perry, J.C., & van der Kolk, B.A. (1989). Childhood trauma in borderline personality disorder. *American Journal of Psychiatry, 146*, 490-495.

Kellogg, S.H. (2004). Dialogical encounters: contemporary perspectives on "chairwork" in psychotherapy. *Psychotherapy: Theory, Research and Practice, 41*, 310-320.

Lane, R.D. & Schwartz, G.E. (1987). Levels of emotional awareness: a cognitivedevelopmental theory and its application to psychotherapy. *American Journal of Psychiatry, 144 (2)*, 133-143.

Lieb, K., Zanarini, M.C., Schmahl, C., Linehan, M.M., & Bohus, M. (2004). Borderline personality disorder. *Lancet, 364*, 453-461.

Linehan, M.M. (1993). *Cognitive-Behavioral Treatment Of Borderline Personality Disorder*. Guilford Press, New York.

Lobbestael, J., Arntz, A., & Bernstein, D. (2010). Disentangling the relationship between different types of childhood trauma and personality disorders. *Journal of Personality Disorders, 24 (3)*, 285-295.

Lobbestael, J., van Vreeswijk, M., & Arntz, A. (2008). An empirical test of schema mode conceptualizations in personality disorders. *Behaviour Research and Therapy, 46*, 854-860.

Lobbestael, J., Arntz, A., & Sieswerda, S. (2005). Schema modes and childhood abuse in borderline and antisocial personality disorder. *Journal of Behavior Therapy and Experimental Psychiatry, 36*, 240-253.

Lockwood, G. (2008). Practical Implications of Interpersonal Neurobiology for Schema Therapy, International Society Schema Therapy Congress, Coimbra, Portugal, October 2008.

Lockwood, G. & Perris, P. (in press). A new look at core emotional needs. In M. van Vreeswijk, J. Broersen, & M. Nadort (Eds), *Handbook of Schema Therapy: Theory, Research and Practice*. John Wiley & Sons, Ltd, Chichester.

Lockwood, G. & Shaw, I.A. (2011). Play in schema therapy. In M. van Vreeswijk, J. Broersen, & M. Nadort (Eds), *Handbook of Schema Therapy: Theory, Research and Practice*. John Wiley & Sons, Ltd, Chichester.

McMain, S. & Pos, A.E. (2007). Advances in psychotherapy of personality disorders: a research update. *Current Psychiatry Reports, 9 (1)*, 46-52.

Nadort, M., Arntz, A., Smit, J.H., Wensing, M., Giesen-Bloo, J., Eikelenboom, M., et al. (2009). Implementation of outpatient schema therapy for borderline personality disorder with versus without crisis support by the therapist outside office hours: a randomized trial. *Behaviour Research and Therapy, 47 (11)*, 961-973.

Nordahl, H.M. & Nysaeter, T.E. (2005). Schema therapy for patients with borderline personality disorder: a single case series. *Journal of Behavior Therapy and Experimental Psychiatry, 36*, 254-264.

Perris, P. (2009). A pilot of Group Schema Therapy. Unpublished manuscript, CBT Institute of Stockholm.

Perris, P. (2010). Cotherapist Connection Exercise. Unpublished document, Swedish Institute for CBT & Schema Therapy, www.cbti.se.

Reiss, N., Lieb, K, Arntz, A., Shaw, I.A. & Farrell, J.M. (submitted). Responding to the treatment challenge of patients with severe BPD: results of three pilot studies of inpatient schema therapy.

Reiss, N., Jacob, G.A., & Farrell, J.M. (2011). Inpatient schema therapy for patients with borderline personality disorder—a case study. In M. van Vreeswijk, J. Broersen, & M. Nadort (Eds), *Handbook of Schema Therapy: Theory, Research and Practice*. John Wiley & Sons, Ltd, Chichester.

Reiss, N. & Vogel, F. (2010). Stationäre Schematherapie bei Borderline-Persönlichkeitsstörung. In E. Roediger & G. Jacob (Eds.), *Fortschritte der Schematherapie. Konzepte und Anwendungen*, pp. 217–226. Göttingen: Hogrefe.

Roediger, E. (2008). An interview with Jeffrey Young. www.ISST-online.com

Spinhoven, P., Giesen-Bloo, J., van Dyck, R., Kooiman, K., & Arntz, A. (2007). The therapeutic alliance in schema-focused therapy and transference-focused psychotherapy for borderline personality disorder. *Journal of Consulting and Clinical Psychology, 75 (1)*, 104-115.

Stone, M.H., Hurt, S.W., & Stone, D.K. (1987). The PI 500: long-term follow-up of borderline inpatients meeting DSM-III criteria I. Global outcome. *Journal of Personality Disorders, 1 (4)*, 291-298.

Treloar, A.J. (2009). Effectiveness of education programs in changing clinicians' attitudes toward treating borderline personality disorder. *Psychiatric Services, 60 (8)*, 1128-1131.

The WHO QOL Group (1998). The World Health Organization Quality of Life Assessment (WHO QOL): development and general psychometric properties. *Social Sciences and Medicine, 46*, 1569-1585.

van Asselt, A.D.I., Dirksen, C.D., Arntz, A., Giesen-Bloo, J.H., Van Dyck, R., Spinhoven, P., et al. (2008). Outpatient psychotherapy for borderline personality disorder: cost effectiveness of schema-focused therapy versus transference focused psychotherapy. *British Journal of Psychiatry, 192*, 450-457.

van Gelder, K. (2008). Beyond Remission: Mapping BPD Recovery. Yale University Annual BPD Conference, 2008. Available at http://www.borderlinepersonalitydisorder.com/resources-news/media-library/bpdvideos-by-topic

van Vreeswijk, M.F. & Broersen, J. (2006). *Schemagerichte therapie in groepen (Handleiding)*. Bohn Stafleu van

Loghum, Houten.

Verheul, R. & Herbrink, M. (2007). The efficacy of variousmodalities of psychotherapy for personality disorders: a systematic review of the evidence and clinical recommendations. *International Review of Psychiatry, 19 (1)*, 25-38.

Yalom, I.D. & Leszcz, M. (2005). *The Theory & Practice of Group Psychotherapy, 5th Edn.* New York: Basic Books.

Young, J.E. (1990). *Cognitive Therapy for Personality Disorders: A Schema-Focused Approach.* Practitioner's Resource Series. Professional Resource Press, Sarasota, FL.

Young, J.E. (1994). *Young Parenting Inventory.* Cognitive Therapy Center of New York, New York.

Young, J. (2000). Schema Therapy Case Conceptualization. Available at www.schematherapy.com

Young, J.E., Arntz, A., Atkinson, T., Lobbestael, J., Weishaar, M.E., van Vreeswijk, M.F., et al. (2007). *The Schema Mode Inventory.* Schema Therapy Institute, New York.

Young, J.E. & Klosko, J.S. (1993). *Reinventing Your Life.* New York: Plume Books.

Young, J.E., Klosko, J.S., & Weishaar, M.E. (2003). *Schema Therapy: A Practitioner's Guide.* Guilford, New York.

Zanarini, M.C. (2009). Psychotherapy of borderline personality disorder. *Acta Psychiatrica Scandinavica, 120 (5)*, 373-7.

Zanarini, M.C., Gunderson, J.G., Frankenburg, F.R., & Chauncey, D.L. (1989). The Revised Diagnostic Interview for Borderlines: discriminating BPD from other Axis II disorders. *Journal of Personality Disorder, 3*, 10-18.

Zanarini, M. & Frankenburg, F. (2007). The essential nature of BPD psychopathology. *Journal of Personality Disorders, 21 (5)*, 518-535.

Zarbock, G., Rahn, V., Farrell, J., & Shaw, I.A. (2011). Group Schema Therapy – an innovative approach to treating patients with personality disorders in groups (demonstrated with borderline personality disorder) developed by Joan M Farrell, PhD and Ida A. Shaw, MA. IVAH, Hamburg, Germany SCHEMADVD@AOL.COM

Zorn, P., Roder, V., Muller, D.R., Tschacher, W., & Thommen, M. (2007). Schemazentrierte emotiv-behaviorale therapie (SET): eine randomisierte evaluationsstudie an patienten mit persönlichkeitsstörungen aus den clustern B und C. *Verhaltenstherapie, 17*, 233-241.

Zorn, P., Roder, V., Soravia, L., & Tschacher, W. (2008). Evaluation der 'schemazentrierten emotiv-behavioralen therapie' (SET) für patienten mit persönlichkeitsstörungen: Ergebnisse einer randomisierten untersuchung. *Psychotherapie Psychosomatik Medizinische Psychologie, 58*, 371-378.

索引

名

Arntz, Arnoud 014, 016-018, 021, 034
Farrell, Joan 013, 014, 016-019, 029, 030, 032, 034, 036-038, 057, 402, 418, 446, 450, 452
Fretwel, Heather 014, 017, 021, 034
Lockwood, George 014, 018, 034
Perris, Poul 014, 018, 021, 034
Reiss, Neele 014, 018, 021, 034
Shaw, Ida 013, 016, 018, 019, 029, 030, 034, 036, 039, 057, 402
van Genderen, Hannie 014, 019, 021, 034
van Vreeswijk, Michiel.......................... 019
Young, Jeffrey 018, 019, 031, 034, 430

A-Z

Adaptive Schemas（AS）［▶適応的スキーマ］
BPD［▶境界性パーソナリティ障害］
　　——チェックリスト 157
　　——に関する心理教育 199, 201
　　——の病理モデル 041
DBT［▶弁証法的行動療法］
DSM-5.. 199
DSM-IV-TR 048, 049, 199
Early Adaptive Schema（EAS）［▶早期適応的スキーマ］
Early Maladaptive Schema（EMS）［▶早期不適応的スキーマ］
intent to treat analysis 448
ISST［▶国際スキーマ療法協会］
limited reparenting［▶治療的再養育法］
NPD［▶自己愛性パーソナリティ障害］
QOL［▶生活の質］

RCT［▶無作為化比較試験］
strength［▶強み］

あ行

アイコンタクト 088, 099, 100, 102, 103, 317, 320, 403, 404
アイデンティティ 049, 063, 067, 078, 079, 095, 105, 107, 122, 175, 204, 213, 214, 336, 344, 374, 375, 379, 381, 388-390, 392, 394, 400, 405-408, 410, 432, 437
　　——のブレスレット 103, 113, 391-394, 407
　　不安定な—— 384, 385, 387, 414
　　ポジティブな—— 106, 379, 391, 393
アサーション訓練................................. 075, 344
遊び ... 050, 076, 121, 163, 176, 307, 323, 334-340, 348, 349, 378, 406, 407
アタッチメント 046, 059, 060, 063, 066, 076-078, 086, 088, 095, 096, 099, 121, 127, 172, 193, 200, 204, 213, 292, 326, 335, 338, 387, 415, 423, 431, 434, 457, 461
　　——対象 043, 433
アドヒアランス 035, 036
安全計画................................... 194, 239, 241, 242
「安全な家づくり」プロジェクト 337
安全な環境....................... 068, 107, 154, 395, 415
安全な場所（安全な場）........................ 068, 073, 074, 102, 108, 139, 141, 162, 163, 175, 176, 179-181, 185, 187, 188, 197, 236-239, 252, 275, 277-279, 285, 289-291, 294, 300, 303, 314, 315, 318, 322, 324, 337, 345, 350, 358, 362, 364, 380, 403, 404, 410, 412, 416
安定したアタッチメントスキーマ........ 431, 433
怒り 044, 048, 054, 059, 068, 074, 075, 088,

092-094, 100, 101, 114, 116, 121, 125, 126, 139, 142, 170, 171, 178, 202, 206, 209, 213, 214, 218, 220, 221, 228, 257, 271, 330, 341-353, 358, 360, 372, 374, 396, 435, 440
　──と共に遊ぶ... 348
怒り・防衛モード......... 069, 110, 111, 114, 115, 122, 124, 147, 250, 264, 266, 362, 375
怒れるチャイルドモード............................... 043, 044, 048, 049, 052, 053, 059, 068, 074, 075, 094, 114, 121, 124, 125, 127, 138, 139, 142, 174, 177, 187, 192, 213, 220, 221, 234, 240, 247, 330, 335, 341-348, 350-353, 360, 372, 374, 378-380, 396, 401, 404, 405, 410, 416, 459
移行対象....155, 175, 198, 289, 302, 330-333, 339, 386, 394, 399, 405, 410, 413, 435
いじめ・攻撃モード........044, 047, 069, 075, 115-118, 130, 250, 251, 347, 350, 351, 403, 458, 460
依存性パーソナリティ障害................... 014, 457
依存／無能スキーマ............... 043, 061, 224, 432
イブニングセラピー... 463
イメージワーク........................ 011, 059, 060, 073, 102, 120, 179, 181, 182, 187, 188, 231, 237-239, 266, 277, 284-288, 291-298, 302, 304, 306, 310, 311, 313, 315-321, 324-326, 328, 333, 336, 340, 358, 359, 365, 377, 407, 408, 437, 438
　アイスクリームのイメージ............... 231, 288
　安全なイメージ......... 178, 179, 194, 230, 235, 236, 252, 285, 289, 290, 292, 309, 336, 340, 373, 380
　安全なシャボン玉のイメージ......... 178, 232, 234, 235, 239, 364, 412
　道にいる「小さな子ども」の──... 297, 298
陰性逆転移... 459
運動感覚エクササイズ........................... 223, 268
エビデンス...... 014, 038, 057, 065, 158, 201, 430, 449, 455, 464
円形のモニター................ 140, 141, 254, 403, 404

か行

回避........... 066, 144-146, 148, 149, 168, 211, 225, 241, 422, 423

回避性パーソナリティ障害......... 014, 113, 133, 144, 457-459
回避モード...... 044, 047, 122, 214, 218, 250, 251, 321
解離........ 029, 044, 047, 108, 143, 144, 162, 209, 214
　──傾向... 068
　──症状... 049
学習理論... 029, 040
過剰補償コーピングモード... 320, 457, 458, 462
過剰補償的コーピングスタイル................... 147
過剰補償モード...... 044, 045, 047, 122, 147, 214, 218, 250, 251, 255, 257, 259
家族.. 011, 059-063, 067, 069-072, 076, 078, 080, 082, 085, 096, 098, 102-104, 106, 107, 118, 119, 123, 126, 128-130, 133, 160, 165, 168, 169, 175, 177, 188, 194, 195, 198, 200, 201, 203, 206, 218, 292, 298, 303, 307, 326, 328, 330, 340, 347, 351, 354, 357, 358, 366, 395, 400, 403, 438, 464
　──的な会話... 103
　健全な──.......... 062, 071, 103, 104, 138, 292, 386, 388, 428
　代理──... 038, 062
葛藤.. 054, 056, 068, 070, 087, 088, 095, 103, 120, 125, 128-130, 137, 151, 164, 165, 177, 351
過度の期待................................... 042, 043, 375
カラーゲーム................................... 225, 226, 411
簡易症状評価尺度................................... 157
観察学習........................ 177, 361, 404, 457, 459
かんしゃく............................... 342, 343, 352
感情
　──調節................... 046, 164, 165, 185, 193
　──的なカタルシス................................... 061
　──への気づきのレベル................... 223, 224
　──への気づきを高める訓練................... 031
　──レベル................ 073, 088, 175, 177, 190, 191, 225, 251, 280, 302, 319, 328, 345, 394, 457
感情自在スキーマ................................... 431
感情焦点化技法............................... 073, 247, 266
感情抑制スキーマ................................... 043, 061, 431
監督者... 148
記憶の書き換え............... 281, 284, 308, 405, 412
機会を捉えたワーク...... 072, 073, 080, 130, 189,

190-192, 330
危機介入................................. 142, 229
危機的状態............................ 140, 141, 142, 155
絆 050, 081, 096, 097, 104, 164, 165, 193, 194, 195, 196, 197, 200, 201, 208, 239, 251, 280, 303, 314, 331, 335, 394, 403, 410
希望... 061, 064, 065
基本的信頼スキーマ................................ 431, 435
虐待.....042, 060, 064, 067, 079-081, 200, 205, 207, 237, 259, 313, 328, 342, 347, 348, 355, 361, 367, 383, 385, 435, 457, 461
　　性的──........................ 046, 130, 190, 325, 332, 365
　　被──体験................................. 105, 322, 422
境界性パーソナリティ障害（BPD）.... 029, 040, 041, 058, 082, 174, 193, 213, 214, 418, 444, 445, 457
　　重症──.. 462, 464
境界線..................... 177, 291, 351, 432, 437, 438
共感的直面化 033, 049, 050, 053, 059, 066, 084, 111-114, 117, 118, 125, 160, 161, 164, 251, 264, 266, 272, 351, 352, 404, 405, 407, 422, 458, 462
きょうだい...... 078, 080, 085, 097, 103, 106, 328, 329, 428
　　──の体験... 070
空虚感...... 044, 045, 049, 060, 068, 089, 169, 213, 214, 220, 344, 379, 386, 387, 397
「クモの巣のようにつながろう」エクササイズ................................ 195-197, 266, 267
グラウンディング 143, 173, 187, 268, 286, 296, 404
グループ
　　安全なグループ.............................. 107, 289
　　オープン──.. 156
　　──外 065, 143, 155, 242, 272, 273, 334, 399, 407, 433, 434, 435
　　──外のつきあい................................... 067
　　──間の葛藤.. 138
　　──全体のモード................................... 035
　　──での情報共有.. 421
　　──の安全................... 110, 117-119, 164, 179
　　──の規模....................................... 153, 154
　　──の基本的なルール.......... 108-110, 170, 171
　　──の凝集性...... 061, 062, 096, 104, 133, 169,

184, 193, 200, 203, 206, 210, 216, 222, 404
　　──の空間.. 161
　　──の治療的要因........ 058, 060, 061, 096, 104
　　──のルール....... 064, 100, 108, 109, 118, 119, 170, 171, 291, 327, 462
　　クローズド──.. 156
　　欠席.. 097, 111, 160, 166
　　サポート──....................................... 400
　　ピア── 386, 387, 394, 407, 408
　　ピア──体験................................. 385, 393
グループスキーマ療法 010, 016, 029, 032, 033, 036, 037, 040, 051, 054, 056, 058, 082, 084, 153, 164, 193, 221, 354, 402, 418, 428
[▶個人スキーマ療法]
　　──によるグループの効果.......................059
　　──の各段階.. 164
　　──の構造.. 159
「ぐるぐる回る」方式................................. 182
計画されたワーク............ 072, 073, 181, 189-192
系統的レビュー................................ 032, 059, 444
ゲシュタルト療法.................. 013, 029, 040, 056
欠陥スキーマ 045, 047, 068, 104, 131, 156, 203, 206, 214, 273, 383, 386
欠陥／恥スキーマ ... 043, 061, 064, 105, 154, 177, 185, 210, 224, 391, 431, 457
限界設定....033, 049, 053, 108, 116-119, 121, 122, 125, 130, 131, 138, 139, 148, 160, 164, 199, 213, 251, 342, 350, 351, 372, 406, 407, 426, 432, 439, 440, 442, 443, 458, 462
現実的な基準と期待スキーマ........................ 441
現実的な基準／不完全さの受容スキーマ... 432
健全な境界／発達した自己スキーマ... 432, 437
健全な自制／自律スキーマ......................... 440
健全な自律性... 078
厳密な基準／過度の批判スキーマ............... 432
厳密な基準スキーマ................................ 043, 061
権利要求スキーマ... 043
権利要求／尊大スキーマ............................ 432
後期適応的スキーマ................................. 429
攻撃的言動.. 116, 170
構造化モデル... 054
合同スーパービジョン............................ 425
行動的技法...... 031, 072, 073, 077, 080, 176, 178, 360, 374

行動パターンの変容......055, 072, 077, 080, 176, 177, 188, 242, 244, 247, 253, 262, 272, 274, 275, 333, 334, 353, 368, 370, 374, 375, 400, 410, 412

声 ... 048, 068, 076, 081, 087, 092, 093, 100, 110, 114, 119, 137, 139, 152, 233, 237, 240, 249, 265, 283, 289, 297, 302, 305, 316, 318, 354, 355, 357, 361, 365, 368, 369, 371, 372, 374, 375, 380, 385

国際スキーマ療法協会（ISST）.... 018, 019, 021, 033, 034, 167, 472

互恵性／公平性スキーマ................................. 432

個人情報.. 112, 422

個人スキーマ療法................. 010, 014, 017, 019, 033, 034, 036, 037, 040, 058, 059, 066, 070, 076, 084, 086, 096, 097, 154, 157, 158, 172, 193, 224, 261, 354, 387, 418, 445, 447, 450-452, 454, 463, 465［▶グループスキーマ療法］
──とグループスキーマ療法の組み合わせ 418

個別性.. 416, 417

小指を使った合図.. 267

さ行

サークル図..228-230

再体験...... 061, 069, 070, 072, 138, 143, 207, 242, 259, 287, 288, 302, 314, 315, 321, 423

幸せなチャイルドモード...... 045, 047, 048, 050, 052, 059, 060, 121, 163, 213, 232, 247, 249, 270, 333-335, 337, 338, 340, 360, 375, 378, 401, 403, 408, 434, 462

シェイピング.. 134

視覚...099, 121, 208, 227, 231, 239, 244, 258, 286

自己愛性パーソナリティ障害（NPD）..... 014, 086, 147, 148, 153, 422, 458

自己開示 077, 132, 149, 150, 202, 236, 302, 303, 352, 403, 435, 441

自己犠牲スキーマ...043, 061, 139, 160, 396, 432

自己主張／自己表出スキーマ............... 432, 439

自己承認／愛される自己スキーマ............... 436

自己承認／自尊スキーマ.............................. 431

自己像................................ 044, 045, 049, 063, 214

自己への健全な関心／セルフケアスキーマ..... 442

思春期...... 043, 069, 078, 085, 098, 130, 200, 255, 280, 375, 385-387, 394, 400, 407, 428
──の課題... 385, 386

自傷行為.. 044, 045, 048, 057, 107, 141, 213, 214, 220, 221, 239-242, 257, 327, 350, 355, 380, 424, 452, 455

自制／自律スキーマ............................. 432, 440

自制と自律の欠如スキーマ........................... 432

自制の欠如スキーマ...................................... 043

事前準備... 166, 172

失感情症... 173

実験.. 066, 225

失敗スキーマ 043, 061, 064, 134, 135, 154, 156, 185, 203, 431

児童期.. 078, 385, 387

司法領域.. 458, 459

社会的孤立／疎外スキーマ 043, 061, 104, 224, 334, 431

社会的所属スキーマ..................................... 433

社会的スキル... 061

社会的包摂／親密スキーマ.......................... 431

遮断・防衛モード 047, 048, 051, 068, 070, 073-075, 090, 098, 107, 113, 124, 133, 142, 144, 148, 149, 174, 185, 187, 200, 203, 215, 224, 225, 230, 239-241, 247, 250-255, 258, 259, 261, 263, 264, 266-268, 270, 272, 274, 275, 277, 278, 286, 315, 321, 327, 334, 350, 351, 375-377, 379, 380, 388, 394, 396, 404, 411, 415, 416, 459, 462

習熟／成功スキーマ..................................... 431

修正感情体験 059, 061, 063, 070, 080, 175, 177, 293, 326-329, 387

重要他者...063, 354, 384, 431-434, 437, 439, 441, 442

小宇宙... 065, 077, 394

情緒的充足／親密スキーマ.......................... 431

情緒的充足スキーマ..................................... 434

情緒的剥奪スキーマ...... 043, 061, 131, 224, 292, 329, 335, 431, 457, 464

衝動的チャイルドモード...... 043, 044, 049, 053, 075, 125, 350, 351, 372, 378, 379, 380, 401, 405, 406, 413

承認 049, 059, 071, 078, 121, 122, 213, 214, 383, 384, 387, 404, 407
証人 081, 315
承認の希求スキーマ 042, 061, 224, 430
情報提供 056, 061, 113, 184, 198, 202, 208, 223, 421
所属感 060, 062, 102, 131, 133, 169, 200, 378
自律性 043, 053, 078, 084, 095, 120, 122, 164, 165, 186, 198, 204, 374-376, 390, 398, 399, 462
――と行動の損傷 042, 043
事例概念化 242, 243, 245, 421
親戚のメタファー 166
身体接触 101, 102, 289, 291, 397
身体的安全／レジリアンススキーマ ... 430, 431
身体的ジェスチャー 101
心理学的構成概念 042
心理教育 054, 056, 104, 122, 123, 136, 168, 172, 183, 193, 194, 197, 199, 201-204, 208, 210, 212, 222, 223, 226, 246, 253, 255, 258, 279, 280, 344, 354, 355, 388, 403-406, 410, 411, 439, 461
スキーマ
　――の回避 047, 218
　――の化学的作用 396
　――への過剰補償 047
　――への服従 047
スキーマモード 013, 032, 033, 036, 042, 044-048, 050-052, 056, 066, 078, 121, 122, 138, 140, 173, 189, 194, 200, 203, 212-214, 229, 246, 247, 266, 272, 274, 326, 328, 380, 381, 385, 388, 397, 398, 402, 411-414, 456, 457
　――尺度 157, 166
好き嫌いの感覚 336
スキル訓練 167, 344, 402, 417, 442
スティグマ 064, 200
生活上の大きな変化 171
生活の質（QOL） 041, 057, 157, 201, 401, 408, 418, 445, 472
生活の質尺度 157
制御された関わり 063
成功スキーマ 431, 436
生産的な怒りの感情 344
脆弱なチャイルドモード 043, 044, 047, 048, 051, 053, 059, 061, 062, 068, 070, 071, 074, 086, 088, 090, 092, 094, 096, 101, 103, 105, 106, 114, 115, 117-119, 121, 122, 125, 127, 137, 139, 144, 146, 150-152, 155, 170, 176, 177, 179-181, 187, 188, 190, 192, 197, 200, 205, 207, 210, 211, 213, 219, 220, 232, 237, 239-241, 247, 249-251, 257, 261, 263-266, 272, 277-280, 285, 287-319, 321, 322, 324, 326-328, 330, 332-336, 338, 339, 340, 345, 347, 359, 361-364, 374, 375, 377-380, 384, 387, 388, 393, 396, 400, 401, 403-408, 410-413, 415, 416, 423, 426, 434, 435, 457-462
精神病様症状 045, 049
生得的な気質 042, 046, 208
制約の欠如 042, 043
セッション
　――外のつきあい 066
　――の構造 178, 186, 187, 404
　――の時間 159, 391
　――への参加 159
セラピスト
　――自身のモード 137
　――の自己開示 236, 302, 303
　―― - 副セラピストモデル 081
副―― 036, 051, 070, 072, 076, 081, 087-089, 097, 123, 124, 136, 150, 402, 414, 426, 428, 465
副――モデル 051, 081
全か無か思考 077, 356
先輩・後輩システム 156
素因－ストレスモデル 046
早期適応的スキーマ（Early Adaptive Schema：EAS） 428-432, 442
早期不適応的スキーマ（Early Maladaptive Schema：EMS） 042, 043, 049, 052, 138, 174, 272, 277, 312, 335, 385, 428, 431, 432, 434
相互性／セルフケアスキーマ 432
「そこそこ」 .... 372 [▶まあまあ]
卒業 107, 375, 398-400, 409
その他のキャラクター 073
損害と疾病に対する脆弱性スキーマ ... 043, 431

た行

体験的技法......030, 031, 060, 072, 073, 080, 083, 139, 163, 175, 176, 178, 247, 252-254, 262, 266, 286, 313, 328, 335, 345, 357, 360, 374
対象関係論..040
対人関係を学ぶ...061
タイムアウト........................... 136, 221, 251, 341
代理学習 061, 068, 069, 074, 096, 141, 145, 146, 149, 177, 187, 264, 266, 321, 361, 362
宝箱.................................. 333, 338, 339, 405
他者への共感的配慮／他者尊重スキーマ...439
脱感作...061, 291, 328
脱落率..............................097, 416, 446, 447
頼もしい親...085
段階的モードマネジメント 334
誕生日.. 113, 340
断絶と拒絶..042, 043
小さな子どもの部分.....................................278
チーム・ミーティング...........................425, 426
チェアワーク................................175, 261, 262
チャイルドモード 043, 044, 049, 053, 056, 059, 061, 075, 085, 087, 092, 213, 214, 230, 248, 265, 281, 456
中核的感情欲求...........042, 043, 051, 064, 069, 071, 072, 085, 121, 213, 285, 297, 307, 354, 410, 411, 428-433, 439, 442, 457
中核的欲求...........044, 053, 056, 062, 078, 084, 085, 096, 105, 123, 125, 210, 211, 215, 219, 220, 249, 433-442
懲罰的ペアレントモード......043, 045, 046, 050, 052, 069, 075, 076, 091, 092, 109, 122, 129, 133, 134, 137, 138, 141, 142, 145, 146, 175, 185, 188, 191, 204, 213, 214, 221, 240, 247, 264, 265, 273, 276, 280, 285, 291, 297, 312, 327, 328, 335, 338, 339, 340, 347, 350, 353-375, 377, 379, 380, 384, 393, 394, 401, 403, 405, 406, 408, 410-412, 459, 462
　　　――を表す人形....................................357-359
治療関係.................................010, 052, 071, 430
治療期間............038, 153, 157, 172, 450, 455, 464
治療的再養育法（limited reparenting）..........010, 011, 012, 018, 031, 036, 037, 038, 050, 052, 053, 059, 060, 067, 070, 077, 078, 080, 082, 084, 104, 106, 107, 119, 120, 124, 127, 150, 151, 172, 186, 190, 194, 199, 228, 247, 251, 252, 276, 293, 299, 312, 330, 331, 347, 351, 378, 381, 387, 395, 398, 407, 410, 426, 428-430, 440, 442, 443, 460-462
治療ノート 197, 198
ツール............... 163, 166, 184, 224, 285, 335, 388
強い親..085
強み（strength）.................................249, 388, 392
デイホスピタル.................................455, 462-465
手紙... 160, 405, 406
適応的スキーマ（Adaptive Schemas：AS）....017, 031, 033, 041-043, 049, 052, 060, 064, 080, 135, 138, 173, 174, 176, 224, 272, 278, 312, 335, 385, 428-434, 459
転移焦点化療法....................058, 445, 449, 454
電話連絡..160, 242
「冬季オリンピック」ごっこ.........................337
統合 031, 034, 040, 277, 360
統合失調感情障害................................ 355, 365
統合的なアプローチ.....................................178
統合モデル..054
当事者
　自己愛的な――..147
　触法――.. 458, 459, 465
　――間の共通点...................................104, 201
　――用ワークブック....216, 402, 403, 410-414
毒 277
　解毒................050, 277, 278, 326-328, 334, 370
特性.........................046, 071, 381, 392, 416, 429
トラウマ 073, 138, 143, 179, 187, 195, 200, 207, 242, 281, 287, 288, 293-296, 309, 314, 315, 321, 322, 324, 325, 329, 348, 405, 408, 416, 423

な行

内在化... 043, 052, 063, 069, 073, 079, 221, 288, 292-294, 302, 312, 326, 327, 354, 355, 357, 359, 361, 363, 374, 377, 380, 384, 401, 429, 430
ナイトホスピタル..463
仲間をもつという体験..................................066

2度の質問... 261
二分割思考 030, 077, 273
入院...033, 062, 079, 095, 107, 118, 156-160, 167, 172, 260, 337, 394, 396, 418, 419, 425, 444, 450, 453, 455, 462-465
　　──環境におけるスキーマ療法....... 450, 454
乳幼児期... 078
認知再構成法 174, 273, 279, 280, 356
認知的介入 247, 279, 285, 388
認知的偏り 077, 260, 343, 356
認知的技法.............. 031, 072, 073, 076, 080, 173, 174, 178, 247, 252, 254, 258, 262, 299, 313, 335, 342, 343, 353, 356, 360, 370, 374
認知療法...017-019, 029, 037, 040, 047, 056, 058, 071, 166, 174, 225, 446, 480
熱心であること 231

は行

パーソナリティ障害...... 011, 014, 015, 017, 039, 040, 042, 047, 048, 055, 106, 174, 177, 178, 352, 364, 445, 446, 456-461, 464, 465
　　B群の ── 458
　　C群の ── 457
バインダー... 197, 369
破壊的な言動.. 109
爆発 091, 093, 114, 121, 170, 171, 177, 186, 213, 218, 220, 222, 343, 346, 350, 352, 435
バックアップ 166
罰スキーマ 042, 061, 292, 430
発達心理学 029, 040
発達段階 030, 038, 056, 057, 078, 085, 086, 088, 095, 127, 154, 190, 223, 232, 280, 292, 386, 394, 400, 464
般化 132, 399
反社会性パーソナリティ障害........... 014, 153, 458, 459, 462
ピア・スーパービジョン 037, 419, 425
非機能的コーピングモード 046, 047, 314, 380, 457, 462
非機能的ペアレントモード 043, 045, 046, 048, 053, 074, 142, 203, 212, 353, 354, 356, 377, 379, 381, 383, 413, 414, 356, 358, 462

非機能的モード 042
非言語的コミュニケーション 099
否定スキーマ 042
1人のセラピスト 093-095, 162, 425
評価方法 157
費用対効果............. 010, 057, 158, 445, 463, 465
平等な対人関係 078
「風船の顔」遊び 336
フォレストプロット 449-451, 453
服従スキーマ 043, 061, 139, 396, 432
服従モード...... 045, 047, 122, 129, 139, 214, 218, 250, 251, 255, 257, 259, 462
不信／虐待スキーマ....... 043, 061, 064, 068, 097, 119, 167, 169, 184, 185, 189, 224, 328, 335, 431, 457
2人のセラピスト（2名のセラピスト）...... 038, 051, 086-090, 092, 094-096, 099, 109, 119, 136, 151, 154, 161, 162, 166, 314-316, 345, 419, 443, 451, 464
不適応的スキーマ...031, 033, 041-043, 049, 052, 060, 064, 080, 135, 138, 173, 174, 176, 224, 272, 278, 312, 335, 385, 428, 431, 432, 434
不適応的コーピングモード 044, 046, 053, 070, 086, 117, 121, 122, 124, 139, 142, 174, 213, 214, 217, 218, 230, 234, 248-253, 255, 258, 259, 261-264, 266, 274, 276-289, 321, 350, 372, 377, 379, 404, 408, 412, 413
普遍性....... 061, 062, 104, 105, 175, 194, 206, 222
フラッシュカード 174, 258, 273, 277, 302, 353, 356, 370, 410, 413
　　モード ── 341, 342, 343
フラッシュバック 143, 179, 237, 314
分離個体化 078, 385, 386
ペアレント・モード....... 048, 050, 074, 092, 137, 221, 266, 301, 342
ヘルシーアダルトモード...... 045, 047, 050, 051, 053, 061, 067, 074, 075, 084, 085, 095, 106, 111, 122, 125, 140, 150, 151, 156, 164, 165, 180, 185, 188, 200, 214, 217, 218, 224, 228, 247, 249, 250, 261, 263, 264, 274, 277, 281, 291-294, 311, 312, 313, 319, 320, 326, 333, 339, 341, 343, 344, 352, 361-363, 367, 371-384, 387-391, 395, 398, 400, 401, 404, 405, 407-410, 413, 414, 426, 429, 430, 435, 437, 442, 461,

462, 464
　──を育む方法... 391
ヘルシーモード........ 045, 047, 048, 050, 334, 456
弁証法的行動療法（DBT）... 035, 046, 055, 058,
　071, 083, 085, 191, 192, 293, 344, 460, 463
扁桃体.. 259
防衛機制... 047
防衛軍..076, 359-361, 368
ホームベース... 395
ホームワーク.................................... 029, 037, 104,
　134, 135, 156, 173, 175-177, 182-185, 187-189,
　197, 201, 203, 205, 216, 221, 260, 273, 284,
　299-302, 313, 344, 356, 369, 381, 402-404, 410,
　412, 413, 415, 436, 438, 440
ホワイトボード....... 140, 142, 163, 229, 258, 392
本当の自分... 381, 458
本物の人間... 303

ま行

「まあまあ」................................. 372 ［▶そこそこ］
巻き込まれ／未発達の自己スキーマ......... 043,
　432, 438
学びつつある人... 203
マニュアル................ 034-037, 056, 199, 402, 425
見捨てられスキーマ........ 061, 098, 224, 281, 292,
　347, 357, 464
見捨てられ／不安定スキーマ........ 043, 431, 457
無作為化比較試験（RCT）.... 010, 016, 032, 033,
　157, 387, 418, 424, 444-450, 460
メタ分析......................................014, 444-449, 453
目の開閉... 320
メリット・デメリット分析......... 187, 252, 254,
　258, 277, 356, 370, 377, 404, 410, 413
メンタライゼーションに基づく治療............ 058
メンバー同士の恋愛... 067
妄想様症状... 049
モード
　──によるロールプレイ... 175, 274, 275, 365
　──の切り替わり................................. 045, 049
　──のマネジメント計画............................ 334
　──のロールプレイ......... 060, 247, 262, 266,

360, 367, 407
　──への気づきを高める技法................. 172
　──モデル......................... 033, 049, 084, 375
　──を変容させるワーク....189, 247-249, 254
　──を変容するためのイメージワーク........
　285-288, 291-293
モデリング... 061, 293

や行

有能／自己信頼スキーマ....................... 432, 438
よい親...... 053, 056, 065, 075, 085, 092, 100, 102,
　115, 118, 119, 123, 128, 131, 138, 145, 146,
　150, 179-181, 183, 186-188, 190, 207, 265, 280,
　286, 288, 291-293, 301-303, 305-314, 319, 326,
　331, 332, 337, 339, 340, 345, 351, 358, 362,
　365, 366, 369, 370, 374, 377, 380, 385, 398,
　403-407, 410, 411, 426, 461, 462
　──の脚本エクササイズ................ 299, 300
要求的ペアレントモード..................... 043, 045,
　050, 068, 075, 122, 127, 128, 134, 137, 142,
　150, 191, 214, 328, 338, 340, 342, 354, 355,
　370-372, 374, 375, 377, 379, 380, 393, 403-408,
　410, 462
幼少期の環境................................... 042, 046, 249

ら行

楽観／希望スキーマ.. 441
力動的心理療法................................... 040, 071
利他主義... 061
リマインダー.. 141, 390
両親......... 043, 046, 059, 065, 072, 076, 106, 124,
　130, 162, 166, 175, 206, 211, 212, 221, 257,
　347, 348, 351, 357, 397, 398, 428, 464
理論的根拠... 285, 286
ロールプレイ......................... 054, 073-076, 089,
　091, 137, 145, 146, 176, 183, 187, 188, 261,
　263-265, 276, 329, 345, 348, 358, 359, 361-364,
　370, 404, 406, 410, 416, 423, 424, 440, 457

● 監訳者略歴

伊藤絵美 (いとう・えみ)

1996年，慶応義塾大学大学院社会学研究科後期博士課程単位取得退学。心理士として精神科クリニックや民間企業の勤務を経て，2004年より，洗足ストレスコーピング・サポートオフィス所長，2011年より千葉大学子どものこころの発達教育研究センター特任准教授。博士（社会学），臨床心理士，精神保健福祉士。

主要著訳書 『認知療法・認知行動療法カウンセリング初級ワークショップ』(単著，星和書店，2005)，ジェフリー・E・ヤング＋ジャネット・S・クロスコ＋マジョリエ・E・ウェイシャー『スキーマ療法──パーソナリティの問題に対する統合的認知行動療法アプローチ』(監訳，金剛出版，2008)，『事例で学ぶ認知行動療法』(単著，誠信書房，2008)，『ケアする人も楽になる 認知行動療法入門 BOOK1 + BOOK2』(単著，医学書院，2011)，『認知行動療法を身につける──グループとセルフヘルプのためのCBTトレーニングブック』(監修，金剛出版，2011)，『成人アスペルガー症候群の認知行動療法』(監訳，星和書店，2012)，『スキーマ療法入門──理論と事例で学ぶスキーマ療法の基礎と応用』(編著，星和書店，2013)，『自分でできるスキーマ療法ワークブック Book 1・2──生きづらさを理解し，こころの回復力を取り戻そう』(単著，星和書店，2015)，アーノウド・アーンツ＋ジッタ・ヤコブ『スキーマ療法実践ガイド──スキーマモード・アプローチ入門』(監訳，金剛出版，2015)，『ケアする人も楽になる マインドフルネス＆スキーマ療法 BOOK1 + BOOK2』(単著，医学書院，2016) ほか多数。

● 訳者略歴

大島郁葉 (おおしま・ふみよ)

1976年生まれ。千葉大学医学研究院先端生命科学修了。臨床心理士，医学博士，Advanced Certified Schema Therapist。2003年より獨協医科大学越谷病院小児科，精神科クリニック等を経て，現在，千葉大学子どものこころの発達教育研究センター特任助教。2014年よりスキーマ療法のトレーニングを The New Jersey Institute For Schema Therapy にて行い，2016年に Advanced Certified Schema Therapist の資格を日本人で初めて取得した。

主要著訳書 『美容師のためのカウンセリング』(共編，ナカニシヤ出版，2009)，デイビッド・ファウラー＋フィリッパ・ガレティ＋エリザベス・カイパース『統合失調症を理解し支援するための認知行動療法』(分担訳，金剛出版，2011)，『認知行動療法を身につける──グループとセルフヘルプのためのCBTトレーニングブック』(共著，金剛出版，2011)，『認知行動療法を提供する──クライエントとともに歩む実践家のためのガイドブック』(共著，金剛出版，2015)。

● 翻訳協力者 (50音順)

青柳武志 (あおやぎ・たけし)	翻訳家	[序文／著者について／謝辞／第1・2章]
風岡公美子 (かざおか・くみこ)	洗足ストレスコーピング・サポートオフィス	[第7章]
小林仁美 (こばやし・ひとみ)	洗足ストレスコーピング・サポートオフィス	[第3・4章]
津高京子 (つだか・きょうこ)	洗足ストレスコーピング・サポートオフィス	[第6章]
冨田恵里香 (とみた・えりか)	洗足ストレスコーピング・サポートオフィス	[第8・9章]
葉柴陽子 (はしば・ようこ)	メディカルケア虎ノ門	[第5章]
森本雅理 (もりもと・まり)	洗足ストレスコーピング・サポートオフィス	[第10・11・12・13章]

グループスキーマ療法
グループを家族に見立てる治療的再養育法実践ガイド

印　　刷	2016 年 11 月 20 日
発　　行	2016 年 11 月 30 日
著　者	ジョアン・M・ファレル＋イダ・A・ショー
監訳者	伊藤絵美
訳　者	大島郁葉
発行者	立石正信
発行所	株式会社 金剛出版（〒 112-0005 東京都文京区水道 1-5-16）
	電話 03-3815-6661　振替 00120-6-34848
装　幀	岩瀬聡
印刷・製本	シナノ印刷

ISBN978-4-7724-1528-6　C3011　©2016　Printed in Japan

スキーマ療法実践ガイド
スキーマモード・アプローチ入門

［著］＝A・アーンツ　G・ヤコブ　　［監訳］＝伊藤絵美　　［訳］＝吉村由未

●A5判　●上製　●360頁　●定価 **4,400**円＋税
●ISBN978-4-7724-1447-0 C3011

対人関係の課題を抱えるクライエントのための「スキーマ療法」。
ジェフリー・ヤングのスキーマ療法を理解して
正しく臨床活用するための
プラクティカルガイド！

スキーマ療法
パーソナリティの問題に対する統合的認知行動療法アプローチ

［著］＝J・E・ヤングほか　　［監訳］＝伊藤絵美

●A5判　●上製　●488頁　●定価 **6,600**円＋税
●ISBN978-4-7724-1046-5 C3011

境界性パーソナリティ障害や
自己愛性パーソナリティ障害をはじめとする
パーソナリティの問題をケアしていく
スキーマ療法の全貌を解説する。

認知行動療法を身につける
グループとセルフヘルプのためのCBTトレーナーガイドブック

［監修］＝伊藤絵美　石垣琢麿　　［著］＝大島郁葉　安元万佑子

●B5判　●並製　●208頁　●定価 **2,800**円＋税
●ISBN978-4-7724-1205-6 C3011

再発を予防するストレスマネジメントと
自己理解によるセルフヘルプという
CBTのコアスキルを身につけよう！
クライエントニーズに応じるオーダーメイド型CBT。